国家卫生和计划生育委员会"十二五"规划教材
全国卫生职业教育教材建设指导委员会"十二五"规划教材
全国高职高专院校配套教材
供护理、助产专业用

病原生物与免疫学
学习与实验指导

主　编　刘荣臻　曹元应
副主编　石艳春　吕瑞芳
编　者　(以姓氏笔画为序)
　　　　石艳春(内蒙古医科大学)
　　　　吕瑞芳(承德护理职业学院)
　　　　刘荣臻(山西医科大学汾阳学院)
　　　　张晓延(山西医科大学汾阳学院)
　　　　陈新江(宁波卫生职业技术学院)
　　　　赵秀梅(黑龙江护理高等专科学校)
　　　　胡生梅(襄阳职业技术学院)
　　　　高　静(郑州澍青医学高等专科学校)
　　　　曹元应(安徽医学高等专科学校)
　　　　蒋莉莉(郑州大学护理学院)
　　　　程丹丹(大庆医学高等专科学校)

U0226035

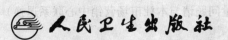

人民卫生出版社

图书在版编目（CIP）数据

病原生物与免疫学学习与实验指导/刘荣臻，曹元应
主编．—北京：人民卫生出版社，2015
ISBN 978－7－117－20016－5

Ⅰ．①病…　Ⅱ．①刘…　②曹…　Ⅲ.①病原微生物-
高等职业教育-教学参考资料 ②免疫学-高等职业教育-
教学参考资料　Ⅳ．①R37 ②R392

中国版本图书馆 CIP 数据核字（2015）第 027970 号

人卫社官网　www.pmph.com	出版物查询，在线购书
人卫医学网　www.ipmph.com	医学考试辅导，医学数据库服务，医学教育资源，大众健康资讯

病原生物与免疫学学习与实验指导

主　　编：刘荣臻　曹元应
出版发行：人民卫生出版社（中继线 010-59780011）
地　　址：北京市朝阳区潘家园南里 19 号
邮　　编：100021
E － mail：pmph @ pmph. com
购书热线：010－59787592　010－59787584　010－65264830
印　　刷：河北新华第一印刷有限责任公司
经　　销：新华书店
开　　本：787×1092　1/16　印张：13
字　　数：316 千字
版　　次：2015 年 2 月第 1 版　2017 年 10 月第 1 版第 2 次印刷
标准书号：ISBN 978－7－117－20016－5/R·20017
定　　价：23.00 元

打击盗版举报电话：010-59787491　E-mail：WQ@pmph.com
（凡属印装质量问题请与本社市场营销中心联系退换）

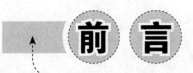

前　言

　　为适应我国高职高专护理类专业教育改革,紧紧围绕培养目标,把握专业的学科及人才培养特点,全国高职高专护理类专业规划教材《病原生物与免疫学》(第3版)教材编者几经讨论,确定和分解本学科的基础理论、基本知识、基本技能中要求掌握、熟悉和了解的内容,集中提炼出本配套教材,以便学生能够较准确把握本学科精髓,以便减轻学生负担便于自学和供教师教学参考。

　　考虑到护理专业的特色与特点,结合各学校教学实际,教材及教学时数做了一定程度的压缩和调整,辅助教材也应做了相应调整,在有限的教学时数范围内,合理安排理论与实验的比例,体现理论、实验和临床实践之间的内在联系,充分把握实用与够用的基本原则是十分重要的。经编委成员充分讨论后,将学习指导与实验指导整编一册,以方便学生和老师的使用。本教材实验指导部分包括实验目标、内容、原理、材料、方法、注意事项、结果及讨论与思考内容,可操作性强。

　　学习指导以章编排,每章分为重点与难点内容、测试题及参考答案三部分,章节及内容次序与主教材相匹配。在重点与难点部分将教材主要内容作了归纳与总结;在测试题中充分注意既有覆盖面又突出重点内容,本着便于记忆、掌握的原则,通过各种题型强化基础知识、基本技能的培养;参考答案力求做到准确无误,部分问答题答案罗列于重点难点中,便于学生总结。实验指导部分充分考虑到对护理专业今后临床实践的启发与拓展,既注意到基础实验,又兼顾到对护理专业的实用与教学时数的限制,删除了大部分无关紧要的实验,规划出了实用的、经典的实验内容。使用者可以根据各自的实际情况调整与取舍。

　　各位编委在编写过程中付出了辛勤的汗水和心血,很多同仁及老师给予了一定的启发与帮助,在此一并致以衷心的感谢! 由于本人和编委的水平有限,书中难免出现差错与不足之处,恳请各位同仁雅正和提出宝贵意见。

刘荣臻　曹元应
2015 年 2 月

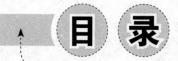

目 录

第一部分 学 习 指 导

绪论 …………………………………………………………………………… 1
第一章 免疫系统 …………………………………………………………… 4
第二章 抗原 ………………………………………………………………… 9
第三章 免疫球蛋白与抗体 ………………………………………………… 13
第四章 补体系统 …………………………………………………………… 21
第五章 主要组织相容性复合体及其编码分子 …………………………… 26
第六章 免疫应答 …………………………………………………………… 31
第七章 免疫与临床 ………………………………………………………… 38
第八章 细菌的形态与结构 ………………………………………………… 44
第九章 细菌的生长繁殖与培养 …………………………………………… 51
第十章 细菌的分布与消毒灭菌 …………………………………………… 56
第十一章 细菌的遗传与变异 ……………………………………………… 62
第十二章 细菌的致病性与感染 …………………………………………… 66
第十三章 化脓性细菌 ……………………………………………………… 73
第十四章 呼吸道感染细菌 ………………………………………………… 80
第十五章 消化道感染细菌 ………………………………………………… 86
第十六章 厌氧性细菌 ……………………………………………………… 92
第十七章 动物源性细菌 …………………………………………………… 96
第十八章 其他原核细胞型微生物 ………………………………………… 100
第十九章 细菌微生物学检查与防治原则 ………………………………… 106
第二十章 真菌 ……………………………………………………………… 108
第二十一章 病毒概述 ……………………………………………………… 111
第二十二章 呼吸道感染病毒 ……………………………………………… 115
第二十三章 肠道感染病毒 ………………………………………………… 120
第二十四章 肝炎病毒 ……………………………………………………… 124
第二十五章 其他病毒及朊粒 ……………………………………………… 131
第二十六章 人体寄生虫概论 ……………………………………………… 139
第二十七章 医学蠕虫 ……………………………………………………… 143

第二十八章 医学原虫 ·· 149
第二十九章 医学节肢动物 ··· 158

第二部分 实验指导

实验室基本操作方法及注意事项 ······································ 163
实验一 细菌形态结构观察与染色法 ··································· 166
实验二 细菌的接种方法及生长现象观察 ······························ 172
实验三 细菌的分布与消毒灭菌 ······································ 176
实验四 抗生素的抗菌作用(抗菌药物敏感实验纸片扩散法) ·············· 180
实验五 病原菌、病毒及其他微生物实验 ······························ 183
实验六 医学蠕虫实验 ··· 192
实验七 医学原虫实验 ··· 194
实验八 免疫学实验 ··· 196
实验九 设计性实验 ··· 202

第一部分　学习指导

绪　论

一、重点难点内容

(一)免疫学概述

1. 免疫的概念　免疫是指机体识别和清楚抗原性异物的功能。正常情况下是对机体有利的,表现为维持机体的生理平衡和稳定;异常时对机体是有害的,表现为组织损伤和(或)生理功能的紊乱。

2. 免疫的功能　免疫的功能包括三个方面(见下表)。

免疫的功能

	生理功能	病理表现
免疫防御	清除病原微生物及其他外来抗原性异物	超敏反应 严重感染
免疫稳定	清除衰老或受损伤的细胞	自身免疫病
免疫监视	清除突变细胞	发生肿瘤

3. 免疫学发展简史　免疫学的发展分为三个时期:①经验免疫学时期;②科学免疫学时期;③现代免疫学时期。

4. 免疫学在医学中的作用

(1)在疾病的预防方面:预防传染病的最佳方法是有效疫苗的发明和接种。

(2)在疾病的诊断方面:越来越多的免疫学检测项目已应用于疾病的诊断。

(3)在疾病的治疗方面:用免疫增强剂或免疫抑制剂来增强或抑制机体的免疫功能,可达到治疗疾病的目的。

(二)微生物学概述

1. 微生物的概念及种类　微生物是存在于自然界的一大群肉眼不能直接看见,必须借助光学显微镜或电子显微镜放大几百倍、几千倍甚至几万倍才能观察到的微小生物。按其大小、结构、组成等不同,分为三类,即非细胞型微生物(病毒);原核细胞型微生物(细菌、放线菌、支原体、衣原体、立克次体、螺旋体);真核细胞型微生物(真菌)。

2. 微生物与人类的关系　多数微生物对人类是有益的,少数微生物能引起人和动、植物的病害,这些具有致病性的微生物称为病原微生物。对人和动物都致病的微生物称为人兽共患病微生物。医学微生物学主要研究与医学有关的病原微生物的内容,以控制和消灭感染性疾病和与之有关的免疫性疾病,达到保障和提高人类健康水平的目的。因此,护理工作者必须掌握、应用微生物学理论技术,牢固树立无菌观念,掌握消毒、灭菌、无菌操作、隔离、预防医院感染等方法。应用微生物理论知识,能正确及时的采送临床病原诊断的标本,以保证检查结果的正确性和可信性,确保感染性疾病的早诊、早报、早治、早预防、早隔离。

二、测 试 题

(一)名词解释

1. 免疫　　　　　2. 免疫预防　　　　　3. 免疫稳定　　　　4. 免疫监视

5. 微生物　　　　6. 病原微生物　　　　7. 人兽共患病微生物

(二)填空题

1. 免疫功能包括_____、_____和_____。

2. 免疫防御功能异常时表现为_____或_____。

3. 免疫监视功能异常时表现为_____。

4. 免疫是机体识别和排除_____,以维持自身生理平衡与稳定的功能。

5. 纵观免疫学的发展,可以分为_____、_____和_____三个时期。

6. 根据结构、化学组成不同,微生物分为_____、_____、_____三大类。

7. 多数微生物对人是_____的,少数微生物能引起_____,这些具有_____的微生物称为_____微生物。

(三)选择题

【A 型题】

1. 首次用于人工被动免疫的制剂是

A. 破伤风抗毒素　　　　　B. 破伤风类毒素　　　　　C. 肉毒类毒素

D. 白喉类毒素　　　　　　E. 白喉抗毒素

2. 免疫的概念简单表述就是

A. 机体对病原微生物的防御能力

B. 机体清除自身衰老或受损伤细胞的功能

C. 机体识别和排除抗原性异物的功能

D. 机体清除自身突变细胞的功能

E. 机体抗感染的过程

3. 免疫稳定功能异常时表现为

A. 超敏反应　　B. 免疫缺陷　　C. 自身免疫病　　D. 肿瘤　　E. 严重感染

4. 机体免疫预防功能过高可导致

A. 严重感染　　B. 免疫缺陷　　C. 超敏反应　　D. 自身免疫病　　E. 肿瘤

5. 以下是非细胞型微生物的为

A. 细菌　　B. 病毒　　C. 真菌　　D. 衣原体　　E. 螺旋体

6. 真核细胞型微生物是指

A. 细菌　　B. 立克次体　　C. 支原体　　D. 真菌　　E. 螺旋体

7. 真菌属于原核细胞型微生物的主要依据是

A. 单细胞
B. 仅有原始的核,无核膜和核仁
C. 二分裂繁殖
D. 对抗生素敏感
E. 含有两种核酸

(四)问答题

1. 简述琴纳创建牛痘苗预防天花的意义。

2. 简述免疫功能的双重性。

3. 免疫学在医学实践中有哪些作用?

4. 说出微生物和护理的关系。

5. 何谓医学微生物学?其发展方向有哪些?

三、测试题答案

(一)名词解释(略)

(二)填空题

1. 免疫预防　　免疫稳定　　免疫监视
2. 超敏反应　　严重感染
3. 肿瘤
4. 抗原性异物
5. 经验免疫学时期　　科学免疫学时期　　现代免疫学时期
6. 非细胞型微生物　　原核细胞型微生物　　真核细胞型微生物
7. 有益　　人和动、植物疾病　　致病性　　病原

(三)选择题

A 型题

1. E　　　2. C　　　3. C　　　4. C　　　5. B　　　6. D　　　7. B

(四)问答题

1. 接种牛痘苗预防天花是一个划时代的发明,为人类传染病的预防开创了人工免疫的先河,是免疫学由经典免疫学时期发展进入科学免疫学时期的过渡和联系。时至今日,预防接种仍是人类控制和消灭传染病的主要手段。

　2. 3. 4. 5. (略)

(刘荣臻)

第一章 免疫系统

一、重点难点内容

免疫系统是机体执行免疫功能的重要物质基础,由免疫器官、免疫细胞和免疫分子三部分组成。

(一)免疫器官

1. 中枢免疫器官　人类中枢免疫器官主要包括骨髓、胸腺。中枢器官是免疫细胞发生、分化、发育和成熟的场所。其中胸腺是 T 细胞分化、发育、成熟的场所,骨髓是 B 细胞发育、分化和成熟的场所。

2. 外周免疫器官　外周免疫器官是成熟淋巴细胞定居的场所,也是免疫应答发生的场所。主要包括淋巴结、脾和黏膜相关淋巴组织等。

3. 淋巴细胞归巢与再循环　淋巴细胞归巢是指血液中淋巴细胞选择性趋向迁移并定居于外周免疫器官的特定区域或特定组织的过程。

淋巴细胞再循环是指定居在外周免疫器官的淋巴细胞,由输出淋巴管经淋巴干、胸导管或右淋巴导管进入血液循环;经血液循环到达外周免疫器官后,穿越 HEV,重新分布于全身淋巴器官和组织的反复循环过程。

淋巴细胞再循环增加了淋巴细胞与抗原之间的接触机会,利于增强免疫效应。

(二)免疫细胞

免疫细胞泛指所有参与免疫应答或与免疫应答有关的细胞。主要包括淋巴细胞、单核吞噬细胞、树突状细胞、粒细胞、肥大细胞等。

1. T 淋巴细胞

(1)T 细胞的表面分子:是 T 细胞与其他细胞和分子间的相互识别和作用的物质基础。

包括:①T 细胞抗原受体:为 T 细胞特异性识别抗原的受体,也是所有 T 淋巴细胞的特征性表面标志;②CD4 和 CD8 分子:CD4 和 CD8 分子是 TCR 的辅助受体,辅助 TCR 结合抗原和参与 T 细胞活化信号的转导;③协同刺激分子:是提供 T 细胞活化第二信号的辅助分子,最重要的有 CD28;④CD2 分子(LFA-2):又称绵羊红细胞受体,其配体主要是 CD58;⑤细胞因子受体(CKR):可参与调节 T 细胞的活化、增殖和分化。

(2)T 细胞亚群及功能:T 细胞可分为辅助性 T 细胞(Th)即 $CD4^+$ T 细胞、细胞毒 T 细胞(CTL 或 TC)即 $CD8^+$ T 细胞及调节性 T 细胞。Th 可分化为 Th1、Th2 和 Th3 三类效应 Th 细胞。Th1 分泌如 IL-2、IFN-γ、IFN-α、TNF-β 等细胞因子,可促进 Th1 进一步增殖,同时抑制 Th2 增殖。参与细胞免疫及迟发型超敏性炎症的发生,故称为炎症性 T 细胞;Th2 分泌如 IL-4、IL-5、IL-6 和 IL-10 等细胞因子,它们能促进 Th2 细胞的增殖,进而辅助 B 细胞活化,发挥体液免疫的作用,同时抑制 Th1 细胞增殖。

CTL 其主要功能是特异性识别内源性抗原肽-MHCⅠ类分子复合物,进而杀伤靶细胞(细胞内寄生病原体感染的细胞或肿瘤细胞)。

2. B 淋巴细胞

(1)B 细胞表面分子:主要包括①B 细胞抗原受体(BCR):是特异性识别抗原的受体;②协同刺激分子:是提供 B 细胞活化第二信号的辅助因子,主要有 CD40;③IgG Fc 受体(FcγR):可与 IgG 的 Fc 段结合,促进 B 细胞捕获抗原;④补体受体(CR):辅助 B 细胞捕获已经与 Ig 结合的抗原,促进 B 细胞活化;⑤细胞因子受体(CKR):与相应配体结合对 B 淋巴细胞活化、增殖和分化具有重要调节作用。

(2)B 细胞亚群及功能:B 细胞可分为 CD5$^+$B1 细胞和 CD5$^-$B2 细胞两个亚群。B1 细胞主要产生低亲和力的 IgM,参与固有免疫;B2 细胞即常指的 B 细胞,是体液免疫的主要细胞。

3. 抗原提呈细胞　抗原提呈细胞(APC)是指能够加工抗原,并将抗原信息提呈给淋巴细胞的一类细胞。APC 主要指单核-巨噬细胞、树突状细胞和 B 细胞,是淋巴细胞活化、增殖、发挥效应的始动因素。

4. 自然杀伤细胞　自然杀伤细胞(nature killer,NK)是机体重要的免疫细胞,不仅与抗肿瘤、抗病毒感染和免疫调节有关,而且在某些情况下参与超敏反应和自身免疫性疾病的发生。

(三)免疫分子

免疫分子主要包括 B 细胞抗原受体,T 细胞抗原受体,主要组织相容性复合体,白细胞分化抗原、抗体、补体和细胞因子等。

细胞因子(CK)是由免疫细胞及组织细胞分泌的在细胞间发挥相互调控作用的一类小分子可溶性多肽蛋白。细胞因子主要有白细胞介素、干扰素、肿瘤坏死因子、集落刺激因子、生长因子、趋化因子六大类。

二、测 试 题

(一)名词解释

1. ADCC　　　　　2. 抗原提呈细胞　　　　　3. CK

(二)填空题

1. 免疫系统由_____、_____、_____组成。

2. 人类中枢免疫器官包括_____、_____,外周免疫器官包括_____、_____、_____等。

3. 免疫细胞主要有_____、_____、_____、_____等。

4. T 细胞表面分子主要有_____、_____、_____、_____、_____等;其中与 T 细胞识别抗原有关的是_____。

5. B 细胞表面分子主要有_____、_____、_____、_____等。

6. 专职 APC 主要包括_____、_____、_____。

7. 细胞因子的作用特点是_____、_____、_____。

8. 细胞因子有_____、_____、_____、_____、_____、_____六大种类。

5

(三)选择题

【A 型题】

1. 中枢免疫器官与外周免疫器官的区别是

A. 中枢免疫器官是 T 细胞分化成熟的部位

B. 外周免疫器官是 B 细胞分化成熟的场所

C. 中枢免疫器官是免疫细胞分化成熟的部位,而外周免疫器官是免疫细胞分布、定居及发生免疫应答的场所

D. 外周免疫器官是 T 细胞分化成熟的场所

E. 中枢免疫器官是 B 细胞分化成熟的场所

2. 人类的中枢免疫器官是

A. 淋巴结和脾脏   B. 胸腺和骨髓   C. 淋巴结和胸腺

D. 骨髓和黏膜相关淋巴组织   E. 淋巴结和骨髓

3. T 淋巴细胞分化成熟的场所是

A. 骨髓   B. 法氏囊   C. 脾脏   D. 胸腺   E. 淋巴结

4. 人类 B 淋巴细胞分化成熟的场所是

A. 骨髓   B. 腔上囊   C. 脾脏   D. 胸腺   E. 淋巴结

5. 周围免疫器官是

A. 淋巴结 脾脏 胸腺   B. 淋巴结 胸腺 黏膜组织

C. 骨髓和黏膜相关淋巴组织   D. 扁桃体 淋巴结和骨髓

E. 脾脏 淋巴结 黏膜相关淋巴组织

6. 能特异性地杀伤靶细胞的细胞是

A. Th 细胞   B. Tc 细胞   C. NK 细胞

D. 巨噬细胞   E. 中性粒细胞

7. NK 细胞杀伤病毒感染细胞的特点是

A. 杀伤作用依赖抗体   B. 杀伤作用依赖补体

C. 杀伤作用受 MHC-I 类分子限制   D. 杀伤作用不受 MHC 限制

E. 与 Tc 的细胞毒作用一样有特异性

8. T 细胞特有的分化抗原是

A. CD3   B. CD4   C. CD8   D. CD19   E. CD5

9. B 细胞抗原识别受体是

A. TCR   B. CD3   C. FcR   D. CR2   E. SmIg

10. 可分泌穿孔素、颗粒酶的细胞是

A. Tc 细胞   B. Th 细胞   C. B 细胞   D. T 细胞   E. 红细胞

【X 型题】

1. 人类和哺乳类动物的中枢免疫器官有

A. 骨髓   B. 脾脏   C. 淋巴结   D. 扁桃体   E. 胸腺

2. 能杀伤靶细胞的细胞有

A. CTL   B. NK 细胞   C. 浆细胞

D. 树突状细胞   E. 单核细胞

3. 人类的外周免疫器官有

A. 脾脏 B. 胸腺 C. 骨髓

D. 淋巴结 E. 黏膜相关淋巴组织

4. 免疫细胞包括

A. T 细胞 B. 巨噬细胞 C. 红细胞

D. 抗原提呈细胞 E. B 细胞

5. B 细胞具有的表面标志是

A. SmIg B. CD2 C. CR2

D. MHC-Ⅰ类抗原 E. MHC-Ⅱ类抗原

6. 能杀伤靶细胞的细胞有

A. CTL B. NK 细胞 C. 浆细胞 D. 树突状细胞 E. 单核细胞

7. 下列各项中属于细胞因子的有

A. IFN B. CSF C. IL D. TGF E. TFN

(四)简答题

1. 免疫器官由哪些成分组成？在免疫效应中各自发挥什么作用？

2. 细胞因子有哪些基本特性？

3. 简述细胞因子的生物学功能。

三、测试题答案

(一)名词解释

1. ADCC 抗体依赖性细胞介导的细胞毒作用,是 NK 细胞的生物学活性特点。

2. 抗原提呈细胞 是指能够加工抗原,并将抗原信息提呈给淋巴细胞的一类细胞,主要包括单核-巨噬细胞、树突状细胞和 B 细胞等。

3. CK 即细胞因子,是由免疫细胞及组织细胞分泌的在细胞间发挥相互调控作用的一类小分子可溶性多肽蛋白。

(二)填空题

1. 免疫器官 免疫细胞 免疫分子

2. 胸腺 骨髓 脾 淋巴结 黏膜相关淋巴组织

3. T 细胞 B 细胞 NK 细胞 单核-巨噬细胞 树突状细胞

4. TCR CD4 和 CD8 分子 协同刺激分子 CD2 分子 细胞因子受体 TCR

5. BCR 协同刺激分子 IgG Fc 受体 补体受体(CR) 细胞因子受体

6. 单核-巨噬细胞 树突状细胞 B 细胞

7. 多效性 重叠性 拮抗性 协同性

8. 白细胞介素 干扰素 肿瘤坏死因子 集落刺激因子 生长因子 趋化因子

(三)选择题

【A 型题】

1. C 2. B 3. D 4. A 5. E 6. B 7. D 8. A 9. E

10. A

【X型题】

1. AE   2. ABE   3. ADE   4. ABCDE   5. ACDE   6. ABE   7. ABCE

(四)问答题

1. 根据功能可将免疫器官分为中枢和外周免疫器官。中枢免疫器官是免疫细胞发生、分化、成熟的场所,人和哺乳动物的中枢免疫器官有骨髓和胸腺;外周免疫器官是成熟淋巴细胞定居和发生免疫应答的场所,主要包括淋巴结、脾脏和黏膜相关淋巴组织。

2. 细胞因子的基本特性　①小分子蛋白质;②在接受抗原或丝裂原刺激后合成释放;③生物半衰期和发挥作用的时间较短;④多在细胞间发挥短距离作用;⑤很低水平就表现出生物学活性;⑥通过结合细胞表面的相应受体发挥生物学作用。

3. 细胞因子的生物学功能

(1)天然免疫效应:由单核-巨噬细胞分泌的细胞因子具有强大的抗病毒、抗细菌感染作用。如Ⅰ型IFN、IL-15、IL-12可抑制细胞合成DNA和RNA病毒复制的酶,从而干扰病毒复制,促进NK细胞增殖并增强其对病毒感染细胞的杀伤能力。

(2)特异性免疫效应:大多数细胞因子具有上调免疫功能的作用。其中IL-2、IL-12和IFN-γ对T细胞功能上调作用最强;IL-4、IL-5、IL-6和IL-10对B细胞功能上调作用最强。

(3)刺激造血细胞增殖分化:有些细胞因子可刺激造血干细胞或不同发育分化阶段的造血细胞增殖分化。

(曹元应)

第二章 抗　原

一、重点难点内容

(一)抗原的概念

抗原是一种能刺激机体免疫系统产生特异性免疫应答,并能与相应的免疫应答产物(抗体或效应 T 细胞)发生特异性结合的物质。

(二)抗原的特性

1. 免疫原性　指能刺激机体发生免疫应答,产生相应免疫应答产物(抗体或效应 T 细胞)的能力。

2. 抗原性　又称为免疫反应性,指能与相应抗体或效应 T 细胞发生特异性结合的能力。

(三)决定抗原免疫原性的条件

1. 抗原的异物性　抗原应该被机体免疫系统识别为"非己"物质。异物性是抗原的核心。一般而言抗原与机体之间的亲缘关系愈远,免疫原性就愈强。

2. 抗原的理化性质　包括抗原分子量的大小、化学组成、分子构象与易接近性、物理状态等因素。一般而言,抗原分子量越大,含有的芳香族氨基酸越多,结构越复杂,其免疫原性越强。

3. 其他因素途径,次数等:①宿主的遗传因素、年龄、性别与健康状况。②抗原进入机体的剂量。

(四)抗原的特异性

抗原的特异性既表现在免疫原性上,又表现在抗原性上,是由抗原决定基决定的。抗原决定基是抗原分子上决定抗原特异性的特殊化学基团,又称表位。表位的性质、数目和空间构象决定着抗原的特异性。

(五)共同抗原和交叉反应

有些抗原除各有其主要的特异性抗原决定基外,相互间也存在部分共同的抗原决定基,带有共同抗原决定基的抗原称为共同抗原。种系亲缘关系近的生物间存在的共同抗原,称为类属抗原。存在于不同种属生物间的共同抗原,称为异嗜性抗原,一种具有共同抗原决定基的物质刺激机体产生的抗体,可与其他含有共同抗原决定基的物质结合发生反应,称为交叉反应。

(六)抗原的分类

抗原的分类见表 2-1。

(七)医学上重要的抗原

医学上重要的抗原有:①病原微生物;②细菌的外毒素和类毒素;③动物免疫血清;④异

9

嗜性抗原;⑤同种异型抗原;⑥自身抗原;⑦肿瘤抗原。

表 2-1 抗原的分类

分类依据	分类		
抗原的特性	完全抗原	半抗原	
产生抗体是否需 Th	TD-Ag	TI-Ag	
与机体的亲缘关系	异种抗原	同种异型抗原	自身抗原
抗原的化学组成	蛋白质抗原	脂蛋白抗原	糖蛋白抗原
	多糖抗原	核蛋白抗原	
抗原的来源	外源性抗原	内源性抗原	
抗原的获得方式	天然抗原	人工抗原	

二、测 试 题

(一)名词解释

1. 抗原　　　　2. 抗原决定基　　　　3. 异嗜性抗原　　　　4. 交叉反应

5. 佐剂

(二)填空题

1. 抗原有两种基本特性,即_____和_____。

2. 具备免疫原性和抗原性的抗原,称为_____。

3. 具有免疫原性的物质,分子量较大,一般在_____以上。

4. 交叉反应的出现是由于_____的存在。

5. 抗原的特异性是由_____决定的。

6. 依据抗原与机体的亲缘关系,可将抗原分为三类:_____、_____和_____。

7. 动物来源的抗毒素对于人体来说既是_____,又是_____。

8. 人类最重要的红细胞血型抗原是_____和_____。

(三)选择题

【A 型题】

1. 半抗原

A. 既有免疫原性,又有抗原性　　　　B. 只有抗原性,而没有免疫原性

C. 只有免疫原性,而没有抗原性　　　　D. 既没有免疫原性,也没有抗原性

E. 与蛋白质载体结合后,可获得抗原性

2. 对人而言,不属于同种异型抗原的物质是

A. Rh 血型抗原　　　　B. ABO 血型抗原　　　　C. 主要组织相容性抗原

D. 异嗜性抗原　　　　E. 次要组织相容性抗原

3. 与外毒素有相同免疫原性的物质是

A. 抗毒素　　　B. 细菌素　　　C. 类毒素　　　D. 抗生素　　　E. 干扰素

4. 胸腺依赖性抗原是指

A. 在胸腺中产生的抗原

B. 能直接刺激 B 细胞产生体液免疫应答的抗原

C. 不能刺激机体产生再次应答的抗原

D. 只能引起细胞免疫应答的抗原

E. 只有在 T 细胞辅助下，才能激活 B 细胞产生体液免疫应答的抗原

5. 决定抗原特异性的是

A. 大分子物质　　　　　B. 表位　　　　　　　C. 自身物质

D. 同种异体物质　　　　E. 异种物质

6. 对人体而言，ABO 血型抗原是

A. 异种抗原　　　　　　B. 自身抗原　　　　　C. 异嗜性抗原

D. 共同抗原　　　　　　E. 同种异型抗原

7. 异嗜性抗原的本质是

A. 异种抗原　　　　　　B. 共同抗原　　　　　C. 改变的自身抗原

D. 同种异型抗原　　　　E. 半抗原

8. 存在于不同种属的共同抗原称为

A. 同种异型抗原　　　　B. 异种抗原　　　　　C. 异嗜性抗原

D. 自身抗原　　　　　　E. 独特性抗原

9. 类毒素具有的性质是

A. 有免疫原性，有毒性　　B. 有免疫原性，无毒性　　C. 无免疫原性，有毒性

D. 无免疫原性，无毒性　　E. 与外毒素完全相同

10. 免疫学中的非己物质**不包括**

A. 结构发生改变的自身物质　　　　B. 同种异体物质

C. 胚胎期免疫细胞未接触的物质　　D. 异种物质

E. 胚胎期免疫细胞接触过的物质

11. 肿瘤相关抗原是

A. 某一肿瘤细胞特有的抗原　　　　B. 肿瘤时不表达的抗原

C. 正常时不表达的抗原　　　　　　D. 肿瘤时和正常时都可高表达的抗原

E. 肿瘤时高表达而正常时可低表达的抗原

12. 超抗原

A. 可以多克隆化某些 T 细胞　　　　B. 与自身免疫病无关

C. 须经抗原提呈细胞加工处理　　　　D. 有 MHC 限制性

E. 只能活化一个相应的 T 细胞克隆

(四)问答题

1. 试述决定抗原免疫原性的条件。

2. 举例说明交叉反应是如何发生的。

3. 列出医学上重要的抗原。

三、测试题答案

(一)名词解释

见"重点难点内容"。

(二)填空题

1. 免疫原性　　抗原性
2. 完全抗原
3. 10kD
4. 共同抗原
5. 抗原决定基
6. 异种抗原　　同种异型抗原　　自身抗原
7. 抗体　　抗原
8. ABO 血型抗原　　Rh 血型抗原

(三)选择题

【A 型题】

　　1. B　　2. D　　3. C　　4. E　　5. B　　6. E　　7. B　　8. C　　9. B
10. E　　11. E　　12. A

(四)问答题

见"重点难点内容"。

(刘荣臻)

第三章 免疫球蛋白与抗体

一、重点难点内容

(一)抗体与免疫球蛋白的概念

抗体(antibody,Ab)是 B 细胞接受抗原刺激后增殖分化为浆细胞所产生的一类能与相应抗原特异性结合的球蛋白。具有抗体活性及化学结构与抗体相似的球蛋白,统称为免疫球蛋白(immunoglobulin,Ig)。所有的抗体都是免疫球蛋白,而免疫球蛋白不一定都具有抗体活性。

(二)免疫球蛋白的基本结构

免疫球蛋白的基本结构是由二硫键连接四条肽链构成的单体,其中两条相同的长链为重链,两条相同的短链为轻链。

根据免疫球蛋白重链恒定区氨基酸的组成、排列顺序和抗原性的不同,将免疫球蛋白分为 IgG、IgM、IgA、IgD 和 IgE 五类。

免疫球蛋白重链和轻链靠近 N 端的约 110 个氨基酸(L 链 1/2 和 H 链 1/4 或 1/5 处)的组成和排列顺序随抗体特异性的不同变化较大,称为可变区(VH 和 VL),可特异性结合抗原。而靠近 C 端的 1/2 和 H 链的 3/4(或 4/5)处,氨基酸的组成和排列顺序变化不大,称为恒定区(CH 和 CL)。VH 和 VL 各有 3 个区域的氨基酸组成和排列顺序高度可变,称为高变区或互补决定区,是抗体分子与抗原分子发生特异性结合的关键部位。

(三)免疫球蛋白的结构域

免疫球蛋白的多肽链分子可折叠成几个由二硫键连接的球形结构域,每个结构域一般具有其相应的功能。①VH 和 VL 是结合抗原的部位;②CH1 和 CL 具有部分同种异型的遗传标志;③CH2(IgG)和 CH3(IgM)是结合补体部位。女性妊娠时,母体 IgG 可借助 CH2 通过胎盘;④IgG 的 CH3 可与吞噬细胞、B 细胞、NK 细胞表面的 IgG Fc 受体(FcγG)结合。IgE 的 CH2 和 CH3 可与肥大细胞和嗜碱性粒细胞表面的 IgE Fc 受体(FcεRⅠ)结合,与Ⅰ型超敏反应的发生有关。CH1 与 CH2 之间的肽链称铰链区。

(四)免疫球蛋白的酶解片段

木瓜蛋白酶片段:两个相同的 Fab 段和一个 Fc 段。Fab 段能与一个抗原表位特异性结合,为单价。胃蛋白酶水解片段:一个 F(ab')$_2$ 片段和若干较小的 pFc' 片段。F(ab')$_2$ 片段能与两个抗原表位特异性结合,为双价。

(五)各类免疫球蛋白的特性和功能

1. IgG 多以单体形式存在,是血清和细胞外液中含量最高的 Ig。半衰期长,约为 20~30 天。IgG 于出生后 3 个月开始合成。IgG1、IgG2 和 IgG3 的 CH2 为补体结合位点,可通过经典途径激活补体,是唯一能通过胎盘屏障的抗体,通过 Fc 段与吞噬细胞、NK 细胞结合,发挥调理作用、ADCC作用。

2. IgM 为五聚体,是分子量最大的Ig。激活补体、促吞噬、杀菌能力比IgG强。是个体发育中最早合成的抗体,也是感染后出现最早的抗体。B细胞表面的mIgM可作为B细胞表面抗原受体。

3. IgA 分为血清型和分泌型。血清型为单体。分泌型为由J链连接的二聚体,含分泌片。分泌型IgA主要存在于胃肠道、呼吸道和泌尿生殖道的分泌液、初乳、唾液和泪液中。分泌型IgA在黏膜局部免疫作用中发挥重要作用。

4. IgD 正常人血清中IgD浓度很低。B细胞表面的mIgD可作为B细胞分化发育成熟的标志。

5. IgE 正常人血清中含量最少的免疫球蛋白。为亲细胞抗体,以其Fc段与肥大细胞、嗜碱性粒细胞上的IgEFc受体(FcεRⅠ)结合,引发Ⅰ型超敏反应。

(六)免疫球蛋白的生物学活性

免疫球蛋白的生物学活性有:①特异性结合抗原;②激活补体;③通过与Fc受体结合,发挥调理吞噬作用、ADCC作用、介导Ⅰ型超敏反应;④通过胎盘和黏膜。

二、测 试 题

(一)名词解释

1. 抗体　　　　2. 免疫球蛋白　　　3. 超变区　　　　4. Fab段
5. 调理作用　　6. ADCC　　　　　7. 单克隆抗体　　8. 基因工程抗体

(二)填空题

1. 免疫球蛋白是指具有_____或_____与抗体相似的球蛋白。
2. 具有γ链的免疫球蛋白命名为_____。
3. 免疫球蛋白L链N端1/2,H链N端1/4(或1/5)的肽段,称为_____区。
4. 抗体与抗原发生特异性结合的部位位于_____区,又称_____区。
5. 由λ链与μ链组成的免疫球蛋白称_____。
6. 用木瓜蛋白酶水解Ig可得到两个_____段和一个_____段。
7. 血清中海量最高的抗体是_____。
8. IgA有_____和_____两型,_____型是机体黏膜局部抗感染的主要因素。
9. 抗体通过_____段与中性粒细胞、单核细胞、NK细胞结合,产生ADCC作用。
10. 婴儿可以从初乳中获得的抗体是_____。
11. Fab段含有_____的L链和_____的H链。
12. IgG的Fc段含有_____和_____两个功能区。
13. F(ab')$_2$与Fab相比,前者具有_____价抗体活性。
14. IgG是唯一能通过_____的抗体。
15. 抗体存在于_____中,故其介导的免疫称为_____免疫。
16. _____是在个体发育中最早合成的免疫球蛋白。
17. ADCC是_____依赖的_____介导的细胞毒作用。
18. 由多个B细胞克隆产生的针对多种抗原决定簇的抗体称为_____。
19. 单克隆抗体是指由_____分泌的抗体。

20. 参与经典途径激活补体的 Ig 是_____和_____。

(三)选择题

【A 型题】

1. 下列五类免疫球蛋白的特性**错误**的是
A. IgG 是唯一通过胎盘的免疫球蛋白
B. SIgA 为双聚体
C. IgM 分子量最大
D. 免疫应答过程中产生最早的是 IgG
E. 正常血清中 IgE 含量最少

2. Ig 分成五类的依据是
A. VL 抗原特异性的不同
B. VH 抗原特异性的不同
C. CL 抗原特异性的不同
D. CH 抗原特异性的不同
E. CL 及 CH 抗原特异性的不同

3. 结合肥大细胞和嗜碱性粒细胞的 Ig 是
A. IgM　　　B. IgG　　　C. IgE　　　D. IgA　　　E. IgD

4. 关于 IgG 的**错误**叙述是
A. 可分为四个亚类
B. 可通过胎盘
C. 抗原结合价为二价
D. CH2 有补体 C1q 结合点
E. 经木瓜蛋白酶水解后可获得一个 F(ab')₂ 片段

5. 下列物质**不是**抗体的是
A. 抗毒素血清
B. 胎盘球蛋白
C. 淋巴细胞抗血清
D. 白喉抗毒素
E. 本-周蛋白

6. 五种免疫球蛋白的分类是根据
A. H 链和 L 链均不同
B. V 区不同
C. L 链不同
D. H 链不同
E. 连接 H 链的二硫键位置和数目不同

7. 半衰期最长的 Ig 是
A. IgM　　　B. IgE　　　C. IgG　　　D. IgA　　　E. IgD

8. Ig 分成各种型及亚型的依据是
A. VL 抗原特异性的不同
B. VH 抗原特异性的不同
C. CL 抗原特异性的不同
D. CH 抗原特异性的不同
E. CL 及 CH 抗原特异性的不同

9. 胎儿在宫腔内感染,脐带血或新生儿外周血中何种 Ig 水平升高
A. IgM　　　B. IgE　　　C. IgG　　　D. IgA　　　E. IgD

10. 关于 Ig 分泌片的特性**错误**的是
A. 由上皮细胞合成和分泌
B. 能连接两个 IgA 分子单体
C. 分泌片的功能是保护 IgA
D. 分泌片与 IgA 的形成无密切关系
E. 主要存在于血清中

11. 免疫球蛋白的超变区位于
A. VH 和 CH
B. VL 和 VH
C. Fc 段
D. VH 和 CL
E. CL 和 CH

12. 关于抗体，下列**错误**的是
A. 抗体是指具有免疫功能的球蛋白
B. 抗体主要存在于血液、体液、黏膜表面及其分泌液中
C. 抗体是能和相应抗原特异性结合的球蛋白
D. 抗体都是免疫球蛋白
E. 抗体都是体内产生的

13. 新生儿通过自然被动免疫从母体获得的主要 Ig 是
A. IgG 和 IgM　　B. IgD 和 SIgA　　C. SIgA 和 IgG
D. IgM 和 IgE　　E. IgE 和 IgD

14. 各种 Ig 单体分子共有的特性是
A. 与靶细胞结合后能介导 ADCC 作用　　B. 具有两个完全相同的抗原结合部位
C. 轻链与重链以非共价键结合　　D. 与抗原结合后能激活补体
E. 与颗粒性抗原结合后能介导调理吞噬作用

15. 关于 IgG 的特性，下列正确的是
A. C 区有 4 个功能区　　B. 是胚胎晚期合成的主要抗体
C. 是唯一通过胎盘的抗体　　D. 是天然的血型抗体
E. 是分子量最大的抗体

16. 3～6 个月婴儿易患呼吸道感染主要是因为哪类 Ig 不足
A. IgM　　B. IgG　　C. IgE　　D. SIgA　　E. IgD

17. 免疫接种后首先产生的抗体是
A. IgM　　B. IgG　　C. IgE　　D. IgA　　E. IgD

18. CDR 即为
A. Fab 段　　B. Fc 段　　C. CD 分子的受体
D. HVR　　E. Fd 段

19. IgG 通过经典途径激活补体至少需要
A. 1 个　　B. 2 个　　C. 4 个　　D. 5 个　　E. 3 个

20. 下列分泌液中不含 IgA 的是
A. 唾液　　B. 初乳　　C. 汗液
D. 肠道分泌液　　E. 支气管黏液

【X 型题】

1. IgE 对哪些细胞具有亲嗜性
A. 嗜酸性粒细胞　　B. 嗜碱性粒细胞　　C. 肥大细胞
D. B 细胞　　E. 单核细胞

2. 含有 CH4 区的 Ig 是
A. IgM　　B. IgG　　C. IgE　　D. IgA　　E. IgD

3. 单克隆抗体的特点是
A. 特异性强，极少或不发生交叉反应　　B. 质地均一，有效成分含量高
C. 一种单克隆抗体，其独特型可以不同　　D. 针对抗原分子上的多个抗原决定簇
E. 由 B 细胞杂交瘤产生

16

4. 关于 IgG 的特性,下列正确的是

A. 唯一能通过胎盘的抗体 　　　　B. 介导 ADCC 作用

C. 引起Ⅱ、Ⅲ型超敏反应 　　　　D. 有 3 个亚类

E. 是再次免疫应答产生的主要抗体

5. IgG 经胃蛋白酶水解后可得到

A. 1 个 F(ab′)₂ 段 　　　　B. 2 个 Fab 段

C. SC 　　　　D. PFc′

E. 1 个 Fc 段

6. Ig 的生物学功能包括

A. 抗原抗体复合物形成后,Ig 可溶解靶细胞

B. 与相应抗原特异性结合

C. IgE 介导Ⅰ型超敏反应

D. IgG、IgA、IgE 能与细胞上 FcR 结合

E. IgG1、IgG2、IgG3、IgM 通过经典途径激活补体

7. 用木瓜蛋白酶水解 IgG 所获得的水解片段具有的生物学特性是

A. 将 IgG 于铰链区 H 链链间二硫键近 C 端侧切断

B. Fab 段具有双价抗体活性

C. Fc 段具有 Ig 的生物学活性

D. 能产生凝集反应或沉淀反应

E. 共裂解为 2 个 Fab 段和一个 Fc 段

8. 关于 IgE 特性的描述,下列正确的是

A. IgE 在五类 Ig 中含量最低 　　　　B. IgE 有 CH4 区

C. IgE 可介导Ⅰ型超敏反应 　　　　D. IgE 有亲细胞性

E. IgE 在种系发育过程中最早产生

9. 关于 IgM 的描述,下列正确的是

A. IgM 中和病毒的能力比 IgG 强

B. IgM 在防止菌血症发生中起重要作用

C. IgM 激活补体的能力强于 IgG

D. 病人血中检出高滴度特异性 IgM 说明有近期感染

E. IgM 可介导 ADCC 作用

10. 下列描述正确的是

A. 抗体都是免疫球蛋白

B. Ig 单体分子一般是二价

C. 一种浆细胞产生的抗体分子与其表面抗原受体(SmIg)具有不同的抗原结合特性

D. 铰链区连接免疫球蛋白的 H 链和 L 链

E. 超变区位于免疫球蛋白的可变区内

(四)简答题

1. 简述 Ig 的基本结构和生物学活性。

2. 简述 Ig 的功能区及其功能。

3. 简述 Ig 的基本结构和生物学活性。

三、测试题答案

(一)名词解释

1. 抗体是指 B 细胞接受抗原刺激后增殖分化为浆细胞所产生的一类能与相应抗原特异性结合的球蛋白。

2. 免疫球蛋白是指具有抗体活性或化学结构与抗体相似的球蛋白。

3. 超变区是指免疫球蛋白的可变区氨基酸组成及排列顺序变化最为剧烈的特定部位。

4. Fab 段是指木瓜蛋白酶使 Ig 在铰链区重链间二硫键近 N 端处切断,形成两个相同的单价抗原结合片段简称 Fab 段,一个可结晶的片段简称 Fc 段。

5. 调理作用是指 IgG、IgM 的 Fc 段与吞噬细胞表面的 FcγR、FcμR 结合,促进吞噬细胞吞噬功能的作用。

6. ADCC 是指抗体依赖的细胞介导的细胞毒作用,IgG 与靶抗原结合后,其 Fc 段可与 NK、Mφ、单核细胞的 FcγR 结合促使细胞毒颗粒释放,导致靶细胞的溶解。

7. 单克隆抗体是指由一个杂交瘤细胞分化增殖成单一纯系 B 细胞的子代细胞克隆,可分泌针对一个抗原表位的均一性抗体。

8. 基因工程抗体是以基因工程技术等生物技术制备的抗体的总称。

(二)填空题

1. 抗体活性　　化学结构

2. IgG

3. 可变(V)

4. 超变区　　互补决定区(CDR)

5. IgM

6. Fab　　Fc

7. IgG

8. 血清型　　分泌型　　分泌

9. Fc

10. SIgA

11. 完整　　近 N 端 1/2

12. CH2　　CH3

13. 二价(双价)

14. 胎盘

15. 体液　　体液

16. IgM

17. 抗体　　细胞

18. 多克隆抗体

19. 单个 B 细胞克隆

20. IgG　　IgM

(三)选择题

【A 型题】

1. D 　　2. D 　　3. C 　　4. E 　　5. E 　　6. D 　　7. C 　　8. E 　　9. A
10. E 　11. B 　12. E 　13. C 　14. B 　15. C 　16. D 　17. A 　18. D
19. B 　20. C

【X 型题】

1. ABCDE 　2. AC 　3. ABE 　4. ABCE 　5. AD 　6. BCDE 　7. CE
8. ABCD 　9. BCD 　10. ABE

(四)简答题

1. Ig 的基本结构是由四条对称的多肽链构成的单体。单体包括两条相同的分子量较大的重链和两条相同的分子量较小的轻链。重链间及重、轻链间有二硫键相连形成对称结构。免疫球蛋白分子的各条肽链按其结构特点可分为可变区和恒定区,可变区在 Ig 近 N 端轻链的 1/2 和重链的 1/4 或 1/5 范围内,其氨基酸组成及序列变化较大,其中变化最为剧烈的特定部位称为超变区,除超变区之外的部位氨基酸组成及排列相对保守,通常称为骨架区。Ig 近 C 端在 L 链的 1/2 及 H 链的 3/4 或 4/5 区域内,氨基酸组成在同一物种的同一类 Ig 中相对稳定,称恒定区。

Ig 的生物学活性包括:

(1)特异性结合抗原:抗体与抗原结合的特异性是由免疫球蛋白 V 区的氨基酸组成及空间构型所决定。

(2)激活补体:IgG1、IgG2、IgG3、IgM 可通过经典途径激活补体,凝聚的 IgA、IgG4 和 IgE 可通过替代途径激活补体。

(3)通过与细胞 Fc 受体结合发挥生物效应:①调理作用:IgG、IgM 的 Fc 段与吞噬细胞表面的 FcγR、FcμR 结合,促进吞噬细胞吞噬功能的作用。②ADCC 作用:抗体依赖的细胞介导的细胞毒作用,IgG 与靶抗原结合后,其 Fc 段可与 NK、Mφ、单核细胞的 FcγR 结合促使细胞毒颗粒释放,导致靶细胞的溶解。③IgE 介导 I 型超敏反应。④人 IgG 的 Fc 段能非特异性与 SPA 结合。

(4)选择性传递:人 IgG 能借助 Fc 段选择性与胎盘微血管内皮细胞结合,主动穿过胎盘。SIgA 可经黏膜上皮细胞进入消化道及呼吸道发挥局部免疫作用。

(5)具有免疫原性。

2. Ig 的功能区及其功能

(1)VH、VL:是 Ig 特异性识别和结合抗原的功能区,该区也是 Ig 分子独特型决定簇的存在部位。

(2)CH、CL:具有 Ig 部位同种异型的遗传标记。

(3)IgG 的 CH2 和 IgM 的 CH3:与补体经典途径的激活有关。

(4)CH3/CH4:具有与多种细胞 FcR 结合的功能,不同的 Ig 在结合不同的细胞时可产生不同的免疫效应。

(5)铰链区:位于 CH1 和 CH2 之间,富含脯氨酸,对蛋白酶敏感,不易形成 α 螺旋,易伸展弯曲,由此可与不同距离的抗原表位结合,使补体结合点得以暴露。

3. 单克隆抗体是指由一个克隆 B 细胞产生的、只作用于单一抗原表位的高度特异性抗

体。McAb 具有很多优点

(1)结构均一,一种 McAb 分子的重链、轻链及独特型结构完全相同,特异性强,避免血清学的交叉反应。

(2)McAb 效价高,具有高度可重复性,并可经杂交瘤传代大量制备。

(张晓延)

第四章 补体系统

一、重点难点内容

定义 补体是存在于人与脊椎动物血清及细胞膜表面的一组经活化后具有酶活性的蛋白质。

组成 补体由固有成分、调节蛋白和补体受体三部分组成。

性质 补体各成分均为糖蛋白,性质不稳定,对热敏感,加热56℃ 30分钟可被灭活。补体标本应在-20℃以下保存。补体主要由肝细胞合成,含量相对稳定,约占血清球蛋白总量的10%,不因免疫接种而增加。肝脏疾患可影响补体的生成和含量。豚鼠血清中含有丰富的补体,故实验用补体可采用新鲜豚鼠血。

(一)补体系统的激活

目前已发现补体有经典途径、旁路途径、MBL三条激活途径。

1. 经典途径 经典途径(classical pathway)又称传统途径,始于激活物与C1q结合,并依次活化C1、C4、C2、C3、C5~C9。

(1)激活物:抗原抗体复合物。抗体以IgG、IgM类为主。

(2)参与成分:C1~C9。

(3)激活过程:可分为三个阶段①识别阶段:C1q识别补体结合点形成C1酯酶;②活化阶段:形成C3转化酶(C4b2b)和C5转化酶(C4b2b3b);③膜攻击阶段:形成膜攻击复合物(C5b6789$_n$)导致靶细胞裂解。

2. 旁路途径 旁路途径从C3开始,然后完成C5~C9的激活过程。

(1)激活物:主要是细菌脂多糖、肽聚糖及酵母多糖等。

(2)参与成分:C3、C5~C9、B因子、D因子、P因子。

(3)激活过程:在生理条件下,体内形成低水平C3b和C3bBb。后者即旁路途经的C3转化酶。C3bBb极不稳定,易被灭活。P因子与C3bBb结合可形成稳定的C3转化酶(C3bBbp)。细菌等颗粒物出现时,脂多糖、酵母多糖为C3bBb提供了结合表面,使之不易被灭活。C3转化酶持续裂解C3,C3b与C3转化酶结合,形成C5转化酶(C3bnBb和C3bnBbp)。C5转化酶裂解C5,之后的反应同经典途径。

3. MBL途径 MBL是甘露聚糖结合聚集素的简称。MBL途径又称为凝集素途径。在病原微生物感染早期,肝细胞迅速合成并分泌MBL。MBL与微生物表面的甘露糖等糖基结合,启动MBL途径。

(1)激活物:微生物表面的甘露糖或半乳糖等。

（2）参与成分：MBL、MASP、C2～C9。

（3）激活过程：感染早期 MBL 含量迅速增加，与病原微生物表面的甘露糖或半乳糖结合，激活与 MBL 相关的丝氨酸蛋白酶（MBL associated serine protease，MASP）。MASP 有两类①MASP1：可直接裂解 C3，后续反应同旁路途径；②MASP2：与 C1 酯酶活性相似，裂解 C4 和 C2 形成 C3 转化酶，后续反应同经典途径。

（二）补体系统的生物学作用

补体是机体固有免疫防御的重要组成部分，广泛参与机体抗感染免疫及免疫调节过程，也可介导免疫病理损伤。补体的生物学作用主要包括细胞溶解作用（MAC）、调理作用、清除免疫复合物、介导炎症和免疫调节（补体片段）等多种生物学效应。

在生理情况下，补体激活受到复杂而严密的调控，以防止补体成分过度消耗或对自身组织造成损伤。机体对补体的调节主要通过补体成分的自身衰变和补体调节蛋白来实现。

二、测 试 题

（一）解释名词

1. 补体　　　　2. 细胞毒作用　　　　3. 调理作用

（二）填空题

1. 补体系统的组成可分为_____、_____和_____三部分。

2. C5 活化可表示为_____，其裂解后小片段和大片段分别用_____和_____表示。

3. 经典途径激活物中的抗体类型主要是_____和_____。

4. 补体的激活途径有_____条，分别是_____途径、_____途径和_____途径。

5. 补体经典途径可分为_____阶段、_____阶段和_____阶段。

6. 经典途径和旁路途径的激活物分别是_____和_____。

7. 经典途径和旁路途径的 C3 转化酶分别为_____和_____。

（三）选择题

【A 型题】

1. 能识别 Ig 补体结合点的补体分子是

A. C1q　　　B. C1r　　　C. C1s　　　D. C2　　　E. C3

2. 经典途径首先激活的补体成分是

A. C1　　　B. C2　　　C. C3　　　D. C4　　　E. C5

3. 经典途径的激活顺序是

A. C3→C5～9　　　　　　　　B. C1→C4、2→C3→C5～9
C. C1→C3→C2、4→C5～9　　　D. C1→C3→C4、2→C5～9
E. C1→C2、4→C3→C5～9

4. 旁路途径首先激活

A. C1　　　B. C2　　　C. C3　　　D. C4　　　E. C5

5. 不参与旁路途径的补体成分是

A. D 因子　　　B. P 因子　　　C. B 因子　　　D. C3　　　E. C2

6. 参与 MBL 途径的是

A. 脂多糖　　　　　　B. 氨基酸　　　　　　C. 甘露糖

D. 酵母多糖　　　　　　　　E. 抗原抗体复合物

7. 不参与 C3 转化酶组成的是

A. C2　　　　B. C3　　　　C. C4　　　　D. C5　　　　E. B 因子

8. 补体三条激活途径都必须激活的成分是

A. C1　　　　B. C2　　　　C. C3　　　　D. C4　　　　E. D 因子

9. 不是补体的调节蛋白

A. I 因子　　　　B. H 因子　　　　C. C4bp　　　　D. C8bp　　　　E. B 因子

10. 膜攻击复合物(MAC)是

A. C5b　　　　B. C5b67　　　　C. C5b678　　　　D. C5b6789　　　　E. C1~C9

11. 补体激肽指的是

A. C2a　　　　B. C3a　　　　C. 3b　　　　D. C5a　　　　E. C567

12. 补体不具有

A. 溶解细胞　　　B. 中和作用　　　C. 过敏毒素　　　D. 趋化作用　　　E. 调理作用

13. 促进吞噬细胞吞噬称为

A. 吞噬作用　　　　　　B. 免疫黏附　　　　　　C. 中和毒素

D. 调理作用　　　　　　E. 细胞毒作用

14. 在抗感染过程中,补体三条激活途径发挥作用的先后顺序是

A. 经典途径→MBL 途径→旁路途径　　　B. MBL 途径→旁路途径→经典途径

C. 旁路途径→MBL 途径→经典途径　　　D. 经典途径→旁路途径→MBL 途径

E. 旁路途径→经典途径→MBL 途径

【X 型题】

1. 补体成分包括

A. C1~C9　　　　　　B. 补体受体　　　　　　C. MBL

D. 补体调节蛋白　　　　E. B 因子、P 因子、D 因子

2. 关于补体正确的描述是

A. 血清补体成分通常以酶原形式存在　　　B. 对热敏感

C. 三条激活途径有共同的末端效应　　　D. 豚鼠血清补体含量高

E. 补体含量随抗原刺激发生变化

3. 能激活补体旁路途径的是

A. 脂多糖　　　B. 酵母多糖　　　C. 甘露糖　　　D. 肽聚糖　　　E. 半乳糖

4. 与旁路途径活化有关的补体成分

A. C3　　　　B. C4　　　　C. C5　　　　D. C2　　　　E. C1

5. 补体激活中的 C3 转化酶是

A. C4b2b　　　B. C3bBb　　　C. C3bBbP　　　D. C4b2b3b　　　E. C5b67

6. 补体激活中的 C5 转化酶是

A. C4b2b　　　B. C3bBb　　　C. C4b2b3b　　　D. C3bBb3b　　　E. C5b67

7. 补体的生物学作用包括

A. ADCC　　　B. 溶血反应　　　C. 调理作用　　　D. 清除 IC　　　E. 中和毒素

8. 补体活性片段介导的生物学效应包括

A. 调理作用　　　　　　B. 细胞溶解　　　　　　C. 清除 IC

D. 炎症介质　　　　　　E. 免疫调节

(四)简答题

1. 比较补体三条激活途径的主要差异。

2. 补体和抗体有何区别与联系？

三、测试题答案

(一)解释名词

见教材。

(二)填空题

1. 固有成分　　调节蛋白　　补体受体

2. C5　　C5a　　$\overline{C5b}$

3. IgG　　IgM

4. 3　　经典　　旁路　　MBL

5. 识别　　活化　　膜攻击

6. 抗原抗体复合物或免疫复合物(IC)　　微生物胞壁成分

7. $\overline{C4b2b}$　　C3bBb或C3bBbp

(三)选择题

【A 型题】

1. A　　2. A　　3. B　　4. C　　5. E　　6. C　　7. D　　8. C　　9. E

10. D　　11. A　　12. B　　13. D　　14. C

【X 型题】

1. ABCDE　　2. ABCD　　3. ABD　　4. AC　　5. ABC　　6. CD　　7. BCD

8. ACDE

(四)简答题

1. 比较补体三条激活途径的主要差异。

补体激活途径的比较

	经典途径	MBL 途径	旁路途径
激活物	抗原抗体复合物	甘露糖等	脂多糖、酵母多糖、肽聚糖等
参与成分	C1～C9	MBL、MASP、C2～C9、	C3、C5～C9、 B 因子、D 因子、P 因子
C3 转化酶	$\overline{C4b2b}$	$\overline{C4b2b}$	$\overline{C3bBb}$、$\overline{C3bBbP}$
C5 转化酶	$\overline{C4b2b3b}$	$\overline{C4b2b3b}$	$\overline{C3bnBb}$、$\overline{C3bnBbP}$
作用	在特异性免疫的效应阶段协助抗体发挥作用	参与非特异性免疫,在感染急性期发挥作用	参与非特异性免疫,在感染早期发挥作用

2. 补体和抗体的区别与联系。

补体与抗体的比较

	补体	抗体
蛋白质	β球蛋白	γ球蛋白
耐热性	56℃ 30分钟，失活	56℃ 30分钟，不失活
产生细胞	肝细胞	浆细胞
含量	相对稳定	随抗原刺激变化
作用及时间	早，参与固有免疫和协助抗体发挥作用	作用时间较晚，参与特异性免疫
联系	加强抗体作用	与抗原特异性结合可激活补体

（高　静）

第五章 主要组织相容性复合体及其编码分子

一、重点难点内容

凡能引起迅速而强烈排斥反应的抗原称为主要组织相容性抗原(MHA)。在哺乳动物,编码 MHA 的基因位于同一染色体上,是一组紧密连锁的基因群称为主要组织相容性复合体(MHC)。人类主要组织相容性抗原又称为人类白细胞抗原(human leukocyte antigen, HLA)。编码 HLA 的基因群称为 HLA 复合体。小鼠的 MHC 称为 H-2 复合体。人类 HLA 基因可分为 Ⅰ 类、Ⅱ 类和 Ⅲ 类基因。

(一)MHC 的基因结构与遗传特征

1. MHC 的基因结构

(1)经典的 MHC Ⅰ 类基因:位于 6 号染色体短臂远离着丝点一端,由近及远依次为 B、C、A 三个座位,其产物称为 MHC Ⅰ 类分子。

(2)经典的 MHC Ⅱ 类基因:集中在 6 号染色体短臂近着丝点一端,由近及远依次为 DP、DQ、DR 三个亚区,结构最为复杂,其产物称为 MHC Ⅱ 类分子。

(3)MHC Ⅲ 类基因:位于 MHC Ⅰ 类和 Ⅱ 类基因之间,主要包括编码某些补体成分(C4、C2、Bf)、细胞因子(TNF-α、LT 等)、热休克蛋白 70(HSP70)等免疫分子的基因。

2. MHC 的遗传特征

(1)高度多态性:个体多基因性、群体多态性、共显性。

(2)单体型遗传:即同一条染色体上的 HLA 等位基因在遗传过程中作为一个完整的遗传单位,由亲代传给子代。

(3)连锁不平衡:在某一群体中,不同座位上某两个等位基因出现在同一条染色体上的频率高于或低于期望频率。

(二)MHC 分子的结构、分布及其主要免疫功能

1. MHC Ⅰ 类分子的结构与分布

(1)结构:①α 链(重链)和 β 链(轻链)通过非共价键连接组成的异二聚体;②α 链胞外区从 N 端起依次由 α1、α2 和 α3 结构域组成,β 链为 β2 微球蛋白(β2m),仅有一个结构域;③α1 和 α2 构成肽结合槽,α3 结构域与 T 细胞表面 CD8 分子相互作用。

(2)分布:广泛分布于体内所有有核细胞表面,包括网织红细胞和血小板。

2. MHC Ⅱ 类分子的结构与分布

(1)结构:①由 α 链(重链)和 β 链(轻链)通过非共价结合组成的异二聚体;②胞外区由 α1、α2、β1 和 β2 四个结构域组成;③α1 和 β1 构成抗原肽结合槽,β2 结构域与 T 细胞表面 CD4 分子相互作用。

(2)分布:主要分布于抗原提呈细胞(如树突状细胞、单核-巨噬细胞、B 细胞)和活化的 T

细胞的表面。

3. MHC 分子的主要免疫功能包括：①加工和提呈抗原；②参与 T 细胞分化、发育；③作为调节分子参与固有免疫应答。

(三)HLA 与医学

1. HLA 与器官移植　器官移植成功与否以及移植物的存活时间，很大程度上取决于供、受者间 HLA 型别的匹配程度。

2. HLA 的异常表达和临床疾病　HLA 的异常表达与肿瘤、某些传染性疾病、自身免疫病等的发生、发展密切相关。

3. HLA 与疾病的关联　HLA 与许多疾病尤其是自身免疫病之间存在密切关联，关联的程度用相对危险系数(relative risk，RR)来表示。

4. HLA 与法医学　HLA 分型技术广泛用于亲子鉴定和个体识别等。

二、测　试　题

(一)名词解释

1. 组织相容性抗原　　　2. 主要组织相容性抗原　　　3. 主要组织相容性复合体

4. 共显性　　　　　　　5. 单体型遗传　　　　　　　6. 连锁不平衡

(二)填空题

1. MHC 基因可分为_____、_____、_____三类基因。

2. MHC 基因的遗传特征包括_____、_____和_____。

(三)选择题

【A 型题】

1. 在人类组织或器官移植术中，引起移植排斥反应的主要抗原称为

A. HLA 分子　B. MHC 分子　C. H-2 分子　　D. I-A 分子　　E. I-E 分子

2. 人类 HLA 基因定位于

A. 第 1 号染色体　　　　　B. 第 3 号染色体　　　　　C. 第 6 号染色体

D. 第 9 号染色体　　　　　E. 第 12 号染色体

3. HLA Ⅰ类基因包括

A. HLA-A 座位　　　　　　　　B. HLA-DR 亚区

C. HLA-A、B、C 座位　　　　　　D. HLA-DR、DQ、DP 三个亚区

E. HLA-DQ 亚区

4. HLA Ⅱ类基因包括

A. HLA-DR 亚区　　　　　　　　B. HLA-DQ 亚区

C. HLA-B 座位　　　　　　　　　D. HLA-DR、DQ、DP 三个亚区

E. HLA-A、B、C 座位

5. HLA Ⅰ类分子正确的叙述是

A. 其肽链均为 HLA 基因编码

B. 参与内源性抗原的提呈

C. 主要表达于抗原提呈细胞表面

D. 由两条相同的重链和两条相同的轻链组成

E. 参与外源性抗原的提呈

6. HLA Ⅱ类分子正确的叙述是

A. 是 HLA-DR、DQ、DP 亚区相应功能基因编码的产物

B. 参与内源性抗原的提呈

C. 主要表达于成熟红细胞和静息 T 细胞表面

D. 由 α 链和 β2 微球蛋白组成的异二聚体

E. 接纳的抗原肽通常由 8～10 个氨基酸残基组成

7. Th 细胞表面 CD4 分子识别结合的结构域是

A. MHC Ⅱ类分子的 β2 结构域   B. MHC Ⅱ类分子的 β1 结构域

C. MHC Ⅰ类分子的 α1 结构域   D. MHC Ⅰ类分子的 α2 结构域

E. MHC Ⅰ类分子的 α3 结构域

8. CTL 表面 CD8 分子识别结合的结构域是

A. MHC Ⅱ类分子的 β2 结构域   B. MHC Ⅰ类分子的 β2 结构域

C. MHC Ⅰ类分子的 α1 结构域   D. MHC Ⅰ类分子的 α2 结构域

E. MHC Ⅰ类分子的 α3 结构域

9. MHC Ⅰ类分子的抗原肽结合槽是

A. α1 和 β1 结构域之间   B. α1 和 α2 结构域之间

C. β2m 和 α3 结构域之间   D. α2 和 β2 结构域之间

E. α2 和 α3 结构域之间

10. MHC Ⅱ类分子的抗原肽结合槽是

A. α1 和 β1 结构域之间   B. α1 和 α2 结构域之间

C. β2m 和 α3 结构域之间   D. α2 和 β2 结构域之间

E. α2 和 α3 结构域之间

【X 型题】

1. 表达 MHC Ⅱ类分子的细胞是

A. 巨噬细胞   B. 活化的 T 细胞   C. 树突状细胞

D. NK 细胞   E. B 淋巴细胞

2. MHC 限制性表现在

A. 巨噬细胞对病原体的吞噬作用

B. ADCC 效应

C. T 细胞对 APC 所提呈的抗原肽的识别

D. CTL 对靶细胞的识别和杀伤效应

E. 补体依赖的细胞毒作用

3. HLA Ⅰ类和Ⅱ类分子所具备的功能包括

A. 诱导移植排斥反应   B. ADCC 效应

C. 参与抗原提呈   D. 参与胸腺 T 细胞分化发育

E. 参与自身免疫耐受的建立

(四)简答题

1. 简述 MHC 基因的遗传特征。

2. 简述 MHC Ⅰ 类和 Ⅱ 类分子的结构特点、分布及主要免疫学功能。

三、测试题答案

(一)名词解释

1. 组织相容性抗原　位于个体细胞表面,代表个体特异性,能够诱导移植术中供者与受者之间移植排斥反应的分子。

2. 主要组织相容性抗原　凡能引起迅速而强烈排斥反应的抗原称为主要组织相容性抗原(MHA)。

3. 主要组织相容性复合体　在哺乳动物,编码主要组织相容性抗原的基因位于同一染色体上,是一组紧密连锁的基因群称为主要组织相容性复合体。

4. 共显性　两条同源染色体上同一 HLA 基因座位上的每一个等位基因均为显性基因,均能编码和表达各自的 HLA 分子。

5. 单体型遗传　一条染色体上 HLA 各基因座位的基因紧密连锁组成的基本遗传单位。

6. 连锁不平衡　在某一群体中,不同座位上某两个等位基因出现在同一条染色体上的频率高于或低于期望频率的现象。

(二)填空题

1. MHC Ⅰ 类基因　　MHC Ⅱ 类基因　　MHC Ⅲ 类基因

2. 高度多态性　　单体型遗传　　连锁不平衡

(三)选择题

【A 型题】

1. A　　2. C　　3. C　　4. D　　5. B　　6. A　　7. A　　8. E　　9. B

10. A

【X 型题】

1. ABCE　　2. CD　　3. ACDE

(四)问答题

1. MHC 的遗传特征。

(1)高度多态性:个体多基因性、群体多态性、共显性。

(2)单体型遗传:即同一条染色体上的 HLA 等位基因在遗传过程中作为一个完整的遗传单位,由亲代传给子代。

(3)连锁不平衡:在某一群体中,不同座位上某两个等位基因出现在同一条染色体上的频率高于或低于期望频率。

2. 简述 MHC Ⅰ 类和 Ⅱ 类分子的结构、分布及主要免疫学功能。

(1)MHC Ⅰ 类分子的结构与分布

结构:①α 链(重链)和 β 链(轻链)通过非共价键连接组成的异二聚体;②α 链胞外区从 N 端起依次由 α1、α2 和 α3 结构域组成,β 链为 β2 微球蛋白(β2m),仅有一个结构域;③α1 和 α2 构成肽结合槽,α3 结构域与 T 细胞表面 CD8 分子相互作用。

分布:广泛分布于体内所有有核细胞表面,包括网织红细胞和血小板。

(2)MHC Ⅱ 类分子的结构与分布

结构:①由 α 链(重链)和 β 链(轻链)通过非共价结合组成的异二聚体;②胞外区由 α1、

α2、β1 和 β2 四个结构域组成;③α1 和 β1 构成抗原肽结合槽,β2 结构域与 T 细胞表面 CD4 分子相互作用。

分布:主要分布于抗原提呈细胞(如树突状细胞、单核-巨噬细胞、B 细胞)和活化的 T 细胞的表面。

(3)MHC 分子的主要免疫功能:①加工和提呈抗原;②参与 T 细胞分化、发育;③作为调节分子参与固有免疫应答。

(石艳春)

第六章 免疫应答

一、重点难点内容

(一)基本概念

免疫应答(immune response)是机体针对抗原刺激的应答过程,即免疫细胞识别、摄取、处理抗原,继而活化、增殖、分化、最终产生免疫效应的过程。根据免疫应答识别的特点、效应机制及免疫应答的获得形式,可分为固有免疫应答和适应性免疫应答。固有免疫应答是长期种系进化过程中逐渐形成,与生俱来的,为非特异性免疫应答;适应性免疫应答又称获得性免疫应答或特异性免疫应答,是由抗原刺激产生,表现为免疫活性细胞对抗原的特异性免疫应答和免疫记忆。初次应答是指病原生物等 TD 抗原初次进入机体诱发的体液免疫应答。再次应答是指初次应答后,机体再次接受相同抗原刺激产生的体液免疫应答。免疫耐受是指机体免疫系统接受某种抗原物质作用后产生的特异性免疫无应答或低应答状态,是一种特殊形式的免疫应答。免疫调节是指免疫应答过程中,机体在基因、分子、细胞和整体等不同水平上,对免疫细胞的发育、活化、增殖、分化及效应产生精密调控,保证免疫应答的适度而有效,以维持机体内环境稳定。

(二)免疫应答的类型

1. 根据免疫活性细胞对抗原异物刺激的反应结果可分为

(1)正免疫应答:通常意义的免疫应答。

(2)负免疫应答:表现为对某特定抗原的特异性无应答状态,即免疫耐受。

2. 根据免疫应答识别的特点、效应机制及免疫应答的获得形式可分为

(1)固有免疫应答:与生俱来的,为非特异性免疫应答。

(2)适应性免疫应答:受抗原刺激产生的,为特异性免疫应答。包括 B 细胞介导的体液免疫应答和 T 细胞介导的细胞免疫应答两类。

(三)适应性免疫应答的过程与特点

1. 适应性免疫应答的过程

(1)感应阶段:APC 处理、提呈抗原供 T/B 细胞识别的阶段。

(2)反应阶段:T/B 细胞活化、增殖、分化为效应性 T 细胞或产生抗体的阶段。

(3)效应阶段:免疫应答产生的效应产物(抗体、细胞因子和效应性 T 细胞)分别发挥体液免疫效应和细胞免疫效应的阶段。

2. 适应性免疫应答的特点 ①特异性;②记忆性;③MHC 限制性。

(四)体液免疫应答

1. CD4$^+$ Th 细胞的双信号活化

(1)第一活化信号:TCR-CD3/CD4 与 APC 上抗原肽-MHCⅡ类分子复合物结合。

(2)第二活化信号：CD28/LFA-1/LFA-2 与 DC 上 B7/ICAM-1/LFA-3 结合(共刺激信号)。

2. B 细胞的双信号活化

(1)第一活化信号：BCR-Igα/Igβ(CD21-CD19-CD81)与 Ag 结合；

(2)第二活化信号：CD40/ICAM-1 等与 CD4$^+$ Th 上的 CD40L/LFA-1 等结合(共刺激信号)。

3. 抗体产生的一般规律　抗体产生分为①潜伏期：指抗原进入体内到相应抗体产生之前的阶段，此期的长短与抗原的性质、抗原进入途径、佐剂类型和机体免疫状态等因素有关，短者几天，长者数周；②对数期：指抗体呈指数生长的阶段；③平台期：指抗体水平相对稳定，既不明显增高，也不明显减少的阶段。抗体量的"倍增时间"取决于抗原剂量和抗原的性质等因素；④下降期：指抗体合成速度小于降解速度，血清中抗体水平逐渐下降的阶段，此期可持续几天或几周。

4. 初次应答与再次应答抗体产生规律的比较

特点	初次应答	再次应答
潜伏期	长，1～2 周	短，2～3 天
抗体类别	以 IgM 类为主	以 IgG 类为主
抗体滴度	低	高
抗体亲和力	低	高
抗体维持时间	短	长

5. 体液免疫的生物学效应

(1)中和作用：抗体可直接中和外毒素或病毒。

(2)激活补体系统：抗原-抗体复合物可激活补体系统，溶解靶细胞。

(3)调理作用：增强吞噬细胞的吞噬与杀伤功能。

(4)参与 ADCC 效应：增强 NK 细胞、Mφ 等细胞对靶细胞的杀伤作用。

(5)参与超敏反应：IgE、IgM、IgG、IgA 等抗体可参与Ⅰ、Ⅱ、Ⅲ型超敏反应。

(6)参与黏膜局部免疫：IgA 可在黏膜局部发挥免疫保护作用。

6. TI 抗原诱导的体液免疫应答

(1)TI-1Ag(如细菌 LPS 和多聚鞭毛等)具有特异性抗原表位和 B 细胞丝裂原两种抗原表位。TI-1Ag 激活 B 细胞需要双信号：①B 细胞表面 BCR 识别结合 TI-1Ag 特异性抗原表位，产生第一活化信号；②B 细胞表面丝裂原受体结合 TI-1Ag 相应的丝裂原，产生第二活化信号激活 B 细胞。

(2)TI-2Ag(如细菌细胞壁和荚膜多糖等)只具有高密度重复排列的相同抗原决定簇，无 B 细胞丝裂原。TI-2Ag 可直接激活 B 细胞：TI-2Ag 上多个相同的抗原决定簇与 B 细胞表面 BCR 广泛交联结合，可诱导 B 细胞活化。

(3)TI-Ag 诱导 B 细胞产生的体液免疫应答的特点包括：①不需要抗原提呈细胞的提呈；②不需要 Th 细胞的辅助；③不产生记忆细胞，无再次应答效应；④只产生 IgM 类别的抗体。

(五)细胞免疫应答

1. 抗原提呈方式

(1)内源性抗原提呈途径:内源性抗原在细胞内被蛋白酶降解为小分子抗原肽,抗原肽与细胞自身的 MHC Ⅰ 类分子结合,形成 pMHC,然后转运至病毒感染细胞或肿瘤细胞(称为靶细胞)表面,供 CD8$^+$T 细胞识别。

(2)外源性抗原提呈途径:APC 摄取外源性抗原后,在细胞内将抗原加工、处理为小分子抗原肽,抗原肽与 APC 自身的 MHC Ⅱ 类分子结合,形成 pMHC,然后转运至 APC 表面供 CD4$^+$ Th 细胞识别。

2. CD4$^+$ Th 细胞的双信号活化及 CD4$^+$ Th1 细胞的形成

(1)第一活化信号:TCR-CD3/CD4 与 APC 上抗原肽-MHC Ⅱ 类分子复合物结合。

(2)第二活化信号:CD28/LFA-1 等与 APC 上 B-7/ICAM-1 等结合(共刺激信号)。

(3)经双信号活化后的 Th0 细胞在 IL-12、IFN-γ 等作用下形成 CD4$^+$ Th1 细胞。

3. CD8$^+$ CTL 细胞的双信号活化及效应性 CD8$^+$ CTL 细胞的形成

(1)第一活化信号:TCR-CD3/CD8 与 APC 上抗原肽-MHC Ⅰ 类分子复合物结合。

(2)第二活化信号:CD28/LFA-1 等与 APC 上 B-7/ICAM-1 等结合(共刺激信号)。

(3)经双信号活化后的 CD8$^+$ CTL 细胞在 IL-12、IFN-γ 等作用下形成效应性 CD8$^+$ CTL 细胞。

4. 效应性 T 细胞的免疫效应 ①CD4$^+$ Th1 细胞主要通过释放多种细胞因子发挥作用;②效应性 CD8$^+$ CTL 细胞主要通过穿孔素途径杀伤靶细胞或经颗粒酶、Fas-FasL、TNF-TNFR 等途径诱导靶细胞凋亡。

5. 细胞免疫应答的生物学效应

(1)抗感染:主要针对胞内寄生病原体,包括某些细菌、病毒、真菌及寄生虫等。

(2)抗肿瘤:细胞免疫应答具有重要的抗肿瘤效应。

(3)免疫损伤作用:参与迟发型超敏反应、移植排斥反应及某些自身免疫病的发生与发展。

(六)免疫耐受

1. 免疫耐受的类型

(1)根据免疫耐受形成的特点和表现,分为天然免疫耐受和获得性免疫耐受。

(2)根据免疫耐受形成的时期和部位,分为中枢免疫耐受及外周免疫耐受。

2. 诱导免疫耐受形成的影响因素

(1)抗原因素:①抗原性状;②抗原剂量;③抗原进入机体的途径。

(2)机体因素:①免疫系统发育程度或年龄;②动物的种属和品系;③机体生理状态。

(七)免疫调节

1. 整体水平调节 是通过①神经、内分泌系统对免疫系统的调节(细胞因子的作用);②免疫系统对神经、内分泌系统的调节(细胞因子的作用);③免疫应答的遗传调控(MHC 表达与调控)。

2. 细胞水平调节 是通过①T 细胞亚群的调节作用:Treg 的调节作用、Th1/Th2 动态平衡等;②B 细胞、DC、Mφ 和 NK 细胞的调节作用:Breg、Dcreg、Mφ 和 NK 等细胞可通过释放抑制性细胞因子发挥调节作用;③免疫细胞的自身调节:免疫应答后期,活化的免疫细胞可通过被动死亡、活化诱导的细胞死亡等途径逐渐被清除。

3. 分子水平调节 是通过①抗体或免疫复合物的调节作用：独特型网络的调节作用、免疫复合物的调节作用等；②补体的免疫调节作用：C3b、C4b 和 iC3b 等有调理作用；③抑制性细胞因子的免疫调节作用：IL-10、TGF-β 等多种抑炎细胞因子；④抑制性受体介导的免疫调节作用：CTLA-4、KIR、FcγRII-B 等胞内段含 ITIM 的受体。

二、测 试 题

(一)名词解释

1. 免疫应答   2. 初次应答   3. 再次应答   4. 免疫耐受

5. 免疫调节

(二)填空题

1. 适应性免疫应答可分为_____和_____两种类型。

2. 适应性免疫应答可分为_____、_____和_____三个阶段。

3. 适应性免疫应答的特点是_____、_____和_____。

4. 体液免疫应答中,抗体的产生可分为_____、_____、_____和_____四个阶段。

(三)选择题

【A 型题】

1. 免疫应答的过程中**不包括**

A. 巨噬细胞对抗原的处理提呈   B. T 细胞在胸腺内分化成熟

C. T/B 细胞的活化增殖和分化   D. 效应细胞和效应分子的产生及作用

E. T/B 细胞对抗原的特异性识别

2. 具有免疫记忆的细胞是

A. 肥大细胞   B. 巨噬细胞   C. 中性粒细胞

D. NK 细胞   E. B 细胞

3. 执行适应性免疫应答的 T/B 细胞具有

A. 特异性抗原识别受体   B. IgG Fc 受体   C. 模式识别受体

D. 补体 C3b 受体   E. 有限多样性抗原识别受体

4. 与体液免疫应答无关的免疫细胞是

A. Th2 细胞   B. 滤泡树突状细胞   C. Th1 细胞

D. 浆细胞   E. B 细胞

5. 初次应答时产生的抗体主要是

A. IgM   B. IgG   C. IgA   D. IgD   E. IgE

6. 再次应答时产生的抗体主要是

A. IgM   B. IgG   C. IgA   D. IgD   E. IgE

7. 再次应答时产生的抗体特点是

A. IgM 抗体显著高于初次应答   B. IgG 抗体显著高于初次应答

C. IgM 和 IgG 抗体都显著高于初次应答   D. 抗体亲和力没有改变

E. 抗体特异性发生改变

8. TI 抗原诱导免疫应答的特点是

A. 产生以 IgG 为主的抗体　　B. 需要巨噬细胞加工处理应答　　C. 可产生免疫记忆

D. 只引起体液免疫应答　　E. 可引起细胞免疫应答

9. 活化 $CD4^+$ Th2 细胞表面对 B 细胞活化第二信号的产生起主要作用的分子是

A. CD28　　　　B. B7　　　　C. CD40L　　　　D. CD40　　　　E. ICAM-1

10. APC 诱导 T 细胞产生活化第二信号最重要的一对分子是

A. TCR 与 CD3　　　　B. CD2 与 LFA-3　　　　C. CD8 与 MHC I 类分子

D. CD4 与 MHC II 类分子　　E. CD28 与 B7

11. T 细胞介导的细胞免疫应答**不需要**

A. 巨噬细胞参与　　　　B. Th 细胞参与　　　　C. CTL 细胞参与

D. NK 细胞参与　　　　E. 树突状细胞参与

12. 机体接受抗原刺激易发生免疫耐受的时期是

A. 胚胎期　　　　B. 幼儿期　　　　C. 青年期　　　　D. 中年期　　　　E. 老年期

13. 免疫耐受性是指

A. 先天性免疫缺陷

B. 因抗原刺激而造成的特异性免疫无反应性

C. 因感染而造成的后天获得性免疫缺陷

D. 应用免疫抑制剂造成对抗原无反应性

E. 机体因外周免疫器官造成的免疫缺陷

【X 型题】

1. 有关初次应答描述正确的是

A. 需要的潜伏期长　　　　B. 抗体浓度低,亲和力低

C. 首先出现 IgG,稍后出现 IgM　　　　D. 抗体维持时间短

E. 有记忆细胞形成

2. 有关再次应答描述正确的是

A. 需要的潜伏期短　　　　B. 抗体浓度高,亲和力较高　　　　C. 抗体维持时间更长

D. 抗体类型以 IgG 为主　　E. 抗体类型以 IgM 为主

3. 体液免疫应答的生物学效应包括

A. 中和作用　　　　B. 激活补体系统　　　　C. 调理作用

D. 参与 ADCC 效应　　　　E. 参与超敏反应

4. 细胞免疫应答的生物学效应包括

A. 抗原提呈　　　　B. 抗感染　　　　C. 抗肿瘤

D. 参与迟发型超敏反应　　　　E. 参与移植排斥反应

(四)简答题

1. 简述 T/B 淋巴细胞的双信号活化。

2. 比较初次应答与再次应答抗体产生的规律与特征。

3. 体液免疫应答的生物学效应。

4. 效应性 T 细胞的免疫效应。

5. 细胞免疫应答的生物学效应。

三、测试题答案

(一)名词解释

1. **免疫应答** 是指机体针对抗原刺激的应答过程,即免疫细胞识别、摄取、处理抗原,继而活化、增殖、分化,最终产生免疫效应的过程。根据免疫应答识别的特点、效应机制及免疫应答的获得形式,可分为固有免疫应答和适应性免疫应答。

2. **初次应答** 指病原生物等 TD 抗原初次进入机体诱发的体液免疫应答。

3. **再次应答** 指初次应答后,机体再次接受相同抗原刺激产生的体液免疫应答。

4. **免疫耐受** 是指机体免疫系统接受某种抗原物质作用后产生的特异性免疫无应答或低应答状态,是一种特殊形式的免疫应答。

5. **免疫调节** 是指免疫应答过程中,机体在基因、分子、细胞和整体等不同水平上,对免疫细胞的发育、活化、增殖、分化及效应产生精密调控,保证免疫应答的适度而有效,以维持机体内环境稳定。

(二)填空题

1. 体液免疫应答 　　细胞免疫应答

2. 感应阶段(抗原识别阶段) 　　反应阶段(活化增殖与分化阶段) 　　效应阶段

3. 特异性 　　记忆性 　　MHC 限制性

4. 潜伏期 　　对数期 　　平台期 　　下降期

(三)选择题

【A 型题】

1. B　　　2. E　　　3. A　　　4. C　　　5. A　　　6. B　　　7. B　　　8. D　　　9. C

10. E　　　11. D　　12. A　　13. B

【X 型题】

1. ABDE　　2. ABCD　　3. ABCDE　　4. BCDE

(四)问答题

1. T/B 淋巴细胞的双信号活化

(1)T 细胞的双信号活化:①第一活化信号:TCR-CD3/CD4 或 TCR-CD3/CD8 与 APC 上抗原肽-MHC Ⅱ 类分子或抗原肽-MHC Ⅰ 类分子复合物结合;②第二活化信号:CD28/LFA-1/LFA-2 等与 APC 或靶细胞上 B7/ICAM-1/LFA-3 等结合(共刺激信号)。

(2)B 细胞的双信号活化:①第一活化信号:BCR-Igα/Igβ(CD21-CD19-CD81)与 Ag 结合;②第二活化信号:CD40/ICAM-1 等与 $CD4^+$ Th 上的 CD40L/LFA-1 等结合(共刺激信号)。

2. 初次应答与再次应答抗体产生的规律与特征比较如下表。

特点	初次应答	再次应答
潜伏期	长,1~2 周	短,2~3 天
抗体类别	以 IgM 类为主	以 IgG 类为主
抗体滴度	低	高
抗体亲和力	低	高
抗体维持时间	短	长

3. 体液免疫应答的生物学效应

(1)中和作用:抗体可直接中和外毒素或病毒;

(2)激活补体系统:抗体-抗原复合物可激活补体系统,溶解靶细胞;

(3)调理作用:增强吞噬细胞的吞噬与杀伤功能;

(4)参与 ADCC 效应:增强 NK 细胞、Mφ 等细胞对靶细胞的杀伤作用;

(5)参与超敏反应:IgE、IgM、IgG、IgA 等抗体可参与Ⅰ、Ⅱ、Ⅲ型超敏反应;

(6)参与黏膜局部免疫:IgA 可在黏膜局部发挥免疫保护作用。

4. 效应性 T 细胞的免疫效应

(1)CD4$^+$Th1 细胞主要通过释放多种细胞因子发挥作用。

(2)效应性 CD8$^+$CTL 细胞主要通过穿孔素途径杀伤靶细胞或经颗粒酶、Fas-FasL、TNF-TNFR 等途径诱导靶细胞凋亡。

5. 细胞免疫应答的生物学效应

(1)抗感染:主要针对胞内寄生病原体,包括某些细菌、病毒、真菌及寄生虫等。

(2)抗肿瘤:细胞免疫应答具有重要的抗肿瘤效应。

(3)免疫损伤作用:参与迟发型超敏反应、移植排斥反应及某些自身免疫病的发生与发展。

(石艳春)

第七章 免疫与临床

一、重点难点内容

(一)抗感染免疫

抗感染免疫是机体抵抗病原生物及其有害产物,以维持生理稳定的功能,包括非特异性抗感染免疫和特异性抗感染免疫。

1. 非特异性抗感染免疫

(1)概念:非特异性免疫是机体在长期的种系发育和生物进化过程中逐渐形成的一种天然防御功能。

(2)特点:①生来就有,并可以遗传,故又称为先天性免疫;②作用无特异性。

机体的非特异性免疫由屏障结构、吞噬细胞的吞噬作用及体液中的杀菌物质组成。

2. 特异性抗感染免疫

(1)概念:特异性免疫是指机体出生后,在生活过程中与病原生物及其代谢产物等抗原物质接触后产生或接受免疫效应分子后获得的免疫。

(2)特点:①后天获得;②有明显的特异性,只对相应的病原生物感染有防御作用。因此,特异性免疫又称后天性免疫或获得性免疫。

(二)超敏反应

超敏反应是指机体再次接受相同抗原刺激时所发生的一种以生理功能紊乱或组织细胞损伤为主的病理性免疫应答,亦称变态反应。可分为Ⅰ、Ⅱ、Ⅲ、Ⅳ型。

1. Ⅰ型超敏反应

(1)特点:①发生快,但消退也快;②具有明显的个体差异和遗传倾向性;③主要由特异性抗体IgE介导;④以生理功能紊乱为主,一般不发生组织细胞损伤。

(2)发生机制:分为三个阶段:①致敏阶段:变应原→机体→IgE→与肥大细胞、嗜碱性粒细胞表面FcR结合;②发敏阶段:相同变应原再次进入机体→与肥大细胞、嗜碱性粒细胞表面IgE结合→介质释放;③效应阶段:活性介质作用于靶器官,发挥生物学效应。

(3)常见变应原主要有:①吸入性变应原:植物花粉、真菌孢子、粉尘、螨、羽毛等;②食入性变应原:蛋、奶、鱼、虾、蟹、贝等;③其他:药物、异种动物血清、塑料、化纤、昆虫及其毒液等。

(4)活性介质:①组胺、激肽原酶、嗜酸性粒细胞趋化因子(ECF-A);②前列腺素、白三烯、血小板活化因子、细胞因子等。

(5)临床常见疾病

1)过敏性休克:①药物过敏性休克(青霉素);②血清过敏性休克(破伤风抗毒素、白喉抗毒素)。

2)呼吸道过敏反应——过敏性哮喘:变应原为花粉、真菌、尘螨、动物皮毛。

3)胃肠道过敏反应——食物过敏症:变应原为鸡蛋、鱼、虾等。

4)皮肤过敏反应:①荨麻疹;②血管性水肿。

(6)防治原则

1)确定变应原:询问过敏史、皮肤试验。

2)切断或干扰中间环节,终止发病或减轻过敏症状:①特异性脱敏疗法(异种免疫血清、特异性变应原)。②药物治疗:抑制活性介质合成与释放(阿司匹林、色苷酸钠);拮抗活性介质作用(苯海拉明、赛庚定、阿司匹林);改善效应器官反应性(肾上腺素、葡萄糖酸钙)。

2. Ⅱ型超敏反应

(1)特点:①靶细胞主要是血细胞和某些自身组织细胞;②抗体主要为 IgG 或 IgM;③补体、巨噬细胞和 NK 细胞参与反应,使靶细胞破坏。

(2)发生机制

1)变应原:同种异型抗原:ABO 血型抗原、HLA 抗原;异嗜性抗原、自身抗原、外来抗原或半抗原。

2)抗体:IgG、IgM。

3)抗体介导靶细胞破坏的机制:是借助激活补体溶解靶细胞、促进吞噬细胞吞噬、ADCC 作用。

(3)临床常见疾病

1)输血反应。

2)新生儿溶血症:母胎 Rh 血型不符或母胎 ABO 血型不符。

3)免疫性血细胞减少症:半抗原型或自身抗原改变型。

4)抗基底膜肾小球肾炎和风湿性心肌炎。

5)肺-肾综合征(Goodpasture 综合征)。

6)甲状腺功能亢进(Graves 病)。

3. Ⅲ型超敏反应

(1)Ⅲ型超敏反应的特点:①可溶性抗原与抗体形成中等大小的免疫复合物,是引起Ⅲ型超敏反应的关键;②抗体以 IgG、IgM 为主;③补体参与反应。

(2)Ⅲ型超敏反应发生机制:内源性抗原或外源性抗原(病原微生物、异种血清、药物与组织蛋白结合的全抗原等)诱导机体产生 IgG、IgM、IgA 抗体,并形成免疫复合物,中等大小复合物沉积至毛细血管借助补体发挥一系列免疫效应。

(3)临床常见疾病

1)局部免疫复合物病:如 Arthus 反应。

2)全身免疫复合物病:如血清病、急性免疫复合物型肾小球肾炎、类风湿关节炎和风湿热、结节性动脉炎、系统性红斑狼疮和免疫复合物型血细胞减少症。

4. Ⅳ型超敏反应

(1)Ⅳ型超敏反应的特点:①反应迟缓,再次接触变应原后 24~72 小时发生;②由 T 细胞介导;③病变特征是单个核细胞浸润和组织损伤为主的炎症反应。

(2)Ⅳ型超敏反应发生机制:抗原致敏:由病毒、胞内寄生菌、寄生虫、真菌等抗原刺激 T 细胞产生致敏 T 细胞,从而介导的细胞毒作用和炎症损伤。

(3)临床常见疾病:①传染性变态反应:胞内病原体、胞内寄生菌、病毒、寄生虫、真菌;

②肺结核;③接触性皮炎:油漆、染料、化妆品、农药、药物;④DTH 参与的其他疾病:移植排斥反应等。

二、测 试 题

(一)名词解释

1. 超敏反应　　　　　2. Arthus 反应　　　　　3. 传染性超敏反应

(二)填空题

1. 超敏反应可分为_____、_____、_____、_____四种类型;

2. 常见Ⅰ型超敏反应性疾病有_____、_____、_____和_____;

3. 常见Ⅱ型超敏反应性疾病有_____、_____、_____和_____;

4. 常见Ⅲ型超敏反应性疾病有_____、_____、_____和_____;

5. 常见Ⅳ型超敏反应性疾病有_____、_____和_____;

6. 发生快、消失也快的是_____型超敏反应,发生速度最慢的是_____型超敏反应,具有明显个体差异性的是_____型超敏反应。

(三)选择题

【A 型题】

1. 不能引起Ⅰ型超敏反应的抗原是

A. 花粉　　　　　　　B. 螨　　　　　　　C. 真菌

D. 青霉素　　　　　　E. 同种异型抗原

2. 当病人需注射抗毒素,而又对其过敏时,可采取的治疗措施是

A. 减敏疗法

B. 脱敏疗法

C. 先服用抗过敏药物,再注射抗毒素

D. 同时注射类毒素和足量抗毒素

E. 先小量注射类毒素,再大剂量注射抗毒素

3. 下列各项中属于Ⅰ型超敏反应性疾病的是

A. 过敏性休克　　　　B. 系统性红斑狼疮　　　C. 传染性超敏反应

D. 新生儿溶血症　　　E. 类风湿性关节炎

4. **不属于**Ⅲ型超敏反应的疾病是

A. 过敏性休克　　　　B. 系统性红斑狼疮　　　C. 血清病

D. 免疫复合物性肾小球肾炎　　　E. 类风湿性关节炎

5. 属于Ⅱ型超敏反应的疾病是

A. 过敏性休克　　　　　　　　B. Arthus 反应

C. 血清病　　　　　　　　　　D. 免疫复合物性肾小球肾炎

E. Grave 病

6. 属于第Ⅳ型超敏反应性疾病的是

A. 新生儿溶血症　　　　B. 支气管哮喘　　　　C. 血清病

C. 接触性皮炎　　　　　E. 青霉素过敏性休克

7. 与类风湿因子结合的物质是

A. 自身 IgG 分子　　　　B. 自身 IgM 分子　　　　C. 自身变性 IgE 分子

D. 自身变性的 IgG 分子　　E. 自身变性的 IgM 分子

8. Ⅰ型超敏反应中发挥重要作用的抗体类型是

A. IgG　　　　B. IgM　　　　C. IgA　　　　D. IgE　　　　E. IgD

9. 与Ⅱ型超敏反应无关的成分是

A. 巨噬细胞　　　　　B. 肥大细胞　　　　　C. 补体

D. NK 细胞　　　　　E. 吞噬细胞

10. 下列疾病的发生与抗体或补体无关的是

A. 过敏性休克　　　　B. Arthus 反应　　　　C. 支气管哮喘

D. 血清病　　　　　　E. 传染性超敏反应

【X 型题】

1. 支气管哮喘

A. 具有个体差异

B. 病人可出现 Arthus 反应

C. 巨噬细胞、NK 细胞也参与反应

D. 可出现单核细胞浸润性炎症

E. 肥大细胞和嗜碱性粒细胞参与反应

2. 补体可参与的超敏反应性疾病是

A. 急性肾小球肾炎　　　B. 新生儿溶血症　　　C. 过敏性休克

D. 输血溶血反应　　　　E. 血清过敏性休克

3. IgE

A. 参与Ⅰ型超敏反应

B. 分子量最大的 Ig

C. 与组胺释放有关

D. 是肥大细胞产生的重要免疫球蛋白

E. 与嗜碱性粒细胞有高度的亲和力

4. 下列各项中,属于Ⅱ型超敏反应性疾病的是

A. 输血溶血反应　　　　B. 血清过敏性休克　　　C. 新生儿溶血症

D. Graves 病　　　　　E. 肺肾综合征

5. Ⅱ型超敏反应的损伤机制是

A. 通过经典途径激活补体

B. ADCC 作用

C. 通过替代途径激活补体

D. 激活吞噬细胞

E. 补体激活后形成的膜攻击复合物使靶细胞发生溶解

6. 与Ⅰ型超敏反应发生发展有关的细胞是

A. 嗜酸性粒细胞　　　　B. 肥大细胞　　　　C. NK 细胞

D. 嗜碱性粒细胞　　　　E. LAK 细胞

7. 可引起组织损伤的超敏反应性疾病是

A. 过敏性鼻炎　　　　B. 接触性皮炎　　　　C. 肾小球肾炎

D. 输血溶血反应　　　E. 过敏性休克

8. 超敏反应

A. 为异常的免疫应答

B. 一般有个体差异

C. 分为四型

D. 引起的 Ag 或半 Ag 称变应原

E. Ⅳ型超敏反应由细胞免疫过度引起

41

9. 抗体参与的超敏反应有

A. Ⅰ型超敏反应　　　　　B. Ⅱ型超敏反应　　　　　C. Ⅲ型超敏反应

D. Ⅳ型超敏反应　　　　　E. A+D

10. 下列疾病中,一般无个体差异的有

A. 接触性皮炎　　　　　　　　　B. 异体器官移植排斥反应

C. 过敏性休克　　　　　　　　　D. 传染性超敏反应

E. 消化道过敏反应

(四)简答题

1. 以青霉素引起的超敏反应为例,解释超敏反应发生的机制。

2. 比较Ⅰ、Ⅱ、Ⅲ、Ⅳ型超敏反应的特点。

三、测试题答案

(一)名词解释

1. 超敏反应是指机体再次接受相同抗原刺激时所发生的一种以生理功能紊乱或组织细胞损伤为主的病理性免疫应答,亦称变态反应。

2. Arthus和Breton两人在给家兔反复皮下注射正常马血清5~6次后,发现家兔皮肤出现质硬、肿胀甚至坏死。此现象称为Arthus反应。

3. 胞内寄生菌(结核分枝杆菌、伤寒沙门菌等)、病毒、真菌及寄生虫等在感染过程中引起的Ⅳ型超敏反应称传染性超敏反应。

(二)填空题

1. Ⅰ型(速发型)　Ⅱ型(细胞型/细胞溶解型)　Ⅲ型(免疫复合物型)　Ⅳ型(迟发型)

2. 过敏性休克　过敏性哮喘/过敏性鼻炎　过敏性胃肠炎　急性荨麻疹

3. 输血反应　新生儿溶血　药物过敏性血细胞减少症　甲亢

4. Arthus反应　链球菌感染后肾小球肾炎　类风湿性关节炎　系统性红斑狼疮

5. 传染性超敏反应　接触性皮炎　移植排斥反应

6. Ⅰ型　Ⅳ型　Ⅰ型

(三)选择题

【A型题】

1. E　　2. B　　3. A　　4. A　　5. E　　6. C　　7. D　　8. D　　9. B

10. E

【X型题】

1. AE　　2. ABD　　3. ACE　　4. ACDE　　5. ABDE　　6. ABD　　7. BCD

8. ABCDE　　9. ABC　　10. ABD

(四)问答题

1. 青霉素本身没有免疫原性,主要是作为一种半抗原,进入机体后降解为青霉噻唑、青霉烯酸,青霉噻唑、青霉烯酸可以和机体内的组织蛋白、多肽等结合形成一种新的物质:青霉噻唑蛋白。青霉噻唑蛋白就可以作为一种完全抗原,刺激机体产生特异性的抗体IgE,IgE具有亲细胞的特性,可以和机体的肥大细胞、嗜碱性粒细胞特异性的结合,形成致敏过程。过敏体质的病人再次接触青霉素时,青霉素就可以与肥大细胞、嗜碱性粒细胞表面的IgE特异性的结合,形成的抗原抗体复合物可以使体内的肥大细胞、嗜碱性粒细胞释放一系列的活性物质,主要有组织胺、慢反应物质、缓激肽等。这些活性物质作用于机体就可以引起:①平滑肌收缩;②毛细血管通透性增加;③血管扩张。引发病人青霉素过敏性反应出现的一系列的症状和体征。

2. 见教材表 7-1 各型超敏反应的特点比较。

（曹元应）

第八章 细菌的形态与结构

一、重点难点内容

(一)细菌的大小和形态

细菌是一类具有细胞壁的单细胞原核细胞型微生物,个体微小,以微米作为测量单位,球菌的直径约 $1.0\mu m$,中等大小的杆菌长 $2\sim3\mu m$,宽 $0.3\sim0.5\mu m$。细菌有三种基本形态:球形、杆形和螺形,由此将细菌分为球菌、杆菌和螺形菌三大类。球菌根据不同的分裂及排列方式可分为双球菌、链球菌、葡萄球菌、四联球菌和八叠球菌。杆菌形态各不相同,有球杆菌、链杆菌、分枝杆菌和棒状杆菌等。螺形菌分为弧菌和螺菌。

(二)细菌的结构

细菌的结构包括基本结构和特殊结构。

1. 细菌的基本结构包括细胞壁、细胞膜、细胞质和核质。细胞壁的主要成分是肽聚糖,又称为黏肽,其结构为:N-乙酰胞壁酸和N-乙酰葡萄糖胺交替排列,经 β-1,4 糖苷键连接成聚糖骨架,每个胞壁酸分子上连接一个四肽侧链。G^+ 菌四肽侧链之间由五肽交联桥连接,构成三维立体结构。G^- 菌四肽侧链之间直接连接,构成二维平面结构。G^+ 菌细胞壁主要由黏肽和穿插于其内的磷壁酸组成。G^- 菌细胞壁黏肽层薄,在黏肽层外面有脂蛋白、脂质双层、脂多糖构成的外膜。G^+ 菌一般对溶菌酶和青霉素敏感,而 G^- 菌则不敏感,与它们细胞壁的结构不同有关。细菌细胞质中含有核蛋白体、质粒、中介体等。质粒是细菌染色体以外的遗传物质,为环状闭合的双股 DNA 分子,带有遗传信息,控制细菌某些特定的遗传性状,能自行复制。医学上重要的质粒有 F 质粒、R 质粒和 Col 质粒。

2. 细菌的特殊结构是指某些细菌特有的结构,包括荚膜、鞭毛、菌毛和芽胞。荚膜是某些细菌合成并分泌到细胞壁外的一层黏液性物质,大多数细菌的荚膜是由多糖组成,少数为多肽。一般在动物体内和营养丰富的培养基中才能形成荚膜。荚膜具有抗吞噬作用、黏附作用和免疫原性。故荚膜能增强细菌的侵袭力,与致病性有关,还可作为细菌鉴别和分型的依据。鞭毛是附着在某些细菌细胞膜并游离于细胞外呈波状弯曲的丝状物,是细菌的运动器官。鞭毛的化学成分主要是蛋白质,具有免疫原性,可鉴别细菌和进行细菌的分型,有些细菌的鞭毛还与致病性有关。菌毛是位于菌体外的一种比鞭毛更细、更短而且直硬的丝状物,分为普通菌毛和性菌毛两种。普通菌毛可达数百根,具有很强的黏附性,与细菌的致病性有关。性菌毛只有 $1\sim4$ 根,可传递质粒。芽胞是某些细菌在一定条件下,细胞质脱水浓缩,在菌体内形成的圆形或椭圆形的小体,是细菌的一种休眠状态,不是细菌的繁殖方式;当环境条件适宜时,芽胞可发芽形成新的细菌繁殖体。芽胞对热力、干燥、辐射和化学消毒剂等理化因素有很强的抵抗力,杀灭芽胞最可靠的方法是高压蒸汽灭菌。进行消毒灭菌时,以杀灭芽胞为标准。

(三)细菌的形态检查方法

细菌的形态检查包括不染色标本的检查和染色标本的检查。最重要最常用的检查方法是革兰染色法,细菌标本经涂片固定后先用碱性染料结晶紫初染,再加碘液媒染,然后用95%乙醇脱色,最后用稀释的复红复染。染色后,G^+ 菌呈紫色,G^- 菌呈红色。革兰染色法对于鉴别细菌、指导临床用药及分析判断细菌的致病性有着重要的意义。

二、测　试　题

(一)名词解释

1. peptidoglycan
2. lipopolysaccharide(LPS)
3. bacterial L form
4. mesosome
5. ribosome
6. plasmid
7. metachromatic granule
8. nuclear material
9. capsule
10. flagellum
11. pilus
12. Endospore

(二)填空题

1. 细菌按外形不同分为_____、_____和_____三大类。
2. 测量细菌的大小可用测微尺在_____下进行测量,一般以_____为测量单位。
3. 菌体只有一个弯曲的螺形菌称为_____;有数个弯曲的称为_____。
4. 革兰阴性菌的肽聚糖由_____和_____两部分组成。
5. 细菌聚糖骨架由_____和_____交替排列,经_____连接组成。
6. 细菌脂多糖中的特异多糖缺乏,可使细菌从_____型变为_____。
7. 细菌的特殊结构有_____、_____、_____和_____。
8. 鞭毛菌可分为_____、_____、_____和_____四类。
9. 性菌毛由一种称为_____的质粒编码,带有性菌毛的细菌称为_____。
10. 目前使用的电子显微镜有_____和_____两类。

(三)选择题

【A 型题】

1. 革兰阳性菌与革兰阴性菌共有的细胞壁组分是

A. 磷壁酸　　　B. 外膜组分　　　C. 肽聚糖　　　D. A 蛋白　　　E. M 蛋白

2. 革兰阳性菌细胞壁具有的特殊组分是

A. 肽聚糖　　　B. 磷壁酸　　　C. 脂蛋白　　　D. 脂质双层　　　E. 脂多糖

3. 革兰阳性菌细胞壁成分组成的特点之一是

A. 含脂蛋白　　　　　　B. 含脂多糖　　　　　　C. 无壁磷壁酸

D. 无膜磷壁酸　　　　　E. 肽聚糖含量多

4. 内毒素存在于细菌的

A. 肽聚糖层　　　B. 外膜　　　C. 细胞膜　　　D. 细胞质　　　E. 荚膜

5. 溶菌酶溶菌作用的机制是

A. 抑制细菌转肽酶　　　　　　　　B. 裂解肽聚糖的 β-1,4 糖苷键

C. 破坏细菌细胞膜　　　　　　　　D. 与细菌核糖体结合

E. 裂解细菌核质

6. 青霉素抗菌作用的机制是

A. 抑制肽聚糖中的四肽侧链与五肽桥的连接

B. 裂解肽聚糖的 β-1,4 糖苷键

C. 破坏细菌细胞膜

D. 干扰细菌蛋白质的合成

E. 抑制细菌核酸的代谢

7. 关于细菌 L 型的描述, **错误**的是

A. 形态多样   B. 大多为革兰染色阴性

C. 在低渗透压环境中可存活   D. 去除诱发因素后可恢复为原菌

E. 仍具有一定的致病力

8. 细菌细胞膜**不具备**

A. 物质转运功能   B. 生物合成作用   C. 呼吸作用

D. 分泌作用   E. 维持细菌外形功能

9. 细菌染色体外的遗传物质是

A. 核糖体   B. 多聚核糖体   C. 异染颗粒   D. 中介体   E. 质粒

10. 有关荚膜的描述, **错误**的是

A. 不是所有细菌均具有   B. 大多数细菌荚膜的化学成分为多糖

C. 失去荚膜细菌则死亡   D. 荚膜多糖可用于细菌分型

E. 具有抵抗吞噬作用

11. 与侵袭力有关的细菌结构是

A. 芽胞   B. 荚膜   C. 中介体   D. 异染颗粒   E. 核糖体

12. 普通菌毛是细菌的

A. 运动器官   B. 黏附结构

C. 传递遗传物质的结构   D. 参与营养物质转运的结构

E. 噬菌体吸附于菌细胞的受体

13. 有关芽胞的描述, 正确的是

A. 革兰阳性菌与革兰阴性菌均可产生   B. 是细菌的繁殖方式之一

C. 一般只在动物体内才能形成   D. 只能在有氧环境中才能形成

E. 保存细菌的全部生命所必需的物质

14. 杀灭芽胞最可靠的方法是

A. 100℃煮沸 5 分钟   B. 高压蒸汽灭菌法

C. 紫外线照射   D. 干燥法

E. 用 70% 的乙醇处理

15. 与芽胞耐热性最有关的物质是

A. 芽胞外衣   B. 芽胞壳

C. 芽胞外膜   D. 芽胞壁

E. 芽胞核心和皮质中的吡啶二羧酸

16. 与细菌的革兰染色性密切相关的细菌结构是

A. 细胞壁   B. 细胞膜   C. 细胞质   D. 核质   E. 微荚膜

【X 型题】

1. 革兰阳性菌细胞壁肽聚糖的组成成分包括

A. 聚糖骨架　　　　　　B. 脂质双层　　　　　C. 磷壁酸

D. 四肽侧链　　　　　　E. 五肽交联桥

2. 革兰阴性菌细胞壁的外膜组分包括

A. 肽聚糖　　B. 磷壁酸　　C. 脂蛋白　　D. 脂质双层　　E. 脂多糖

3. 细菌细胞壁具有的功能包括

A. 维持菌体固有形态　　　　　　　B. 能使细菌抵抗低渗环境

C. 参与菌体内外的物质交换　　　　D. 抵抗吞噬细胞的吞噬

E. 诱导机体产生免疫应答

4. 有关质粒的描述,正确的是

A. 存在于细菌的染色体上　　　　　B. 为环状双链 DNA

C. 能独立自行复制　　　　　　　　D. 是细菌生长必须具备的物质

E. 能控制细菌的某些遗传性状

5. 细菌荚膜具有的功能包括

A. 维持细菌形态　　　B. 抵抗低渗环境　　　C. 黏附作用

D. 抗吞噬　　　　　　E. 抵抗有害物质的损害

6. 有关细菌鞭毛的描述,正确的是

A. 是细菌的运动器官　　　　　　　B. 具有抗原性

C. 具有黏附功能　　　　　　　　　D. 具有抵抗吞噬作用

E. 霍乱弧菌的鞭毛与其致病性有关

7. 有关性菌毛的描述,正确的是

A. 革兰阳性菌和革兰阴性菌均具有性菌毛

B. 由质粒编码

C. 参与细菌间遗传物质的传递

D. 为细菌的黏附结构之一

E. 某些噬菌体吸附于菌细胞的受体

(四)问答题

1. 请比较革兰阳性菌与革兰阴性菌细胞壁结构的主要不同点。

2. 简述细菌脂多糖的组成及其作用。

3. 简述细菌 L 型的形成、生物学特点及其致病性。

4. 简述细菌芽胞的形成及功能。

5. 简述革兰染色的方法和应用意义。

三、测试题答案

(一)名词解释

1. 肽聚糖又称黏肽、糖肽或胞壁质,为原核细胞型微生物所特有,是细菌细胞壁的主要成分。革兰阳性菌与革兰阴性菌肽聚糖的组成有所不同。

2. 脂多糖是革兰阴性菌细胞壁外膜的脂质双层向细胞外伸出的结构,由脂质 A、核心多糖和特异多糖组成。脂多糖就是细菌的内毒素。

3. 细菌 L 型亦称为细菌细胞壁缺陷型,是因细菌细胞壁的肽聚糖结构受理化或生物因素破坏或合成被抑制所致。此种细菌在普通环境下会胀裂死亡,但在高渗环境下仍可存活。

4. 中介体为细菌部分细胞膜内陷、折叠、卷曲形成的囊状物,多见于革兰阳性菌。其功能与真核细胞线粒体的功能相似。

5. 核糖体游离存在于细菌胞质中,是细菌合成蛋白质的场所。其沉降系数为 70S,由 50S 和 30S 两个亚基组成。

6. 质粒是存在于细菌细胞质中的染色体以外的遗传物质,为闭合环状的双链 DNA,控制细菌某些特定的遗传性状(如耐药性、毒力等)。

7. 异染颗粒是存在于某些细菌中的一种胞质颗粒,含 RNA 和多偏磷酸盐、嗜碱性强、亚甲蓝染色呈紫色。如常见于白喉棒状杆菌,有助于细菌鉴定。

8. 核质是细菌的遗传物质,为单一密闭环状 DNA 分子反复回旋卷曲盘绕组成的网状结构,多位于菌体中央,其功能与真核细胞的染色体相似。

9. 荚膜是某些细菌细胞壁外包绕着的一层黏性物质,多数细菌荚膜的成分是多糖,少数细菌是多肽。荚膜具有抗吞噬、黏附及抗有害物质损伤的作用。

10. 鞭毛是某些细菌由细胞膜上长出的、游离于菌胞外的、细长呈波状弯曲的蛋白质丝状物,为细菌的运动器官。

11. 菌毛是存在于许多革兰阴性菌及少数革兰阳性菌菌体表面的一种比鞭毛更细、更短且直硬的丝状物。分为普通菌毛和性菌毛两类,前者与细菌黏附有关,后者主要与细菌间遗传物质的传递有关。

12. 内芽胞简称芽胞,是某些细菌在一定的环境条件下,在菌体内部形成的圆形或卵圆形的小体,为细菌的休眠形式。

(二)填空题

1. 球菌　　杆菌　　螺形菌

2. 显微镜　　（μm）

3. 弧菌　　螺菌

4. 聚糖骨架　　四肽侧链

5. N-乙酰葡糖胺　　N-乙酰胞壁酸　　β-1,4 糖苷键

6. 光滑(S)　　粗糙(R)

7. 荚膜　　鞭毛　　菌毛　　芽胞

8. 单毛菌　　双毛菌　　丛毛菌　　周毛菌

9. 致育因子　　F^+ 菌(雄性菌)

10. 透射电子显微镜　　扫描电子显微镜

(三)选择题

【A 型题】

　1. C　　　2. B　　　3. E　　　4. B　　　5. B　　　6. A　　　7. C　　　8. E　　　9. E

10. C　　11. B　　12. B　　13. E　　14. B　　15. E　　16. A

【X 型题】

1. ADE　　2. CDE　　3. ABCE　　4. BCE　　5. CDE　　6. ABE　　7. BCE

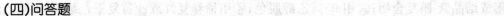

(四)问答题

1. 详见下表。

革兰阳性菌与革兰阴性菌细胞壁结构的比较

	革兰阳性菌	革兰阴性菌
厚度	较厚(20～80nm)	较薄(10～15nm)
强度	较高	较差
肽聚糖组成	聚糖骨架,四肽侧链,五肽交联桥聚糖骨架	
肽聚糖结构类型	三维立体	二维平面
肽聚糖层数	可达50层	仅1～2层
肽聚糖含量	占细胞壁干重的50%～80%	占细胞壁干重5%～20%
磷壁酸	有	无
外膜	无	有

2. 脂多糖是革兰阴性菌细胞壁外膜的组成部分之一,由脂质A、核心多糖和特异多糖三部分组成,即革兰阴性菌的内毒素。其中的脂质A是内毒素的毒性和生物学活性的主要组分,没有种属特异性。因此,不同种属的革兰阴性菌产生的内毒素的毒性作用相似。核心多糖位于脂质A的外层,具有属特异性,即同一属细菌的核心多糖相同。特异多糖为脂多糖的最外层,即革兰阴性菌的菌体抗原(O抗原),具有种特异性,如其缺失可使细菌从光滑型变为粗糙型。

3. 当细菌细胞壁的肽聚糖结构受到理化或生物因素的破坏或合成被抑制时,可使细菌部分或全部失去细胞壁,形成细胞壁缺陷型细菌,称为细菌L型。细菌L型呈高度多形性。无论其原是革兰阳性菌还是革兰阴性菌,一般均呈阴性。细菌L型培养困难,必须在高渗透压环境下才能生长,并且生长缓慢,大多形成荷包蛋样细小菌落。当去除诱发因素后,有些可回复为原菌。细菌L型仍有致病力,但较原菌弱,常引起慢性感染,如尿路感染、脊髓炎、心内膜炎等,对作用于细胞壁的抗菌药物具有耐药性。

4. 芽胞是某些细菌在一定的环境条件下,于菌体内形成的一个圆形或卵圆形的小体。

(1)芽胞的形成:细菌形成芽胞的能力是由芽胞基因所决定的。细菌一般只在动物体外才能形成芽胞,其形成条件因菌种不同而异,如炭疽杆菌在有氧条件下形成,而破伤风梭菌则需在缺氧条件下才能形成。芽胞能保存细菌的全部生命必需物质。芽胞形成后,菌体即成为空壳,有些芽胞可与菌体脱离。当某些因素破坏了芽胞壳,并在有水分和营养的条件下,芽胞可发芽,形成新的菌体。因一个细菌只形成一个芽胞,一个芽胞也只能生成一个菌体,因而芽胞不是细菌的繁殖方式,而只是细菌的休眠形式。

(2)芽胞的功能:芽胞对热力、干燥、辐射和化学消毒剂等理化因素均有强大的抵抗力,如芽胞可耐受100℃沸水2小时以上,由此使芽胞成为某些外源性感染的重要来源。芽胞并不直接引起疾病,仅当发芽成为繁殖体迅速繁殖后才能致病。

5. 革兰染色是最常用的细菌分类鉴别染色法。

(1)方法:①标本固定后,用碱性染料结晶紫进行初染;②加碘液媒染,使之在菌体内形成结晶紫-碘复合物；③用 95％乙醇脱色；④用稀释复红或沙黄复染。结果：不被乙醇脱色仍保留紫色的细菌称为革兰阳性菌；被乙醇脱色而被复染成红色的细菌称为革兰阴性菌。

（2）应用意义：革兰染色对于细菌的鉴别、抗菌药物的选择，以及研究不同类细菌的致病性等，都具有重要的实际意义。

（刘荣臻）

第九章 | 细菌的生长繁殖与培养

一、重点难点内容

(一)细菌的营养

细菌生长繁殖必需的营养成分包括水、碳源、氮源、无机盐、生长因子等。

(二)细菌的生长繁殖

1. 细菌生长繁殖的必需条件　充足的营养物质;合适的酸碱度(大多数病原菌最适的pH 为 7.2~7.6);最适生长温度是 37℃;需要二氧化碳和氧气。根据细菌对氧气需要的不同,据此可将细菌分为专性需氧菌、微需氧菌、兼性厌氧菌、专性厌氧菌。

2. 细菌生长繁殖的方式和速度　细菌以二分裂方式繁殖,多数细菌 20~30 分钟繁殖一代,根据细菌的生长曲线,细菌群体的生长繁殖可分为四期:①迟缓期:为最初培养的 1~4 小时内,是细菌进入新环境的适应时期。②对数期:一般在培养后的 8~18 小时。此期细菌生长迅速,活菌数以恒定的几何级数增长,生长曲线图上细菌数的对数呈直线上升,达到顶峰状态。此期细菌的形态、染色性、生理活性等都较典型,因此,研究细菌的生物学性状应选用该期的细菌。③稳定期:此期细菌繁殖速度渐减,死亡数逐渐增加,细菌可出现多种形态与生理性状的改变。芽胞、细菌的一些代谢产物如外毒素、抗生素等也多在此期内产生。④衰亡期:细菌的繁殖速度从减慢至停止,死菌数超过活菌数。

(三)细菌的代谢产物及意义

1. 分解代谢产物及生化反应　通过生化实验的方法检测细菌对各种基质的分解能力及代谢产物,从而鉴别细菌的反应,称为细菌的生化反应。常见的生化反应有:糖发酵实验、VP 实验、甲基红实验、枸橼酸盐利用实验、吲哚实验、硫化氢实验等。

在卫生细菌学检查中吲哚(I)、甲基红(M)、VP(V)、枸橼酸盐利用(C)4 种实验常被用于鉴定肠道杆菌,合称为 IMViC 实验。例如大肠埃希菌这 4 种实验的结果是"＋＋－－",产气肠杆菌则为"－－＋＋"。

2. 合成代谢产物及医学意义　①毒素和侵袭性酶:细菌产生的毒素有外毒素和内毒素两类。某些细菌产生的侵袭性酶可损伤机体组织或保护菌体不被吞噬细胞吞噬,与细菌致病性有重要关系。②热原质:是细菌合成的一种注入人体或动物体能引起发热反应的物质。③色素:有些细菌在代谢过程中能合成色素。细菌色素有两种,即脂溶性色素和水溶性色素。④抗生素:抗生素是某些放线菌、真菌和少数细菌产生的能抑制或杀灭其他微生物或肿瘤细胞的物质。⑤细菌素:细菌素是某些细菌产生的仅对近缘菌株有抗菌作用的蛋白质。⑥维生素:细菌能合成某些维生素,除供自身所需外,还能分泌到周围环境中。

(四)细菌的人工培养

1. 培养基的概念　用人工方法配制而成的,专供微生物生长繁殖使用的混合营养制品,称为培养基。

2. 培养基的种类

(1)按培养基的组成和用途不同,分为基础培养基、营养培养基、鉴别培养基、选择培养基、厌氧培养基。

(2)按培养基的物理性状不同分为液体、固体和半固体三大类。

3. 细菌在培养基中的生长现象

(1)液体培养基中生长现象:可以出现均匀混浊、沉淀和形成菌膜三种现象。

(2)固体培养基中生长现象:将细菌划线接种于固体培养基中,单个细菌生长繁殖形成肉眼可见的细菌集团,称为菌落。不同细菌形成的菌落其大小、形态和色泽都不相同,有助于鉴别细菌。

(3)半固体培养基中生长现象:将细菌穿刺接种于半固体培养基中,无鞭毛的细菌沿穿刺线生长,有鞭毛的细菌则沿穿刺线向周围扩散生长,借此可以鉴别细菌有无动力。

4. 人工培养细菌的实际意义 主要用于感染的诊断与防治、细菌的鉴定和研究、生物制品的制备等。

二、测 试 题

(一)名词解释

1. 外毒素　　　　2. 热原质　　　　3. 菌落　　　　4. 培养基

(二)填空题

1. 细菌的繁殖方式是_____,绝大多数细菌繁殖一代用时为_____。

2. 半固体培养基多用于检测细菌_____。

3. 细菌色素分为_____和_____两种。

4. 大多数致病菌生长的最适 pH 为_____,最适温度为_____。

5. 细菌群体生长的生长曲线可分为_____、_____、_____、_____四个时期。

6. 培养基按其物理性状不同可分为_____、_____、_____三种。

7. 培养基按其营养组成和用途不同可分为_____、_____、_____、_____和_____五种。

(三)选择题

【A 型题】

1. 对人致病的细菌大多是

A. 专性厌氧菌　B. 专性需氧菌　C. 微需氧菌　　D. 兼性厌氧菌　E. 以上均不对

2. 研究细菌性状最好选用细菌的生长期是

A. 迟缓期　　B. 对数期　　　C. 稳定期　　　D. 衰亡期　　E. 以上均可

3. 细菌最易出现变异的生长期是

A. 迟缓期　　B. 对数期　　　C. 稳定期　　　D. 衰亡期　　E. 以上均可

4. 菌落是指

A. 不同种细菌在培养基上生长繁殖而形成肉眼可见的细胞集团

B. 细菌在培养基上繁殖而形成肉眼可见的细胞集团

C. 一个细菌在培养基上生长繁殖而形成肉眼可见的细胞集团

D. 一个细菌细胞

E. 从培养基上脱落的细菌

5. 与细菌致病作用有关的代谢产物**不包括**

A. 热原质　　　B. 细菌素　　　C. 内毒素　　　D. 外毒素　　　E. 侵袭性酶

6. 去除热原质最好的方法是

A. 蒸馏法　　　　　B. 高压蒸汽灭菌法　　　　C. 滤过法

D. 巴氏消毒法　　　E. 干烤法

7. 有关热原质的描述**错误**的是

A. G⁻菌的热原质是细胞壁中的脂多糖

B. 可被高压蒸汽灭菌破坏

C. 液体中的热原质可用吸附剂或过滤等方法除去

D. 是许多 G⁻菌、少数 G⁺菌的一种合成性代谢产物

E. 注入机体可致发热反应

8. 属于细菌分解性代谢产物的是

A. 热原质　　　B. 硫化氢　　　C. 外毒素　　　D. 维生素　　　E. 抗生素

9. IMViC 实验常用于鉴别

A. 葡萄球菌　　　　　B. 肺炎球菌　　　　　C. 脑膜炎球菌

D. 肠道杆菌　　　　　E. 厌氧菌

10. 对人体无害的细菌代谢产物是

A. 内毒素　　　B. 外毒素　　　C. 热原质　　　D. 侵袭性酶　　　E. 维生素

11. 具有拮抗有亲缘关系的细菌代谢产物是

A. 外毒素　　　B. 内毒素　　　C. 热原质　　　D. 抗生素　　　E. 细菌素

12. 半固体培养基主要用于

A. 观察细菌的运动能力　　B. 观察细菌的菌落形态　　C. 观察细菌的沉淀现象

D. 增菌　　　　　E. 鉴别菌种

【X 型题】

1. 与致病性有关的细菌代谢产物是

A. 毒素　　　B. 侵袭性酶　　　C. 抗生素　　　D. 细菌素　　　E. 热原质

2. 关于热原质的叙述正确的是

A. 大多由 G⁺菌产生

B. 注入人体或动物体内能引起发热反应

C. 可被高压蒸汽破坏

D. 是细菌细胞壁中的脂多糖

E. 吸附剂及特殊石棉滤板可除去液体中的大部分热原质

(四)简答题

1. 简述细菌的合成代谢产物及其意义。

2. 细菌的生长繁殖曲线可分几期？各期特点如何？

3. 细菌在培养基中有哪些生长现象？

三、测试题答案

(一)名词解释

1. 外毒素　外毒素是 G^+ 及少数 G^- 产生的一种蛋白质,毒性极强,为细菌重要的致病物质。

2. 热原质　是细菌合成的一种注入人体或动物体能引起发热反应的物质。

3. 菌落　是将细菌划线接种于固体培养基中,单个细菌生长繁殖形成肉眼可见的细菌集团。

4. 培养基　是用人工方法配制而成的,专供微生物生长繁殖使用的混合营养制品。

(二)填空题

1. 二分裂法　　20~30 分钟

2. 动力

3. 水溶性　　脂溶性

4. pH7.2~7.6　　37℃

5. 迟缓期　　对数期　　稳定期　　衰亡期

6. 液体　　固体　　半固体

7. 基础培养基　　营养培养基　　鉴别培养基　　选择培养基　　厌氧培养基

(三)选择题

【A 型题】

　1. D　　　2. B　　　3. D　　　4. C　　　5. B　　　6. A　　　7. B　　　8. B　　　9. D

10. E　　11. E　　12. A

【X 型题】

1. ABE　　2. BDE

(四)简答题

1. 细菌代谢产生一些在医学上具有重要意义的合成代谢产物有　①毒素和侵袭性酶:细菌产生的毒素有外毒素和内毒素两类。某些细菌产生的侵袭性酶可损伤机体组织或保护菌体不被吞噬细胞吞噬,与细菌致病性有重要关系。②热原质:是细菌合成的一种注入人体或动物体能引起发热反应的物质。③色素:有些细菌在代谢过程中能合成色素。细菌色素有两种,即脂溶性色素和水溶性色素。色素对细菌的鉴别具有一定的意义。④抗生素:抗生素是某些放线菌、真菌和少数细菌产生的能抑制或杀灭其他微生物或肿瘤细胞的物质。⑤细菌素:细菌素是某些细菌产生的仅对近缘菌株有抗菌作用的蛋白质。⑥维生素:细菌能合成某些维生素,除供自身所需外,还能分泌到周围环境中。

2. 细菌的生长繁殖曲线可分为四期　①迟缓期:为最初培养的 1~4 小时内,是细菌进入新环境的适应时期。②对数期:一般在培养后的 8~18 小时。此期细菌生长迅速,活菌数以恒定的几何级数增长,生长曲线图上细菌数的对数呈直线上升,达到顶峰状态。此期细菌的形态、染色性、生理活性等都较典型,因此,研究细菌的生物学性状应选用该期的细菌。③稳定期:此期细菌繁殖速度渐减,死亡数逐渐增加,细菌可出现多种形态与生理性状的改变。芽胞、细菌的一些代谢产物如外毒素、抗生素等也多在此期内产生。④衰亡期:细菌的繁殖速度从减慢至停止,死菌数超过活菌数。

3. 细菌在培养基中的生长现象 ①液体培养基中生长现象：出现均匀混浊、沉淀和形成菌膜三种现象。②固体培养基中生长现象：将细菌划线接种于固体培养基中，单个细菌生长繁殖形成肉眼可见的细菌集团，称为菌落。不同细菌形成的菌落其大小、形态和色泽都不相同，有助于鉴别细菌。③半固体培养基中生长现象：将细菌穿刺接种于半固体培养基中，无鞭毛的细菌沿穿刺线生长，有鞭毛的细菌则沿穿刺线向周围扩散生长，借此可以鉴别细菌有无动力。

（吕瑞芳）

第十章 细菌的分布与消毒灭菌

一、重点难点内容

(一)细菌的分布

1. 细菌在自然界中分布广泛,土壤具备细菌生长繁殖的条件,其微生物种类多、数量大。土壤中的破伤风梭菌、产气荚膜梭菌、炭疽芽胞杆菌等能以芽胞的形式在土壤中存活多年,故被泥土污染的伤口要注意防止这些芽胞菌的感染。水中的细菌主要来自土壤和人、动物的排泄物。水中常见的病原菌有伤寒沙门菌、痢疾志贺菌、霍乱弧菌等,可引起多种消化道传染病的流行。空气中亦存在着不同种类的细菌,常见的病原菌有金黄色葡萄球菌、乙型溶血性链球菌、结核分枝杆菌、白喉棒状杆菌、百日咳鲍特菌、脑膜炎奈瑟菌等,可引起伤口及呼吸道的感染,故医院的病房、手术室、制剂室、微生物实验室等都要进行空气消毒,以防感染。

2. 人体体表以及与外界相通的腔道在正常情况下存在着不同种类和一定数量的对人体无损害的微生物群,称为正常菌群。在正常情况下,正常菌群对人体起着生物拮抗作用、营养作用和免疫作用。但在特定条件下,正常菌群与机体之间的这种生态平衡可被破坏而引起疾病,这些能引起疾病的细菌称为条件致病菌。其特定的条件是:①寄居部位的改变;②机体免疫功能低下;③菌群失调。

(二)消毒与灭菌

1. 杀死物体上病原微生物的方法称为消毒。杀死物体上所有微生物的方法称为灭菌。消毒灭菌的方法包括物理方法和化学方法。

2. 物理灭菌方法主要有热力灭菌法和紫外线灭菌,热力灭菌法包括干热灭菌和湿热灭菌两种方法。其中高压蒸汽灭菌法是最常用、最有效、应用最广的一种湿热灭菌方法,在103.4kPa的蒸汽压力下,温度可达121.3℃,维持15～20分钟,可杀死包括细菌芽胞在内的所用微生物,达到灭菌的目的。波长在265～266nm的紫外线易被细菌DNA吸收,导致细菌变异或死亡。紫外线穿透力弱,一般用于手术室、无菌室、传染病房、微生物实验室等的空气消毒。紫外线对人体皮肤和眼睛有损失作用,应注意防护。

3. 具有杀菌作用的化学药品称为消毒剂。化学消毒剂只能外用或用于环境的消毒,其作用机制是:使菌体蛋白质变性或凝固;干扰微生物酶系统和代谢;损伤细胞膜。化学消毒剂主要用于体表、医疗器械、排泄物和周围环境的消毒。消毒剂的种类很多,其杀菌效果受消毒剂的性质、浓度、作用时间以及微生物的种类和环境因素等的影响,选用消毒剂时应考虑。

二、测 试 题

(一)名词解释

1. 消毒　　　　2. 灭菌　　　　3. 防腐　　　　4. 无菌

5. 无菌操作　　6. 正常菌群　　7. 条件致病菌　　8. 菌群失调

(二)填空题

1. 化学消毒剂杀菌或抑菌的作用机制是_____、_____和_____。

2. 干热灭菌法包括_____、_____和_____。

3. 巴氏消毒法常用于消毒_____和_____。

4. 常用的湿热灭菌法包括_____、_____、_____、_____和_____。

5. 紫外线杀菌机制是_____导致细菌_____和_____。

6. 环境中的有机物对细菌有_____作用,其可与消毒剂发生反应,使消毒剂的杀菌力_____。

7. 普通琼脂培养基灭菌可采用_____法。

8. 手术室空气消毒常采用_____法。

9. 酚类消毒剂包括_____和_____。

10. 葡萄球菌对其敏感,常用浅表创伤消毒的消毒剂是_____。

11. 一般化学消毒剂在常用浓度下,只对细菌的_____有效。对芽胞需要提高消毒剂的_____和_____方可奏效。

12. 影响化学消毒剂消毒效果的因素主要有_____、_____、_____、_____和_____等。

13. 常用于消毒饮水和游泳池的消毒剂是_____和_____。

14. 生石灰可用于_____和_____的消毒。

(三)选择题

【A 型题】

1. 关于紫外线杀菌**不正确**的是

A. 紫外线杀菌与波长有关 B. 紫外线损伤细菌 DNA 构型

C. 紫外线的穿透力弱,故对人体无害 D. 紫外线适用于空气或物体表面的消毒;

E. 一般用紫外线灯做紫外线的杀菌处理

2. 关于高压蒸汽灭菌法**不正确**的是

A. 灭菌效果最可靠,应用最广

B. 适用于耐高温和潮湿的物品

C. 可杀灭包括细菌芽胞在内的所有微生物

D. 通常压力为 $2.05 kg/cm^2$

E. 通常温度为 $121.3 ℃$

3. 对普通培养基的灭菌,宜采用

A. 煮沸法 B. 巴氏消毒法 C. 流通蒸汽灭菌法

D. 高压蒸汽灭菌法 E. 间歇灭菌法

4. 关于乙醇的叙述,**不正确**的是

A. 浓度在 $70\% \sim 75\%$ 时消毒效果好 B. 易挥发,需加盖保存,定期调整浓度

C. 经常用于皮肤消毒 D. 用于体温计浸泡消毒

E. 用于黏膜及创伤的消毒

5. 欲对血清培养基进行灭菌,宜选用

A. 间歇灭菌法 B. 巴氏消毒法 C. 高压蒸汽灭菌法

D. 流通蒸汽灭菌法　　　　　E. 紫外线照射法

6. 杀灭细菌芽胞最常用而有效的方法是

A. 紫外线照射　　　　　B. 干烤灭菌法　　　　　C. 间歇灭菌法

D. 流通蒸汽灭菌法　　　　E. 高压蒸汽灭菌法

7. 湿热灭菌法中效果最好的是

A. 高压蒸汽灭菌法　　　　B. 流通蒸汽法　　　　　C. 间歇灭菌法

D. 巴氏消毒法　　　　　E. 煮沸法

8. 酒精消毒最适宜浓度是

A. 100%　　　　　　　B. 95%　　　　　　　　C. 75%

D. 50%　　　　　　　E. 30%

9. 关于紫外线,下述不正确的是

A. 能干扰 DNA 合成　　　　　　　　B. 消毒效果与作用时间有关

C. 常用于空气,物品表面消毒　　　　D. 对眼和皮肤有刺激作用

E. 穿透力强

10. 关于消毒剂作用原理是

A. 使菌体蛋白变性　　　　B. 使菌体蛋白凝固　　　　C. 使菌体酶失去活性

D. 破坏细菌细胞膜　　　　E. 以上均正确

11. 紫外线杀菌原理是

A. 破坏细菌细胞壁肽聚糖结构　　　　B. 使菌体蛋白变性凝固

C. 破坏 DNA 构型　　　　　　　　　D. 影响细胞膜通透性

E. 与细菌核蛋白结合

12. 血清、抗毒素等可用的除菌方法是

A. 加热 56℃ 30 分钟　　　　B. 紫外线照射　　　　　C. 滤菌器过滤

D. 高压蒸汽灭菌　　　　　E. 巴氏消毒法

13. 判断消毒灭菌是否彻底的主要依据是

A. 繁殖体被完全消灭　　　　B. 芽胞被完全消灭　　　　C. 鞭毛蛋白变性

D. 菌体 DNA 变性　　　　　E. 以上都不是

14. 引起菌群失调症的原因是

A. 生态制剂的大量使用　　　　　　　B. 正常菌群的遗传特性明显改变

C. 正常菌群的耐药性明显改变　　　　D. 正常菌群的增殖方式明显改变

E. 正常菌群的组成和数量明显改变

15. 关于正常菌群的描述,正确的是

A. 一般情况下,正常菌群对人体有益无害

B. 肠道内的痢疾杆菌可产生碱性物质拮抗其他细菌

C. 口腔中的正常菌群主要是需氧菌

D. 即使是健康胎儿,也携带正常菌群

E. 在人的一生中,正常菌群的种类和数量保持稳定

16. 关于菌群失调的描述不正确的是

A. 菌群失调进一步发展,引起的一系列临床症状和体征就可称为菌群失调症

B. 菌群失调症又称为菌群交替或二重感染

C. 长期使用抗生素会改变正常菌群成员的耐药性,从而引起菌群失调症

D. 可使用生态制剂治疗菌群失调症

E. 内分泌紊乱也会引起菌群失调症

17. 杀灭物体表面病原微生物的方法称为

A. 灭菌　　　　B. 防腐　　　　C. 无菌操作　　D. 消毒　　　　E. 无菌

18. 新洁尔灭用于皮肤表面消毒的常用浓度是

A. 0.01%~0.05%　　　　B. 0.05%~0.1%　　　　C. 1%~5%

D. 10%　　　　　　　　E. 2%

【X型题】

1. 实验室常用干烤法灭菌的器材是

A. 玻璃试管　　B. 移液器头　　C. 滤菌器　　　D. 玻璃烧杯　　E. 橡皮手套

2. 关于煮沸灭菌法,下列正确的是

A. 煮沸100℃5分钟可杀死细菌繁殖体

B. 可用于一般外科手术器械、注射器、针头的灭菌

C. 水中加入1%~2%碳酸氢钠,可提高沸点到105℃

D. 常用于食具消毒

E. 不足以杀死所有细菌

3. 正常菌群的有益作用包括

A. 抗肿瘤作用　　　　B. 刺激机体的免疫应答　　　C. 合成维生素

D. 与外来菌竞争营养物质　　E. 刺激补体合成

(四)简答题

1. 试述影响化学消毒剂作用效果的因素。

2. 试述湿热灭菌的原理和种类。

3. 简述肠道正常菌群对机体的有益作用。

4. 什么是菌群失调与菌群失调症,其机制如何?

三、测试题答案

(一)名词解释

1. 消毒　杀灭物体上病原微生物但不一定杀死细菌芽胞的方法,如注射使用的酒精。

2. 灭菌　杀灭物体所有上病原微生物(包括病原体、非病原体、繁殖体和芽胞)的方法,如高压蒸汽灭菌法。要求比消毒高。

3. 防腐　防止、抑制体外细菌生长繁殖方法,细菌一般不死亡。如食品中的化学添加剂。

4. 无菌　指物体中或物体表面不存在活菌的状态。

5. 无菌操作　指防止微生物进入人体或其他物品的操作方法。医疗中的手术、介入治疗等。

6. 正常菌群　是定居于人体表和开放性腔道中不同种类和数量的微生物群。

7. 条件致病菌　寄居于人体一定部位的正常菌群相对稳定,正常情况下不表现致病作用,只有当机体免疫力降低,寄居部位发生改变或大量长期应用广谱抗生素导致菌群失调时

方可致病。这些在特定条件下能够引起疾病的细菌称为条件致病菌或机会致病菌。

8. 菌群失调　正常菌群之间的数量和组成发生明显的改变即为菌群失调,多见于长期使用抗生素。

(二)填空题

1. 破坏菌体蛋白　　抑制或干扰细菌的酶系统　　改变细胞膜的通透性

2. 烧灼法　　干烤法　　焚烧法

3. 牛奶　　酒类

4. 煮沸法　　巴氏消毒法　　高压蒸汽灭菌法　　间歇灭菌法　　流通蒸汽消毒法

5. 干扰细菌　　DNA 合成　　变异和死亡

6. 保护　　减弱

7. 高压蒸汽灭菌

8. 紫外线消毒

9. 苯酚　　来苏儿

10. 甲紫

11. 繁殖体　　浓度　　作用时间

12. 消毒剂的性质　　消毒剂的浓度　　作用时间　　微生物的种类与数量　　环境中有机物对消毒剂的影响

13. 氯　　漂白粉

14. 排泄物　　地面

(三)选择题

【A 型题】

1. C　　2. D　　3. D　　4. E　　5. A　　6. E　　7. A　　8. C　　9. E
10. E　　11. C　　12. C　　13. B　　14. E　　15. A　　16. E　　17. D　　18. B

【X 型题】

1. AD　　2. ABCD　　3. ABCD

(四)简答题

1. 影响化学消毒剂作用效果的因素。

(1)消毒剂的浓度和作用时间:消毒剂浓度越大,作用的时间越长,杀菌效果就越好。但应注意例外,酒精在 70%～75% 时杀菌的效果最强,而其浓度过高,会使菌体表面的蛋白迅速凝固,使酒精无法渗入菌体内部发挥作用。

(2)温度和酸碱度:通常温度升高,消毒剂的杀菌作用也增强。消毒剂的杀菌作用也与酸碱度有关。不同消毒剂有不同的最适酸碱度,如酚类消毒剂在酸性环境中的效果比较好。另外,细菌在适宜的酸碱度抵抗力较强,如果偏离其最适酸碱度,细菌就很容易被杀死。

(3)细菌的种类和数量:不同种类的细菌对消毒剂的敏感性不同,细菌的数量越大,所需的消毒剂浓度就越高,作用时间就越长。所以应根据细菌的种类和数量来选择消毒剂的种类和浓度。

(4)环境中的有机物和其他拮抗物的影响:不同的化学消毒剂有其各自的拮抗物质。细菌也经常与血液、痰液和脓液等有机物混合在一起。这些混杂物可和消毒剂结合,从而影响化学消毒剂的杀菌作用。

2. 试述湿热灭菌的原理和种类。

原理：①使细菌菌体蛋白质凝固和变性；②使细菌核酸降解；③使细菌的胞浆膜损伤。

类别：

(1)煮沸法：煮沸10分钟可达到消毒的目的，若需杀死芽胞，应延长时间至1～3小时。可用于外科器械、注射器、胶管等的消毒。

(2)流通蒸汽灭菌法：是在常压下用100℃的水蒸气进行消毒，通常10～15分钟可杀死细菌的繁殖体，但不保证杀死芽胞。

(3)间歇灭菌法：利用反复多次的流通蒸汽加热，能够杀死细菌所有的繁殖体和芽胞，主要用于不耐热的物质，如某些营养培养基的灭菌。

(4)高压蒸汽灭菌法：是灭菌效果最好、目前应用最广泛的灭菌方法。通常压力为$1.05kg/cm^2$，温度为121.3℃，持续15～30分钟。可杀死包括细菌芽胞在内的所有微生物。该方法适用于耐高温和潮湿物品的灭菌，如生理盐水、普通培养基手术器械等。

(5)巴氏消毒法：加热61.1～68.8℃ 30分钟或者71.7℃ 15～30秒，可杀死物品中的病原菌，而不破坏物品的质量。如牛奶和酒类的消毒。

3. 简述肠道正常菌群对机体的有益作用。

(1)防御外来致病菌：如组成人体肠道黏膜表面形成一道生物学屏障，阻止病原体的入侵和黏附。正常菌群的酸性代谢产物，造成肠内酸性环境，抑制病原体生长。

(2)营养作用：参与宿主的营养代谢及吸收。合成人体必需的维生素，如烟酸、生物素、泛酸等。

(3)刺激免疫作用：对机体的免疫功能发挥；促进免疫系统的发育成熟；作为非特异性抗原来刺激机体的免疫应答；增强免疫细胞的活性。

(4)抗肿瘤作用：能产生一些酶类代谢产物作用于致癌物质；抑制硝胺的合成或降解硝胺；作为抗原或免疫佐剂，刺激免疫系统，增强机体的非特异性和特异性免疫功能。

4. 什么是菌群失调与菌群失调症，其机制如何？

正常菌群、宿主与外界环境之间以及正常菌群各成员之间，在正常情况下处于动态平衡状态。一旦这种平衡被打破，正常菌群的组成和数量发生明显变化就出现了菌群失调，若进一步发展引起一系列临床症状和体征，就称之为菌群失调症。机制有：

(1)长期使用抗生素，特别是长期使用广谱抗生素，在抑制致病菌的同时也抑制了正常菌群中的敏感菌，使耐药菌过度增殖，出现菌群失调。

(2)机体免疫力低下或内分泌失调：恶性肿瘤、长期糖尿病等疾病使全身或局部免疫功能低下，导致正常菌群中某些菌过度生长，形成菌群失调。

(张晓延)

第十一章 | 细菌的遗传与变异

一、重点难点内容

细菌具有遗传和变异的生命特征,其形态结构、新陈代谢、致病性、免疫性和对药物的敏感性等性状都是由细菌的遗传物质决定的。

(一)细菌遗传变异的物质基础

决定细菌遗传变异的物质基础是 DNA,包括细菌的染色体、质粒、噬菌体和转座因子。细菌的各种遗传性状主要由细菌的染色体控制。质粒是能自行复制的染色体以外的双股环状 DNA,可控制细菌某些特定的生物性状,重要的质粒有 F 质粒、R 质粒、Vi 质粒和 Col 质粒。噬菌体包括毒性噬菌体和温和噬菌体两种,前者能裂解细菌,后者与细菌呈溶原状态,可把噬菌体基因整合于宿主菌染色体上,并随细菌的分裂而传给子代细菌。

(二)细菌变异的发生机制

细菌的遗传型变异由基因结构发生改变引起,包括基因突变、基因转移和重组。基因突变是由细菌遗传物质的结构发生突然而稳定的改变,导致细菌性状的遗传性变异。基因转移和重组的主要方式有转化、接合、转导、溶原性转换以及原生质体融合等。

(三)细菌变异现象

常见的细菌变异现象有形态结构的变异、菌落的变异、毒力的变异和耐药性变异。形态结构变异指细菌的形态、大小及结构受外界环境的影响发生的变异。菌落变异指从病人体内新分离的菌落大多为光滑型(S 型),经人工培养多次传代后,菌落由光滑型变为粗糙型(R 型),称 S-R 变异。细菌毒力变异包括毒力的增强和减弱。耐药性变异是由于抗生素的广泛使用,细菌对某种抗菌药物可敏感变为耐药,而成为耐药菌株,有的细菌表现为同时对多种抗菌药物耐药,称为多重耐药菌株。

细菌遗传变异在医学上的应用

细菌变异在疾病诊断、治疗和预防、测定致癌物质、基因工程中均有广泛的应用。

二、测 试 题

(一)名词解释

1. S-R 变异　　　　2. 质粒　　　　3. 转化　　　　4. 接合

5. 转导　　　　6. 溶原性转换

(二)填空题

1. 常见的细菌变异现象有_____、_____、_____、_____。

2. L-型细菌是指_____细菌,培养应选用_____培养基。

3. 白喉毒素是由_____基因编码产生。白喉棒状杆菌只有被_____感染后,才可产生该毒素。

4. 细菌基因的转移与重组方式有_____、_____、_____和_____。

5. 噬菌体参与的基因转移与重组的方式有_____和_____。

6. 根据转导基因片段的范围,可将转导分为_____和_____。

7. 医学上常见的质粒有_____、_____、_____、_____。

(三)选择题

【A 型题】

1. 卡介苗的制备是利用

A. 形态变异　　B. 结构变异　　C. 毒力变异　　D. 菌落变异　　E. 耐药性变异

2. 关于细菌变异的意义,下列组合**错误**的是

A. 形态变异——诊断　　　　　　　　B. 耐药性变异——治疗

C. 毒力变异——预防　　　　　　　　D. 遗传型变异——基因工程

E. 菌落变异——治疗

3. 关于质粒的叙述,**错误**的是

A. 质粒是细菌核质外的遗传物质　　　B. 质粒能在细胞质中自行复制

C. 质粒可以丢失　　　　　　　　　　D. 质粒是细菌生命活动中所必需的结构

E. 某些细菌的耐药性与质粒有关

4. 关于 L 型细菌的特性,下述**错误**的是

A. 对青霉素不敏感　　　B. 抗原结构发生改变　　　C. 呈高度多形性

D. 革兰染色均为阴性　　E. 培养时需用低渗含血清培养基

5. H-O 变异属于

A. 毒力变异　　B. 菌落变异　　C. 鞭毛变异　　D. 形态变异　　E. 耐药性变异

6. 受体菌直接摄取供体菌游离的 DNA 片段而获得的遗传性状,称为

A. 转导　　　B. 转化　　　C. 接合　　　D. 突变　　　E. 溶原性转换

7. 溶原性转换

A. 是受体菌直接摄取供体菌的 DNA 片段　B. 由性菌毛介导

C. 由毒性噬菌体参与　　　　　　　　　　D. 由温和噬菌体参与

E. 由 R 质粒参与

8. 以噬菌体为载体,将供体菌遗传物质转移到受体菌中的过程,称为

A. 接合　　　　　　　　　B. 转化　　　　　　　　　C. 转导

D. 溶原性转换　　　　　　E. 质粒转移

9. 细菌通过性菌毛将遗传物质从供体菌转移到受体菌中的过程,称为

A. 转导　　　B. 转化　　　C. 接合　　　D. 突变　　　E. 溶原性转换

【X 型题】

1. 下列属于细菌变异现象的有

A. 形态变异　　B. 结构变异　　C. 毒力变异　　D. 菌落变异　　E. 耐药性变异

2. 根据噬菌体与宿主菌的关系,可将噬菌体分为

A. 子代噬菌体　　　　　B. 溶原性噬菌体　　　　　C. 前噬菌体

D. 毒性噬菌体　　　　　E. 温和噬菌体

3. 细菌的变异机制包括

A. 基因突变　　B. 基因转移　　C. 基因重组　　D. 基因短缺　　E. 基因倒位

(四)问答题

1. 何谓质粒,其主要特性有哪些?

2. 常见细菌变异的现象有哪些,各有何意义?

三、测试题答案

(一)名词解释

1. S-R 变异　常以 H 代表细菌的鞭毛,O 代表细菌的菌体,细菌鞭毛从有到无的变异,称为 H-O 变异。

2. 质粒　细菌染色体外的遗传物质,为双股环状闭合的双股 DNA 分子,存在于细胞质中,其所携带的遗传信息控制着细菌某些特定的性状。

3. 转化　受体菌直接摄取供体菌游离的 DNA 片段,并与自身 DNA 进行整合重组,使受体菌获得新的性状,称为转化。

4. 接合　供体菌和受体菌通过性菌毛相互连接沟通,将遗传物质(质粒)转移给受体菌的过程,称为接合。

5. 转导　以温和噬菌体为载体,将供体菌的遗传物质转移到受体菌中去,使受体菌获得新的遗传性状,称为转导。

6. 溶原性转换　温和噬菌体的 DNA 整合到宿主菌的染色体 DNA 后,使细菌的基因型发生改变,从而获得新的遗传性状,称为溶原性转换。

(二)填空题

1. 形态结构变异　菌落变异　毒力变异　耐药性变异

2. 细胞壁缺陷　高渗

3. β-棒状杆菌噬菌体　噬菌体

4. 转化　转导　溶原性转换　接合

5. 转导　溶原性转换

6. 普遍性转导　局限性转导

7. F 质粒 Vi 质粒　R 质粒　Col 质粒

(三)选择题

【A 型题】

1. C　　2. E　　3. D　　4. E　　5. C　　6. B　　7. D　　8. C　　9. C

【X 型题】

1. ABCDE　　2. DE　　3. ABC

(四)问答题

1. 质粒是细菌染色体外的遗传物质,为双股环状闭合的双股 DNA 分子,存在于细胞质中,其所携带的遗传信息控制着细菌某些特定的性状。

质粒具有以下特性:①质粒可自我复制,并能随细菌的分裂而传代;②质粒能编码细菌某些性状特征,如致育性、耐药性、致病性等;③质粒可自行丢失或经紫外线等理化因素处理后消除,但细菌仍然生存;④质粒可通过接合、转化和转导等方式在细菌之间转移,从而引起细菌变异;⑤一个细菌可带有一种或几种不同的质粒。

2. 常见细菌变异的现象有形态结构变异、菌落变异、毒力变异、耐药性变异等。

实际意义:临床上对细菌进行形态学鉴定时,应考虑存在形态结构变异、菌落变异的可能性;利用细菌发生毒力减弱变异而制备减毒的活疫苗;细菌耐药性变异给临床上治疗细菌感染性疾病带来困难,故应该合理使用抗生素,防止细菌发生耐药性变异。

(胡生梅)

第十二章 | 细菌的致病性与感染

一、重点难点内容

细菌侵入机体能否引起感染,取决于细菌的致病性和机体的免疫力。

(一)细菌的致病性

细菌的致病性与细菌的毒力、侵入数量和侵入部位等因素密切相关。细菌致病能力的强弱程度称为毒力,常采用半数致死量(LD50)和半数感染量(ID50)来表示。

细菌的毒力 构成毒力的物质基础主要是侵袭力和毒素。

1. 侵袭力 包括菌体表面结构和侵袭性酶。

2. 毒素

(1)外毒素:是蛋白质,毒性强,对组织器官具有选择性毒性作用;不耐热,免疫原性强,经甲醛处理后可脱毒成类毒素。类毒素作为疫苗进行预防接种后,可刺激机体产生抗毒素。

(2)内毒素:是脂多糖,毒性较弱,对组织器官的作用无选择性;耐热、耐酸碱;免疫原性弱;不能脱毒为类毒素;内毒素引起的致病作用大致相同,可导致①发热反应;②白细胞反应;③内毒素血症与内毒素休克;④弥散性血管内凝血(DIC)等。

细菌外毒素与内毒素的主要区别

	外毒素	内毒素
来源	G⁺ 菌及部分 G⁻ 菌分泌或溶解后释放	G⁻ 菌细胞壁成分,菌体裂解后释放
化学成分	蛋白质	脂多糖
稳定性	60～80℃ 30 分钟被破坏	160℃ 2～4 小时被破坏
免疫原性	强,经甲醛脱毒形成类毒素	较弱,不能制成类毒素
生物学活性	毒性强,不同细菌的外毒素对组织器官有选择性毒害作用,引起特殊临床症状	毒性较弱,作用大致相同,引起发热、白细胞变化、微循环障碍、休克、DIC 等

(二)细菌的侵入数量

病原菌侵入机体引起感染,除必须具有一定毒力外,还需要有足够的数量。

(三)细菌的侵入途径

具有一定毒力和足够数量的病原菌,还需侵入合适部位才可能引起感染。

二、机体的免疫力

细菌能否侵入机体并引起感染,不仅取决于细菌的致病性,还与机体的免疫力密切相关。机体免疫功能正常时,病原菌引起感染必须具有较强毒力、足够数量并侵入合适部位;

机体免疫力下降时,致病性不强的条件致病菌也可引起感染。

三、感染的来源与类型

(一)感染的来源

1. 外源性感染　病原体来自宿主体外的感染称为外源性感染。外源性感染的传染源有病人、带菌者、病畜及带菌动物。其中带菌者(包括健康带菌者和恢复期带菌者)和带菌动物是重要的传染源。

2. 内源性感染　病原体来自病人体表或体内的感染称为内源性感染。引起内源性感染的病原体大多是正常菌群,少数是以潜伏形式存在于体内的病原体(如结核分枝杆菌)。肠道菌群和口咽部菌群是最重要的内源性感染源。

(二)感染的类型

1. 隐性感染　机体免疫力较强,侵入的病原体数量较少、毒力较弱,病原体造成的损害轻微,不出现或出现不明显的临床症状,称为隐性感染或亚临床感染。

2. 显性感染　机体免疫力较弱,入侵的病原菌毒力强、数量多,造成组织细胞损害,生理功能改变,出现明显临床症状,称为显性感染,即传染病。

显性感染根据感染范围,分为局部感染和全身感染。全身感染可见以下类型:

(1)菌血症:病原菌由原发部位一过性或间歇性经血流到达其他部位,称为菌血症。例如伤寒早期的菌血症。

(2)败血症:病原菌侵入血流并大量繁殖,产生毒性产物,引起严重全身中毒症状,称为败血症。临床表现为高热、白细胞增多、皮肤和黏膜瘀斑、肝脾肿大等,严重者可导致休克死亡。金黄色葡萄球菌、炭疽杆菌、鼠疫杆菌等可引起败血症。

(3)毒血症:病原菌侵入机体后仅在局部生长繁殖,其外毒素入血引起特殊临床症状,称为毒血症。破伤风梭菌、白喉棒状杆菌可引起毒血症。

(4)脓毒血症:即化脓菌引起的败血症并伴有多个化脓性病灶。金黄色葡萄球菌引起的脓毒血症,可出现多发性皮下脓肿、肝脓肿或肾脓肿等,临床病情危重。

(5)内毒素血症:血中或病灶内革兰阴性菌裂解、释放大量内毒素入血,或输入被内毒素污染的液体引起的全身中毒症状。

3. 带菌状态　宿主发生隐性感染或显性感染痊愈后,病原菌并未立即消失,在体内继续存留一段时间,称为带菌状态。处于带菌状态的人称为带菌者。无疾病表现的带菌者称为健康带菌者,患病后恢复期排菌者称为恢复期带菌者。

四、医　院　感　染

医院感染的概念　住院病人在医院内获得的感染,包括在住院期间发生的感染和在医院内获得出院后发生的感染,但不包括入院前已存在或入院时已处于潜伏期的感染。医院工作人员在医院内获得的感染也属医院感染。

医院感染的对象主要是住院病人和医院工作人员。医院感染的高危区主要是手术室、重病监护室、供应室、透析室、导管室、新生儿室、血液病和肿瘤病室、器官移植室等。

医院感染的分类

根据感染来源分为:

1. 外源性感染　也称交叉感染,指病原体来自病人体外。如其他病人、病人家属、医护人员，以及污染的医疗器械、血液制品、病房物品及医院环境等。

2. 内源性感染　也称自身感染，指病原体来自病人自身。如病人皮肤、口腔、呼吸道、肠道、泌尿生殖道等部位的正常菌群，或住院期间的新定植菌。

医院感染按病原体可分为细菌感染、病毒感染、真菌感染、支原体感染、衣原体感染及原虫感染等，其中细菌感染最常见，约占 95% 以上。

手卫生　手卫生是医务人员洗手、卫生手消毒和外科手消毒的总称。

造成医院感染的"元凶"，主要是耐药菌的传播，而医护人员的手是接触传播各种病原微生物最重要的媒介，是造成医院交叉感染的重要途径。所以每一个医务人员在无菌操作前后、接触病人前后、处理污物后，应按正确的方法认真洗手和进行手消毒。

五、测 试 题

(一)名词解释

1. 毒力　　　　2. 毒素　　　　　　3. 隐性感染　　　　　4. 败血症

5. 医院感染　　6. 手卫生

(二)填空题

1. 病原菌的致病性与其毒力、侵入_____及_____密切相关。

2. 细菌的毒力由_____和_____决定。

3. 细菌的侵袭力由_____和_____构成。

4. 具有黏附作用的细菌表面结构有_____、_____等。

5. 外毒素的化学成分是_____，用甲醛处理可制成_____。

6. 外毒素根据其作用机制可分为_____、_____和_____三类。

7. 类毒素由_____经甲醛脱毒制成，可刺激机体产生_____。

8. 内毒素是_____菌细胞壁中的_____成分。

9. 内毒素的毒性部分是_____。

10. 细菌侵入机体能否引起感染与细菌的_____、_____、_____和机体的_____有关。

11. 全身感染主要分为_____、_____、_____、_____和_____等类型。

12. 医院内污染严重的公共设施有_____、_____、_____、_____、_____、_____等。

13. 医院感染的对象主要是_____和_____。

14. 医务人员的手卫生包括_____、_____和_____。

(三)选择题

【A 型题】

1. 构成细菌毒力的物质基础是

A. 毒素和酶　　B. 表面结构　　C. 外毒素　　　　D. 内毒素　　　E. 侵袭力和毒素

2. 能促使细菌在宿主体内扩散的是

A. 透明质酸酶　B. 菌毛　　　　C. 荚膜　　　　　D. 外毒素　　　E. 血浆凝固酶

3. 与细菌侵袭力无关的是

A. 透明质酸酶　B. 菌毛　　　　C. 芽胞　　　　　D. 黏附素　　　E. 荚膜

4. 与细菌致病性**无关**的是

A. 菌毛　　　　B. 荚膜　　　　C. 脂多糖　　　　D. 细胞膜　　　　E. 磷壁酸

5. 具有黏附作用的结构是

A. 透明质酸酶　　　　B. 荚膜　　　　　　　　C. 普通菌毛

D. 性菌毛　　　　　　E. 芽胞

6. 具有抗吞噬作用的是

A. 荚膜　　　　B. 菌毛　　　　C. 链激酶　　　　D. 鞭毛　　　　E. 芽胞

7. 关于外毒素的叙述**错误**的是

A. 主要由革兰阳性菌产生　　B. 免疫原性强　　　　C. 常引起特殊表现

D. 性质稳定,耐热　　　　　E. 毒性强

8. 符合外毒素特点的是

A. 是脂多糖　　　　　　B. 可引起发热　　　　　C. 白细胞反应

D. 与革兰阴性菌有关　　E. 可制成类毒素

9. 内毒素的主要毒性成分是

A. 脂多糖　　　　B. 脂质 A　　　　C. 蛋白质　　　　D. 肽聚糖　　　　E. 脂蛋白

10. 内毒素**不具有**的毒性作用是

A. 发热　　　　　　　　　　　B. 休克

C. 白细胞反应　　　　　　　　D. 对组织器官的选择性毒害作用

E. DIC

11. 来源于体内正常菌群的感染称为

A. 外源性感染　　B. 内源性感染　　C. 隐性感染　　D. 显性感染　　E. 带菌状态

12. 病原体来自于病人体外的感染称为

A. 外源性感染　　B. 内源性感染　　C. 带菌状态　　D. 显性感染　　E. 隐性感染

13. 感染后无明显临床症状称为

A. 带菌状态　　B. 不感染　　C. 隐性感染　　D. 显性感染　　E. 潜伏感染

14. 细菌一过性侵入血流的感染称为

A. 毒血症　　B. 菌血症　　C. 败血症　　D. 脓毒血症　　E. 内毒血症

15. 细菌侵入血流生长繁殖导致严重临床表现称为

A. 菌血症　　B. 毒血症　　C. 败血症　　D. 脓毒血症　　E. 内毒血症

16. 化脓菌引起败血症并出现多发性脓肿称为

A. 菌血症　　B. 毒血症　　C. 败血症　　D. 脓毒血症　　E. 内毒血症

17. 细菌在局部繁殖,产生的毒素入血引起中毒症状称为

A. 菌血症　　B. 毒血症　　C. 败血症　　D. 脓毒血症　　E. 内毒素血症

【X 型题】

1. 与细菌侵袭力有关的是

A. 菌毛　　B. 荚膜　　C. 血浆凝固酶　　D. 外毒素　　E. 芽胞

2. 病原菌能否侵入机体引起疾病取决于

A. 细菌的毒力　　　B. 侵入途径　　　　C. 侵入数量

D. 耐药性　　　　　E. 机体免疫力

3. 有助于细菌抵抗吞噬的是

A. 菌毛　　　　B. 荚膜　　　　C. 血浆凝固酶　　D. Vi 抗原　　　　E. SPA

4. 细菌外毒素的特点包括

A. 化学成分为蛋白质　　　　　　　　B. 对组织有选择性,引起特殊临床症状

C. 引起发热反应　　　　　　　　　　D. 经甲醛处理可脱毒为类毒素

E. 患病后免疫力强

5. 内毒素引起的毒性反应有

A. 发热　　　　　　　　B. DIC　　　　　　　　C. 白细胞反应

D. 休克　　　　　　　　E. 毒性作用无选择性

(四)简答题

1. 简述构成细菌致病性的物质基础。

2. 简述细菌内、外毒素的基本特性。

3. 简述致病菌引起机体全身感染的常见临床类型。

4. 简述医院感染的高危区。

5. 简述医院感染的特点。

6. 为什么要重视手卫生?

六、测试题答案

(一)名词解释

1. 毒力　细菌致病性的强弱程度称为毒力,常采用半数致死量(median lethal dose, LD50)或半数感染量(median infective dose,ID50)等指标表示。

2. 毒素　微生物在生长繁殖过程中产生的能损伤宿主细胞,干扰其生理功能的毒性物质,称为毒素。

3. 隐性感染　当机体免疫力较强,侵入的病原体数量较少、毒力较弱,感染后对机体损害较轻,不出现或出现不明显的临床症状,称为隐性感染或亚临床感染。隐性感染后,机体可获得特异性免疫力。

4. 败血症　指病原菌侵入血流并大量繁殖,产生毒性产物,引起严重全身中毒症状称为败血症。临床表现为高热、白细胞增多、皮肤和黏膜瘀斑、肝脾肿大等。

5. 医院感染　主要指住院病人和医院工作人员在医院内获得的感染。

6. 手卫生　手卫生是医务人员洗手、卫生手消毒和外科手消毒的总称。

(二)填空题

1. 数量　　途径

2. 侵袭力　　毒素

3. 菌体表面结构　　侵袭性酶

4. 菌毛(G+)　　膜磷壁酸(G-)

5. 蛋白质　　类毒素

6. 神经毒素　　细胞毒素　　肠毒素

7. 外毒素　　抗毒素

8. 革兰阴性/G-　　脂多糖/LPS

9. 脂质 A

10. 毒力　　侵入的菌量　　侵入部位　　免疫力

11. 菌血症　　败血症　　毒血症　　脓毒血症　　内毒素血症

12. 水龙头　　门把手　　电灯开关　　公用电话　　电梯按钮　　病房内物品

13. 住院病人　　医院工作人员

14. 洗手　　卫生手消毒　　外科手消毒

(三)选择题

【A 型题】

1. E　　　2. A　　　3. C　　　4. D　　　5. C　　　6. A　　　7. D　　　8. E　　　9. B

10. D　　11. B　　12. A　　13. C　　14. B　　15. C　　16. D　　17. B

【X 型题】

1. ABCD　　2. ABCE　　3. BCDE　　4. ABD　　5. ABCD

(四)简答题

1. 简述构成细菌致病性的物质基础。

细菌的致病性与细菌的毒力、侵入数量和侵入途径和部位等因素密切相关。

细菌的毒力:构成毒力的物质基础主要是侵袭力和毒素。

(1)细菌侵袭力:包括菌体表面结构和侵袭性酶。

菌体表面结构:包括荚膜、微荚膜和黏附素等。

侵袭性酶:如血浆凝固酶、透明质酸酶、链激酶、胶原酶等。

(2)毒素:包括外毒素和内毒素。

外毒素:是蛋白质,毒性强,对组织器官具有选择性毒性作用;不耐热,免疫原性强,经甲醛处理后可脱毒成类毒素。类毒素作为疫苗进行预防接种后,可刺激机体产生抗毒素。

内毒素:是脂多糖,毒性较弱,对组织器官无选择性;耐热、耐酸碱;免疫原性弱,不能脱毒成类毒素;内毒素引起的致病作用大致相同,可导致①发热反应;②白细胞反应;③内毒素血症与内毒素休克;④弥散性血管内凝血(DIC)等。

细菌的侵入数量:病原菌侵入机体引起感染,除必须具有一定毒力外,还需要有足够的数量。

细菌的侵入途径:具有一定毒力和足够数量的病原菌,还需侵入合适的部位才能引起感染。

2. 简述细菌内、外毒素的基本特性。

细菌内、外毒素的基本特性:

	外毒素	内毒素
来源	G^+ 菌及部分 G^- 菌分泌或溶解后释放	G^- 菌细胞壁成分,菌体裂解后释放
化学成分	蛋白质	脂多糖
稳定性	60~80℃ 30 分钟被破坏	160℃ 2~4 小时被破坏
免疫原性	强,经甲醛脱毒形成类毒素	较弱,不能制成类毒素
生物学活性	毒性强,不同细菌的外毒素对组织器官有选择性毒害作用,引起特殊临床症状	毒性较弱,作用大致相同,引起发热、白细胞变化、微循环障碍、休克、DIC 等

3. 简述致病菌引起机体全身感染的临床类型。

全身感染的临床类型有:

(1)菌血症:病原菌由原发部位一过性或间歇性经血流到达其他部位,称为菌血症。例如伤寒早期的菌血症。

(2)败血症:病原菌侵入血流并大量繁殖,产生毒性产物,引起严重全身中毒症状,称为败血症。临床表现为高热、白细胞增多、皮肤和黏膜瘀斑、肝脾肿大等,严重者可导致休克死亡。金黄色葡萄球菌、炭疽杆菌、鼠疫杆菌等可引起败血症。

(3)毒血症:病原菌侵入机体后仅在局部生长繁殖,产生的外毒素入血,引起特殊的临床症状,称为毒血症。白喉棒状杆菌、破伤风梭菌的感染常出现毒血症。

(4)脓毒血症:即化脓菌引起败血症并伴有多个化脓性病灶。脓毒血症病情危重。如金黄色葡萄球菌引起的脓毒血症,可导致多发性皮下脓肿、肝脓肿和肾脓肿等。

(5)内毒素血症:大量革兰阴性菌侵入血流,细菌裂解释放内毒素或病灶内革兰阴性菌裂解死亡,内毒素释放入血引起内毒素血症。严重革兰阴性菌感染时常发生内毒素血症。

4. 简述医院感染的高危区。

医院感染的高危区主要是手术室、重危病室、监护室、供应室、透析室、导管室、新生儿室、血液病和肿瘤病室、器官移植室等。

5. 简述医院感染的特点。

医院感染具有以下特点:①病原体大部分为人体正常菌群;②常为多重耐药菌株;③易侵犯免疫功能低下的宿主;④可发生流行。

6. 手卫生的重要性。

造成医院感染的"元凶",主要是耐药菌的传播,而医护人员的手是接触传播各种病原微生物最重要的媒介,是造成医院交叉感染的重要途径。因此所有医务人员必须掌握必要的手卫生知识,掌握正确的手卫生方法,保证洗手与手消毒效果。加强手卫生是降低医院感染最基本、最简单、最直接、最有效的措施。

(高 静)

第十三章 | 化脓性细菌

一、重点难点内容

(一)葡萄球菌属

1. 生物学性状 球形或略呈椭圆形,在固体培养基上生长的细菌呈典型的葡萄串状排列,无鞭毛和芽胞,某些菌株可形成荚膜。革兰染色阳性。营养要求不高,在普通琼脂培养基上即可生长,菌落因种不同而呈金黄色、白色或柠檬色,在血平板上,致病菌株可形成透明溶血环。葡萄球菌多能分解葡萄糖、麦芽糖、蔗糖,产酸不产气,致病菌能分解甘露醇。致病性葡萄球菌凝固酶实验多为阳性。

抗原结构主要有葡萄球菌 A 蛋白(SPA)和荚膜抗原。90%的金黄色葡萄球菌有 SPA 抗原。SPA 具有抗吞噬、促细胞分裂、引起超敏反应等作用,常用含 SPA 的葡萄球菌作为载体,结合特异性抗体后,用于多种微生物抗原的检测,称为协同凝集实验。葡萄球菌对外界的抵抗力强于其他无芽胞菌。

2. 致病性

(1)致病物质:金黄色葡萄球菌能产生多种侵袭性酶类和毒素,致病力较强。主要有:凝固酶、葡萄球菌溶血素、杀白细胞素、肠毒素、表皮剥脱毒素、毒素休克综合征毒素-1。

(2)所致疾病:引起化脓性感染(局部感染、全身感染)、食物中毒、烫伤样皮肤综合征、毒素休克综合征。

(二)链球菌属

1. 链球菌

(1)生物学性状:球形或卵圆形,常呈链状排列。无鞭毛和芽胞,革兰染色阳性。营养要求较高,需在含血液、血清、葡萄糖等物质的培养基中才能生长。在血平板上不同菌株形成的菌落周围可出现不同的溶血环。链球菌能分解葡萄糖产酸不产气,对乳糖、甘露醇的分解因菌而异。根据溶血现象分为:甲型溶血性链球菌、乙型溶血性链球菌和丙型链球菌三种。抗原结构主要有多糖抗原、蛋白抗原、核蛋白抗原。其中 M 蛋白抗原与致病性有关。根据多糖抗原的不同,将链球菌分为 A、B、C 等 20 群。对人类致病的链球菌 90%属 A 群。抵抗力较弱,对常用消毒剂和抗菌药物均敏感。

(2)致病性

1)致病物质:主要有三大类:细菌胞壁成分、外毒素及侵袭性酶类。毒素主要有①链球菌溶血素:链球菌溶血素有两种,链球菌溶血素 O(SLO)和链球菌溶血素 S(SLS),SLO 对中性粒细胞、血小板、巨噬细胞、神经细胞及心肌细胞有毒性作用。免疫原性强,可刺激机体产生抗体(ASO),可作为链球菌新近感染和风湿热及其活动的辅助诊断。SLS 对血细胞和多种组织细胞有破坏作用,链球菌在血平板上的 β 溶血是由 SLS 所致。②致热外毒素:又称红

73

疹毒素,是人类猩红热的主要毒性物质。侵袭性酶类(透明质酸酶、链激酶、链道酶)与细菌胞壁成分(脂磷壁酸、M蛋白、F蛋白)表现为黏附作用、抗吞噬作用和促进扩散作用。

2)所致疾病:化脓性炎症(如蜂窝织炎、丹毒、扁桃体炎、淋巴管炎、脓疱疮、败血症等)、猩红热、链球菌感染后引起的变态反应性疾病(急性肾小球肾炎、风湿热)。

2. **肺炎链球菌** 肺炎链球菌革兰阳性常呈双排列,可形成荚膜,营养要求高,在血平板上菌落与甲型链球菌相似,能产生自溶酶,培养时间长可形成脐状菌落。致病物质主要是荚膜,此外还可产生溶血素O、脂磷壁酸及神经氨酸酶等。所致疾病主要为大叶性肺炎,此外还有中耳炎、乳突炎、脑膜炎等。

(三)奈瑟菌属

1. 脑膜炎奈瑟菌

(1)生物学性状:革兰染色阴性,呈双排列。无鞭毛,无芽胞,大多有荚膜和菌毛。营养要求较高,常用巧克力培养基培养,初次分离培养需提供5%~10%的CO_2,大多能分解葡萄糖和麦芽糖,产酸不产气。抵抗力弱,对冷、热、干燥及消毒剂极敏感。

(2)致病性

1)致病物质:脑膜炎奈瑟菌是菌毛、荚膜和内毒素。

2)所致疾病:脑膜炎奈瑟菌可引起流行性脑脊髓膜炎(流脑),通过飞沫经呼吸道传播。传染源是病人和带菌者。多在冬春季流行,流脑流行期间,正常人群带菌率达70%以上,是重要的传染源。易感者主要为15岁以下儿童,主要临床表现为脑膜刺激征,严重者可死亡。

2. 淋病奈瑟菌

(1)生物学性状:菌体呈肾形或咖啡豆形,呈双排列,无芽胞和鞭毛,有荚膜和菌毛。革兰染色阴性。专性需氧,初次分离培养时须提供5%的CO_2。营养要求高,常用巧克力血平板培养。抵抗力弱,对热、冷、干燥和消毒剂极度敏感。

(2)致病性

1)致病物质:淋病奈瑟菌是菌毛、外膜蛋白、脂多糖和IgA1蛋白酶等。

2)所致疾病:淋病奈瑟菌可引起泌尿生殖系统感染(淋病)。人类是淋病奈瑟菌唯一的宿主。主要通过性接触和间接接触被污染的物品如毛巾、浴盆、衣物等方式感染。淋病潜伏期3~5天,主要表现为泌尿生殖道的化脓性感染(即淋病),出现尿频、尿急、尿痛、尿道或宫颈口流脓等症状。

(四)铜绿假单胞菌

铜绿假单胞菌俗称绿脓杆菌,为革兰染色阴性菌,无芽胞,有荚膜,有端鞭毛和菌毛。营养要求不高,专性需氧。可产生水溶性色素(绿脓素),使培养基呈绿色。

铜绿假单胞菌除产生内毒素外,尚有菌毛、荚膜,并能产生多种致病因子,包括胞外酶和外毒素。铜绿假单胞菌为正常菌群菌,广泛分布在皮肤与肠道,常引起机会感染,约占医源性感染菌的10%,占烧伤病人感染的30%。本菌可造成多种组织的感染,以皮肤、黏膜常见。

二、测 试 题

(一)名词解释
SPA

(二)填空题

1. 葡萄球菌抗吞噬可通过_____、_____。

2. 葡萄球菌的分类依据是_____、_____。

3. SPA 的生物学活性是可与_____分子的_____非特异性结合。

4. 奈瑟菌属包括_____、_____。

5. 可引起食物中毒的化脓性球菌为_____。

6. _____实验阳性是致病性葡萄球菌的重要标志。

7. 成双排列的球菌有_____、_____、_____。

8. 葡萄球菌所致疾病主要有侵袭性疾病和毒素性疾病两大类,其中毒素性疾病主要包括_____、_____、_____、_____。

9. 产生 IgAl 蛋白酶的球菌是_____。

10. 按溶血现象链球菌可分为_____、_____、_____三大类。

11. 脑膜炎球菌的致病因素有_____、_____、_____。

12. 脑膜炎球菌的形态呈_____,在病人脑脊液中多位于_____内,革兰染色_____。

13. 在不形成芽胞的细菌中,抵抗力最强的是_____。

14. 链球菌感染易于扩散,其原因是该菌能产生_____、_____、_____所致。

15. 淋病奈瑟菌主要以_____方式传播,引起_____。

(三)选择题

【A 型题】

1. 革兰阴性化脓性球菌

A. 金黄色葡萄球菌　　　　　B. 甲型链球菌　　　　　C. 乙型链球菌

D. 肺炎链球菌　　　　　　　E. 脑膜炎奈瑟菌

2. 葡萄球菌生物学性状**不包括**

A. 革兰染色阳性　　　　　　　　　　　B. 有透明质酸组成的荚膜

C. 无鞭毛　　　　　　　　　　　　　　D. 可产生脂溶性色素

E. 不形成芽胞

3. 葡萄球菌 A 蛋白(SPA)的特点是

A. 直接杀伤巨噬细胞

B. 中和肠毒素

C. 位于 90％以上金黄色葡萄球菌的细胞膜上

D. 能与抗体 IgG 的 Fab 段结合

E. 能与抗体 IgG 的 Fc 段结合

4. 血浆凝固酶可以

A. 促进细菌在体内扩散　　　　　　　B. 由表皮葡萄球菌产生

C. 增强细菌抗吞噬能力　　　　　　　D. 与抗体 IgG 的 Fc 段非特异性结合

E. 水解透明质酸

5. 金黄色葡萄球菌的致病因素**不包括**

A. 溶血素　　　　　　B. 血浆凝固酶　　　　　　C. 肠毒素

D. 菌毛　　　　　　　　　　E. 表皮剥脱毒素

6. 金黄色葡萄球菌引起的毒素性疾病不包括

A. 肉毒中毒　　　　　　　　　　B. 烫伤样皮肤综合征

C. 菌群失调性肠炎　　　　　　　D. 毒性休克综合征

E. 食物中毒

7. 使金黄色葡萄球菌在血平板上产生透明溶血环的是

A. 血浆凝固酶　B. 杀白细胞素　C. 溶血素　　D. 透明质酸酶　E. 溶菌酶

8. 使金黄色葡萄球菌感染局限化的是

A. 血浆凝固酶　B. 杀白细胞素　C. 溶血素　　D. 透明质酸酶　E. 溶菌酶

9. 链球菌的分类依据之一是

A. 能否产生血浆凝固酶　　　　　B. 产生色素的颜色不同

C. 鞭毛抗原的不同　　　　　　　D. 在血平板中的溶血现象不同

E. 传播途径不同

10. 链球菌中主要的致病菌是

A. C 群链球菌　　　　B. A 群链球菌　　　　C. D 群链球菌

D. B 群链球菌　　　　E. E 群链球菌

11. 乙型溶血性链球菌引起的疾病不包括

A. 猩红热　　　　　　　　　　B. 亚急性细菌性心内膜炎

C. 中耳炎　　　　　　　　　　D. 风湿热

E. 肾小球肾炎

12. 关于金黄色葡萄球菌,下列说法错误的是

A. 引起局部化脓性感染时病变比较局限

B. 耐盐性强

C. 在血平板上形成完全透明的溶血环

D. 不易产生耐药性,抵抗力强

E. 革兰染色阳性

13. 乙型溶血性链球菌的致病物质不包括

A. 肠毒素　　　B. M 蛋白　　　C. 溶血素 O　　D. 透明质酸酶　E. 致热外毒素

14. 治疗链球菌感染首选的抗生素是

A. 黄连素　　　B. 氯霉素　　　C. 利福平　　　D. 青霉素　　　E. 异烟肼

15. 可与 IgG 的 Fc 段结合的细菌表面蛋白是

A. M 蛋白　　　　　　　　　　B. Vi 抗原

C. 葡萄球菌 A 蛋白　　　　　　D. 炭疽杆菌荚膜多糖抗原

E. 大肠杆菌 K 抗原

16. 能产生 SPA 的细菌是

A. 葡萄球菌　　　　B. 乙型溶血性链球菌　　　C. 白喉棒状杆菌

D. 百日咳杆菌　　　E. 肉毒梭菌

17. 肺炎球菌的主要致病物质是

A. 脂多糖　　　B. SPA　　　C. 荚膜成分　　D. M 蛋白　　　E. 杀白细胞素

18. 金黄色葡萄球菌产生的毒素是

A. 内毒素   B. 杀白细胞素   C. 紫癜形成因子

D. 致死因子   E. 红疹毒素

19. 引起烫伤样皮肤综合征的微生物是

A. 回归热螺旋体   B. 衣原体   C. 产气荚膜梭菌

D. 肺炎链球菌   E. 金黄色葡萄球菌

20. 脑膜炎球菌的主要致病物质是

A. 荚膜   B. 菌毛   C. 内毒素   D. 自溶酶   E. 红疹毒素

21. 培养脑膜炎球菌应选用

A. 庖肉培养基   B. 柯氏培养基   C. 罗氏培养基

D. 巧克力培养基   E. 牛乳培养基

22. 可增强链球菌扩散能力的致病物质是

A. 血浆凝固酶   B. 红疹毒素   C. M蛋白   D. 多糖抗原   E. 透明质酸酶

23. 检测淋病奈瑟菌时,应采集的标本是

A. 泌尿生殖道的脓性分泌物   B. 皮肤的出血瘀斑渗出物

C. 脑脊液   D. 呕吐物或剩余食物

E. 伤口坏死组织或渗出物

24. 淋球菌的培养要求较高,常用的培养基是

A. 巧克力平板   B. 普通肉汤培养基   C. 血平板

D. 亚碲酸钾平板   E. 半固体培养基

25. 亚急性心内膜炎是一种

A. 立克次体引起的感染   B. 衣原体引起的感染   C. 肠道病毒引起的感染

D. 条件致病菌引起的感染   E. 乙型溶血性链球菌引起的感染

26. 形成脐状菌落的细菌是

A. 葡萄球菌   B. 链球菌   C. 伤寒沙门菌   D. 肺炎链球菌   E. 百日咳杆菌

27. 能产生自溶酶的细菌是

A. 葡萄球菌   B. 链球菌   C. 伤寒沙门菌

D. 肺炎链球菌   E. 脑膜炎奈瑟菌

28. 链球菌感染后引起的超敏反应性疾病是

A. 产褥热   B. 风湿热   C. 猩红热   D. 波浪热   E. 以上都不是

29. 下述不是脑膜炎球菌主要特点的是

A. G^- 肾形双球菌

B. 专性需氧,普通培养基上不能生长

C. 标本直接涂片细菌可位于中性粒细胞内

D. 对理化因素抵抗力很低

E. 可分解甘露醇

30. 关于淋球菌,下述错误的是

A. G^- 肾形双球菌   B. 人是本菌唯一宿主   C. 通过性接触传播

D. 新生儿可经产道感染   E. 女性感染者比男性严重

31. 某校多名学生在食堂进餐后数小时出现恶心、呕吐症状。取剩余食物作细菌培养,培养物可分解甘露醇。你认为此菌的其他特点是

    A. 抗链 O 实验阳性   B. 致病物质有 SPA   C. 能产生自溶酶

    D. 人是其唯一宿主   E. 可形成双层溶血环

32. 某病人头痛剧烈,喷射性呕吐,皮肤出血性淤斑,查脑膜刺激征(＋)。培养此病原菌应选用

    A. 罗氏培养基   B. 沙保弱培养基   C. 巧克力培养基

    D. 吕氏培养基   E. 柯氏培养基

【X 型题】

1. 金黄色葡萄球菌可引起

    A. 败血症、脓毒血症   B. 化脓性脑脊髓膜炎   C. 食物中毒

    D. 假膜性肠炎   E. 猩红热

2. 淋病奈瑟菌可引起

    A. 阴道炎   B. 化脓性结膜炎   C. 宫颈炎

    D. 尿道炎   E. 慢性前列腺炎

(四)简答题

1. 葡萄球菌、链球菌在引起局部化脓性感染时各有何特点,为什么?

2. 金黄色葡萄球菌有哪些主要生物学特性?

3. 淋球菌的感染方式及所致疾病如何?

4. 葡萄球菌的主要致病因素及所致疾病有哪些?

5. 链球菌的主要致病因素及所致疾病有哪些?

三、测试题答案

(一)名词解释

见教材。

(二)填空题

1. SPA   血浆凝固酶

2. 色素   生化反应

3. IgG   Fc

4. 脑膜炎球菌   淋球菌

5. 葡萄球菌

6. 血浆凝固酶

7. 肺炎链球菌   脑膜炎球菌   淋球菌

8. 食物中毒   假膜性肠炎   烫伤样皮肤综合征   毒性休克综合征

9. 淋病奈瑟菌

10. 甲型溶血性链球菌   乙型溶血性链球菌   丙型链球菌

11. 内毒素   菌毛   荚膜

12. 肾形   中性粒细胞   阴性

13. 葡萄球菌属

14. 透明质酸酶　　链激酶　　链道酶

15. 性接触　　淋病

(三)选择题

【A 型题】

1. E	2. B	3. E	4. C	5. D	6. A	7. C	8. A	9. D
10. B	11. B	12. D	13. A	14. D	15. C	16. A	17. C	18. B
19. E	20. C	21. D	22. E	23. A	24. A	25. D	26. D	27. D
28. B	29. E	30. E	31. B	32. C				

【X 型题】

1. ACD　　2. ABCDE

(四)简答题

见教材。

（吕瑞芳）

第十四章 呼吸道感染细菌

一、重点难点内容

呼吸道感染细菌是指通过呼吸道侵入人体,引起呼吸道局部或呼吸道以外组织器官病变的细菌。主要包含结核分枝杆菌、白喉棒状杆菌、百日咳鲍特菌、流感嗜血杆菌、嗜肺军团菌等。

(一)分枝杆菌属

分枝杆菌属细菌细胞壁含有大量类脂,一般不容易着色,若经加温延长染色时间而着色后,能抵抗强脱色剂盐酸酒精的脱色,故又称为抗酸杆菌。

1. 结核分枝杆菌经抗酸染色后呈红色,为抗酸阳性;营养要求高,生长慢,2~4 周后才出现菜花样粗糙菌落;对湿热、紫外线、酒精等较敏感,而对干燥、酸、碱和某些染料抵抗力较强。结核分枝杆菌不产生内、外毒素,其致病性可能与细菌在组织细胞内大量繁殖引起炎症,菌体成分和代谢产物的毒性以及机体对菌体成分产生的免疫损伤有关;感染方式多样,以经呼吸道感染引起肺结核最常见,并有原发感染和原发后感染两种表现。抗结核的免疫为带菌免疫或称感染免疫,即只有当结核分枝杆菌或其组分存在体内时才有免疫力。结核分枝杆菌为胞内寄生菌,其免疫是以细胞免疫为主,在对机体产生保护作用的同时,也有迟发型超敏反应产生,二者均为 T 细胞介导的结果。

结核菌素试验是应用结核菌素进行皮肤试验,来检测受试者对结核分枝杆菌是否有迟发型超敏反应的一种试验。阳性反应代表曾感染过结核菌,同时也有细胞免疫。阴性结果则反之,但可有假阴性反应。本法用于选择卡介苗接种或补种对象,辅助诊断婴幼儿结核病,在未种卡介苗的人群中作结核菌感染的流行病学调查以及测定肿瘤病人细胞免疫功能等方面。

检测结核分枝杆菌时,将病人的各种标本直接涂片、或集菌处理后涂片后抗酸染色,或接种改良罗氏培养基培养后进一步鉴定,并作药物敏感实验,以选择敏感药物,提高疗效。防治原则为发现和治疗痰菌阳性者;新生儿接种卡介苗。

2. 麻风分枝杆菌形态、染色性与结核分枝杆菌相似。细长、略带弯曲,常呈束状排列,抗酸染色阳性。麻风分枝杆菌在体外人工培养至今仍未成功。本菌经皮肤、黏膜侵入人体,所致疾病为麻风。临床上可分为结核样型和瘤型,前者免疫力较强,不侵犯内脏,传染性低;后者免疫力低,可侵犯内脏,传染性强。定期普查,早期发现病人,及早隔离治疗等是目前主要的防治方法。

(二)白喉棒状杆菌

白喉棒状杆菌为革兰染色阳性、细长微弯的杆菌,一端或两端膨大呈棒状,有明显的异染颗粒,是引起白喉的病原菌。该菌其致病因素主要为白喉外毒素,能抑制敏感细胞蛋白质的合成,引起局部细胞坏死,白细胞及纤维素渗出,形成灰白色膜状物,称为假膜。假膜脱落可引起呼吸道阻塞,导致呼吸困难或窒息,是白喉早期致死的主要原因。外毒素可入血,迅速与敏感组织如周围神经、心肌、肾上腺、肝、肾等结合,引起心肌炎、软腭麻痹、声嘶、肾上腺功能障碍等。约有 2/3 病人在发病后 2 周出现心肌中毒症状,是白喉晚期致死的主要原因。锡克试验可检测人群对白喉的免疫力。目前国内外均用白喉类毒素、白百破三联菌苗进行人工自动免疫。密切接触过白喉病人的易感儿童,应注射白喉抗毒素紧急预防。

(三)百日咳鲍特菌

百日咳鲍特菌为革兰阴性、卵圆形短小杆菌,是引起百日咳的病原菌。致病物质有荚膜、菌毛、内毒素及其他多种生物活性物质,通过飞沫经呼吸道传播,反射性地引起剧烈的连续性咳嗽。病程分为三期:卡他期、痉咳期、恢复期。由于整个病程较长,症状以咳嗽为主,故名百日咳。病后或预防接种后,可获得持久免疫力。特异性预防是注射白百破三联疫苗。

(四)流感嗜血杆菌

流感嗜血杆菌为革兰阴性小杆菌,多数菌株有菌毛,毒力株有荚膜。生长需要 X 和 V 因子。将流感嗜血杆菌与金黄色葡萄球菌在同一血琼脂平板上培养时,因金黄色葡萄球菌能合成 V 因子,可出现离金黄色葡萄球菌越近的流感嗜血杆菌的菌落越大的现象,此现象称为"卫星现象"。其主要致病物质为荚膜、菌毛及内毒素等。原发性感染多见于儿童,常见的有鼻咽炎、喉炎、化脓性关节炎、脑膜炎、心包炎及败血症等。继发性感染多见于成人,常在流感、肺结核等感染后发生。

(五)嗜肺军团菌

嗜肺军团菌为革兰阴性粗短杆菌,有菌毛、端生或侧生鞭毛,有微荚膜。其致病物质为微荚膜、菌毛、毒素和多种酶类。主要通过呼吸道吸入带菌飞沫、气溶胶而感染,可引起军团病。临床有流感样型、肺炎型和肺外感染三种类型。流感样型可出现发热、不适,头痛和肌肉疼痛,预后良好;肺炎型起病急,表现为以肺部感染为主的多器官损害,可导致呼吸衰竭。肺外感染型为继发性感染,当重症军团病发生菌血症时,细菌可散布至全身多部位,如脑、肠、肾、肝、脾等,出现多脏器感染的症状。

二、测试题

(一)名词解释

1. 抗酸杆菌　　　2. 感染免疫　　　3. 卡介苗　　　4. 结核菌素试验

5. 卫星现象

(二)填空题

1. 结核分枝杆菌常用_____染色,呈_____色。

2. 分离培养结核分枝杆菌常用_____培养基,一般_____时间可见菌落生长。

3. 结核分枝杆菌主要的致病物质有_____、_____、_____。

4. 结核分枝杆菌对湿热较敏感,在液体中加热_____℃_____分钟即可死亡。

5. 卡介苗是用_____菌制备而成的_____疫苗。

6. 结核分枝杆菌侵入机体的途径有_____、_____、_____等。

7. 抗结核免疫以_____免疫为主,亦称_____。

8. 最常见的结核病为_____。预防结核病可接种_____。

9. 结核菌素试验所用的试剂有_____和_____两种。

10. 麻风分枝杆菌主要是通过_____和_____两种途径传播。

11. 根据麻风的临床表现和病理变化，可将麻风分为_____型麻风和_____型麻风。

12. 锡克试验阳性结果表明_____，阴性结果表明_____。

13. 白喉早期死亡的主要原因是_____，晚期死亡的主要原因是_____。

(三)选择题

【A型题】

1. 下列结核分枝杆菌的特性不正确的是

A. 抗酸染色呈红色，为抗酸菌　　　　　B. 营养要求高，生长缓慢

C. 耐酸碱，6%硫酸中可存活30分钟　　D. 有毒菌株为光滑型

E. 有毒菌株在液体培养基中呈索状生长

2. 下列细菌中繁殖速度最慢的是

A. 大肠埃希菌　　　　B. 肺炎链球菌　　　　C. A群链球菌

D. 脑膜炎奈瑟球菌　　E. 结核分枝杆菌

3. PPD/OT试验的原理是

A. 毒素抗毒素中和实验　　　　B. 结核菌素的毒性作用

C. Ⅰ型超敏反应　　　　　　　D. Ag-Ab复合物在局部沉积

E. 迟发型超敏反应

4. 结核菌素试验阳性最合理的判断是

A. 正在患结核病　　　　　　B. 结核恢复期

C. 结核隐性感染　　　　　　D. 结核病已治愈

E. 感染过结核或接种过卡介苗

5. 对结核菌素试验阴性的解释正确的是

A. 未受过结核感染，对结核有免疫力

B. 可能是原发感染早期或正患严重结核病

C. 可以诊断患儿正患麻疹

D. 这种结核病病人没有传染性

E. 这种结核病病人病情较轻

6. 肺结核病病人痰抹片可用的助诊方法是

A. 革兰染色法　　　　B. 亚甲蓝染色法　　　　C. 墨汁染色法

D. 镀银染色法　　　　E. 齐-尼氏抗酸染色法

7. 以下最适宜于接种卡介苗的对象是

A. 长期低热、咳嗽，疑为肺结核的患儿　B. 结核菌素试验阴性的细胞免疫缺陷者

C. 结核菌素试验阴性的麻疹患儿　　　　D. 结核菌素试验阴性的健康儿童

E. 结核菌素试验阳性的健康儿童

8. 属抗酸菌的细菌是

A. 幽门螺杆菌　　　　B. 百日咳杆菌　　　　C. 麻风分枝杆菌

D. 流感嗜血杆菌　　　　　　E. 炭疽杆菌

9. 白喉棒状杆菌的致病作用,**错误**的是

A. 通过呼吸道感染　　　　　　　　　B. 在局部繁殖,细菌不入血

C. 主要致病因素为白喉毒素　　　　　D. 白喉毒素可引起局部细胞坏死

E. 白喉毒素一般不入血

10. 流感嗜血杆菌首先从何种病人鼻咽部分离出来

A. 化脓性扁桃体炎　　　　B. 流行性感冒　　　　C. 肺炎

D. 脑膜炎　　　　　　　　E. 支气管哮喘

11. 何种种微生物分离成功后,才明确流感嗜血杆菌是患流感时继发感染的病原菌

A. 副流感嗜血杆菌　　　　B. 流感病毒　　　　C. 副流感病毒

D. 溶血性嗜血杆菌　　　　E. 冠状病毒

12. 与金葡菌在血琼脂平板上共同孵育时出现"卫星现象"的细菌是

A. 表皮葡萄球菌　　　　　B. 大肠杆菌　　　　C. 流感嗜血杆菌

D. 百日咳杆菌　　　　　　E. 杜克嗜血杆菌

13. 预防百日咳的主要方法是注射

A. 类毒素　　　　　　　　B. 抗毒素　　　　　C. 减毒活疫苗

D. 白百破三联疫苗　　　　E. 抗生素

【X 型题】

1. 白喉杆菌具有下列特性

A. 革兰阳性杆菌　　　　　　　　　　B. 菌体顶端可膨大呈棒状

C. 有异染颗粒　　　　　　　　　　　D. 在吕氏血清斜面培养基上生长良好

E. 专性厌氧菌

2. 下列细菌中属于胞内寄生菌的有

A. 结核分枝杆菌　　　　　B. 麻风分枝杆菌　　　C. 伤寒杆菌

D. 肺炎杆菌　　　　　　　E. 大肠杆菌

3. 结核分枝杆菌侵入机体的途径有

A. 呼吸道　　　　　　　　B. 消化道　　　　　　C. 破损皮肤

D. 节肢动物叮咬　　　　　E. 直接接触

4. 结核菌素试验为阳性反应,表明机体

A. 已感染过结核分枝杆菌　　　　　　B. 接种卡介苗成功

C. 对结核分枝杆菌有迟发型超敏反应　D. 对结核分枝杆菌发生Ⅲ型超敏反应

E. 对结核分枝杆菌有一定的特异免疫力

5. 结核菌素试验的意义是

A. 确定预防接种卡介苗的对象　　　　B. 判断卡介苗接种后的免疫效果

C. 作为婴幼儿结核病的辅助诊断　　　D. 测定肿瘤病人的细胞免疫功能

E. 了解在未接种卡介苗的人群中感染结核病的流行病学调查

(四)问答题

1. 简述结核菌素试验的原理,解释试验结果,有什么实际应用?

2. 简述抗酸染色法的操作步骤及实际应用?

三、测试题答案

(一)名词解释

1. 抗酸杆菌 分枝杆菌属细菌细胞壁含有大量类脂,一般不容易着色,若经加温延长染色时间而着色后,能抵抗强脱色剂盐酸酒精的脱色,故又称为抗酸杆菌。

2. 感染免疫 常见于某些胞内寄生菌的感染(例如结核分枝杆菌),机体特异性免疫的建立与维持有赖于病原菌在体内的存在,一旦体内病原菌消失,免疫力也随之消失。故这种免疫称感染免疫或有菌免疫。

3. 卡介苗 是将有毒力的牛型结核分枝杆菌在含胆汁、甘油和马铃薯的培养基中,经过 230 次移种,历时 13 年所获得的减毒活疫苗。预防接种后可使人获得对结核分枝杆菌的免疫。

4. 结核菌素试验 结核菌素试验是应用结核菌素进行皮肤试验,来检测受试者对结核分枝杆菌是否有迟发型超敏反应的一种试验。

5. 卫星现象 将流感嗜血杆菌与金黄色葡萄球菌在血平板上共同培养时,由于后者能合成 V 因子,故在金黄色葡萄球菌菌落周围的流感嗜血杆菌菌落较大,此称为卫星现象。

(二)填空题

1. 抗酸 红色
2. 罗氏 2~4 周
3. 荚膜 脂质 蛋白质
4. 62~63℃ 15
5. 牛型结核分枝杆菌 减毒活
6. 呼吸道 消化道 破损的皮肤黏膜
7. 细胞 感染免疫或有菌免疫
8. 肺结核 卡介苗
9. 旧结核菌素(OT) 纯蛋白衍生物(PPD)
10. 呼吸道 密切接触
11. 瘤 结核样
12. 机体对白喉无免疫力 机体对白喉有免疫力
13. 假膜脱落阻塞气管 心肌损伤

(三)选择题

【A 型题】

1. D   2. E   3. E   4. E   5. B   6. E   7. D   8. C   9. E
10. B   11. B   12. D   13. E

【X 型题】

1. ABCD   2. ABC   3. ABC   4. BCE   5. ABCDE

(四)问答题

1. 结核菌素试验原理属于迟发型超敏反应。局部出现红肿硬结直径>5mm 者为阳性,表明机体曾感染过结核分枝杆菌或已建立迟发型超敏反应,同时也有细胞免疫;局部无红肿硬结或红肿硬结<5mm 者为阴性,表明机体未曾感染过结核分枝杆菌,对结核无细胞免疫;

局部红肿硬结＞15mm者为强阳性反应,表明可能有活动性结核,应进一步追查病灶。

应用:①选择卡介苗接种对象及免疫效果的测定,若结核菌素试验阴性则应接种卡介苗,接种后若结核菌素试验已转阳,表明已产生免疫力。②作为婴幼儿结核病的辅助诊断。③在未接种卡介苗的人群中作结核分枝杆菌感染的流行病学调查。④用于测定肿瘤病人等的细胞免疫功能。

2. 抗酸染色方法是 涂片,干燥,固定后,按以下步骤进行染色。

(1)初染:滴加苯酚复红液于涂片上,染色10分钟或蒸染5分钟后,水洗。

(2)脱色:滴加3%盐酸酒精脱色,直至无明显颜色脱出为止,水洗。

(3)复染:滴加碱性亚甲蓝液复染1分钟后,水洗。

结果:抗酸菌染成红色,细胞及其他细菌染成蓝色。

应用:镜检如发现抗酸杆菌,结合临床症状与标本来源,可作出结核、麻风等疾病的诊断。

(胡生梅)

第十五章 消化道感染细菌

一、重点难点内容

(一)埃希菌属

1. 生物学性状　革兰阴性杆菌,多数菌株有周鞭毛和菌毛。兼性厌氧,生化反应活泼,能分解多种糖类,产酸产气。在肠道鉴别培养基如 SS 平板上生长时,因分解乳糖产酸而使菌落着色。主要有 O、H 和 K 三种抗原,是血清学分型的基础。在粪便、土壤和水中可存活数天,胆盐和煌绿等染料对其有抑制作用。

2. 致病性

(1)致病物质:黏附素包括定植因子抗原Ⅰ、Ⅱ、Ⅲ,集聚黏附菌毛Ⅰ和Ⅲ,以及紧密黏附素等。外毒素包括不耐热肠毒素、耐热肠毒素、志贺毒素Ⅰ和Ⅱ等。

(2)所致疾病:①肠外感染:多数大肠埃希菌在肠道内不致病,但移位至肠道外的组织或器官则可引起肠外感染,其中以泌尿系统感染和化脓性感染最为常见;②肠道内感染:某些血清型大肠埃希菌可引起人类肠道内感染,根据其致病机制分为五种(表 15-1)。

表 15-1　致病性大肠埃希菌

菌株	作用部位	疾病与症状	致病机制
肠产毒型大肠埃希菌	小肠	旅游者腹泻,婴幼儿腹泻;水样便,恶心,呕吐,腹痛,低热	产生 LT 和 ST 肠毒素,导致肠液大量分泌于肠腔
肠侵袭型大肠埃希菌	大肠	水样便,继以少量血便,腹痛,发热	质粒介导侵袭和破坏结肠黏膜上皮细胞,导致炎症和溃疡
肠致病型大肠埃希菌	小肠	婴儿腹泻;水样便,恶心,呕吐,发热	质粒介导黏附和破坏肠黏膜上皮细胞绒毛结构,导致吸收受损和腹泻
肠出血型大肠埃希菌	大肠	水样便,继以大量出血,剧烈腹痛,可引起儿童急性肾衰及溶血性尿毒综合征	溶源性噬菌体编码志贺毒素,引起血性腹泻
肠集聚型大肠埃希菌	小肠	婴儿腹泻;持续性水样便,呕吐,脱水,低热	质粒介导集聚性黏附上皮细胞,阻止液体吸收

(二)志贺菌属

1. 生物学性状　革兰阴性杆菌,无荚膜,无芽胞,无鞭毛,但有菌毛。营养要求不高,分解葡萄糖产酸不产气,大多数志贺菌不发酵乳糖(除宋内志贺菌外)。有 O 抗原和 K 抗原,根据 O 抗原将志贺菌分为 4 群和 40 多个血清型。抵抗力弱,对酸敏感,在粪便中由于其他细菌产酸,可在数小时内死亡。

2.致病性

(1)致病物质

1)侵袭力:借助菌毛黏附在回肠末端和结肠黏膜上皮细胞表面,并侵入黏膜固有层内形成感染灶。

2)内毒素:破坏肠黏膜,形成炎症、溃疡,出现脓血便;作用于肠壁自主神经,导致腹痛、里急后重等症状。

3)外毒素:志贺毒素具有神经毒性、细胞毒性和肠毒性作用,可引起神经麻痹、细胞坏死和水样腹泻。

(2)所致疾病:引起细菌性痢疾,传染源是病人和带菌者,主要经粪-口途径传播。临床上急性菌痢起病急促且症状明显,有发热、腹痛、腹泻、脓血黏液便和里急后重等,病程超过二个月转为慢性菌痢。儿童多见中毒性菌痢,主要表现为明显的全身中毒症状。感染后有短暂的免疫力,但维持时间短,很不稳定,各型之间缺乏交叉免疫。

(三)沙门菌属

1.生物学性状　革兰阴性杆菌,有周鞭毛,无芽胞,一般无荚膜,多数有菌毛。营养要求不高,在 SS 培养基上因不分解乳糖而形成无色半透明的光滑菌落。多数沙门菌可发酵葡萄糖产酸产气(除伤寒沙门菌不产气外)。抗原结构复杂,可分为 O 抗原、H 抗原和 Vi 抗原。抵抗力不强,但在水中可生存 2～3 周,粪便中可活 1～2 个月,对胆盐、煌绿等染料抵抗力强。

2.致病性

(1)致病物质:借菌毛吸附于小肠黏膜上皮细胞表面,被吞噬细胞吞噬,但不被杀死,并可在吞噬细胞内生长繁殖。有较强的内毒素,某些沙门菌如鼠伤寒沙门菌还能产生肠毒素。

(2)所致疾病

1)肠热症:即伤寒与副伤寒,由伤寒沙门菌和甲型副伤寒沙门菌、肖氏沙门菌、希氏沙门菌引起。沙门菌经口进入小肠后,随淋巴液经胸导管进入血流引起第一次菌血症,病人出现发热、不适、全身疼痛等前驱症状,细菌随血流扩散至肝、脾、胆囊、肾和骨髓等器官,大量繁殖后再次进入血流造成第二次菌血症,此时病人持续高热、出现相对缓脉、肝脾肿大、玫瑰疹等全身中毒症状。严重者可发生肠出血或穿孔等并发症。

2)食物中毒:是最常见的沙门菌感染。主要由鼠伤寒沙门菌、肠炎沙门菌、猪霍乱沙门菌等引起。

3)败血症:多由猪霍乱沙门菌、希氏沙门菌、鼠伤寒沙门菌、肠炎沙门菌引起。多见于儿童和免疫力低下的成人。

(四)霍乱弧菌

1.生物学性状　呈弧形或逗点状,革兰染色阴性,有单鞭毛,运动活泼,有菌毛,无荚膜,不形成芽胞。取病人米泔水样便作悬滴观察,可见细菌呈穿梭样运动。兼性厌氧,营养要求不高,耐碱不耐酸。有耐热的 O 抗原和不耐热的 H 抗原,根据 O 抗原不同可将霍乱弧菌分为 155 个血清群,其中 O1 群、O139 群引起霍乱。对热及一般消毒剂敏感,在正常胃酸中仅存活 4 分钟。

2.致病性

(1)致病物质:①借助活泼的鞭毛运动穿过肠黏膜表面的黏液层,然后依靠普通菌毛黏附于肠黏膜上皮细胞;②霍乱肠毒素是目前已知的致泻毒素中最强的毒素,由 1 个 A 亚单位与 5 个相同 B 亚单位组成。B 亚单位能与肠黏膜上皮细胞 GM1 神经节苷脂受体结合,使 A 亚单位进入细胞,作用于细胞内的腺苷酸环化酶,使 cAMP 浓度增高,导致水和电解质等肠液分泌增加。

(2)所致疾病:引起烈性肠道传染病霍乱。传染源是病人或带菌者,主要通过污染的水源或食物经口感染。出现剧烈的腹泻及呕吐,腹泻物呈米泔水样,病人出现严重的脱水、代谢性酸中毒和电解质紊乱,也可因肾功能衰竭、休克死亡。

病后可获得牢固免疫力,以体液免疫为主,再感染者少见。

(五)副溶血性弧菌

一种嗜盐性细菌,是我国沿海地区食物中毒最常见的病原菌。该菌呈弧状、杆状、丝状等多种形态。革兰染色阴性,有鞭毛,嗜盐生长,不耐热,不耐酸。能产溶血素,细菌的致病力与其溶血能力呈平行关系。

该菌引起的食物中毒多发生于夏秋季,多系食入烹饪不当的海产品或盐腌制品所致。潜伏期为 5～72 小时,病人有腹痛、腹泻、呕吐和低热等症状,粪便多为水样,少数为血水样。病程较短,恢复较快,病后免疫力不强,可重复感染。

(六)幽门螺杆菌

革兰阴性,弯曲成弧形、S 形或海鸥状。菌体一端或两端可有多根鞭毛,运动活泼。微需氧,营养要求高,培养时需要动物血液或血清,生长缓慢,生化反应不活泼,不分解糖类,过氧化氢酶和氧化酶阳性。快速尿素酶实验是鉴定该菌的主要依据之一。

幽门螺杆菌传染源主要是人,传播途径是粪-口途径,在胃炎、胃溃疡病人的胃黏膜中检出率高达 80% 以上,也与胃腺癌或胃淋巴瘤的发生密切相关。致病物质和致病机制尚有待阐明,可能是多种因素如鞭毛、黏附素、尿素酶、蛋白酶等协同作用的结果。

(七)其他细菌

1. 弯曲菌属对人类致病的主要是空肠弯曲菌,形态细长,呈逗点状、S 形、一端或两端具有单鞭毛,运动活泼,无芽胞,无荚膜。微需氧,营养要求高,生化反应不活泼,不发酵糖类,抵抗力弱。最常引起人类细菌性胃肠炎,人通过接触禽类和病人粪便,或通过污染的食物和水源感染。5 岁以下儿童的发病率最高,夏秋季多见。主要症状为腹泻和痉挛性腹痛,血便或果酱样便,伴有头痛、全身不适、发热,有自限性,病程 1 周左右。

2. 变形杆菌属具有明显多形性,无荚膜,有周身鞭毛和菌毛,运动活泼。营养要求不高,在固体培养基上呈迁徙生长现象。能迅速分解尿素。普通变形杆菌可用于外斐实验辅助诊断立克次体病。为人体正常菌群,但在一定条件下可成为条件致病菌,是仅次于大肠埃希菌引起泌尿系统感染的主要病原菌。还可分解尿素产氨,使尿液 pH 增高,促进肾结石和膀胱结石的形成。此外,有些菌株还可引起腹膜炎、败血症和食物中毒等疾病。

二、测试题

(一)名词解释

1. Vi 抗原　　　　2. 外斐实验

(二)填空题

1. 沙门菌引起的人类疾病有_____、_____和_____。

2. 致泻毒素中毒性最强的毒素是_____。

3. 变形杆菌在固体培养基上呈_____生长现象。

4. 我国沿海地区食物中毒最常见的病原菌_____。

5. 霍乱肠毒素的毒性亚单位是_____,结合亚单位是_____。

6. 大肠埃希菌的抗原构造主要有_____、_____和_____。

(三)选择题

【A 型题】

1. 鉴别肠道致病菌与非致病菌,经常选用

A. 吲哚实验　　　　　B. 菊糖发酵试验　　　　C. 乳糖发酵试验

D. 葡萄糖发酵试验　　　E. 甘露醇发酵试验

2. 可引起人类肠外感染的大肠埃希菌是

A. 肠产毒性大肠杆菌　　B. 肠致病性大肠杆菌　　C. 肠侵袭性大肠杆菌

D. 肠出血性大肠杆菌　　E. 普通大肠杆菌

3. 下列无动力的细菌是

A. 霍乱弧菌　　B. 伤寒沙门菌　　C. 大肠埃希菌　　D. 痢疾志贺菌　　E. 变形杆菌

4. 为胞内寄生菌的肠道杆菌是

A. 变形杆菌　　　　　B. 肺炎杆菌　　　　　C. 伤寒沙门菌

D. 大肠埃希菌　　　　E. 志贺痢疾杆菌

5. 最常见的沙门菌感染是

A. 腹泻　　　　　　　B. 肠热症　　　　　　C. 食物中毒性肠炎

D. 败血症　　　　　　E. 菌血症

6. 在致病过程中,可引起两次菌血症的细菌是

A. 霍乱弧菌　　　　　B. 伤寒沙门菌　　　　C. 脑膜炎球菌

D. 痢疾志贺菌　　　　E. 结核分枝杆菌

7. 具有 Vi 抗原的沙门菌是

A. 伤寒沙门菌　　　　B. 肠炎沙门菌　　　　C. 鼠伤寒沙门菌

D. 甲型副伤寒沙门菌　E. 乙型副伤寒沙门菌

8. 关于霍乱,下述错误的是

A. 为烈性传染病　　　　　　　B. 人类是霍乱弧菌的唯一易感者

C. 经消化道传播　　　　　　　D. 病后可获得短暂免疫力

E. 免疫力主要是 SIgA 的作用

9. 关于霍乱肠毒素,下述正确的是

A. 为耐热内毒素　　　B. 为耐热外毒素　　　C. 由 A、B 两个亚单位组成

D. A 亚单位与细胞受体结合　E. B 亚单位进入细胞发挥毒性作用

10. 与胃溃疡有关的细菌是

A. 空肠弯曲菌　　　　B. 志贺菌　　　　　　C. 幽门螺杆菌

D. 变形杆菌　　　　　E. 副溶血性弧菌

【X 型题】

1. 志贺外毒素具有的生物学活性有

A. 细胞毒性　　　B. 神经毒性　　　　C. 肠毒性　　　　D. 凝血性　　　　E. 溶血性

2. 痢疾志贺菌的致病物质有

A. 菌毛　　　　　B. 鞭毛　　　　　　C. 内毒素　　　　D. 外毒素　　　　E. 侵袭性酶

3. 对人和动物均有致病性的沙门菌有

A. 伤寒沙门菌　　　　　　　B. 肠炎沙门菌　　　　　　　C. 鼠伤寒沙门菌

D. 猪霍乱沙门菌　　　　　　E. 甲型副伤寒沙门菌

4. 能引起败血症的有

A. 大肠杆菌　　　B. 肠炎沙门菌　　C. 痢疾杆菌　　D. 变形杆菌　　E. 绿脓杆菌

5. 关于副溶血弧菌的致病性,下述正确的是

A. 常因食入未煮熟的海产品而感染　　　　B. 潜伏期均为 2 天

C. 主要致病物质是耐热溶血毒素　　　　　D. 主要症状为腹痛、腹泻、呕吐、发热等

E. 病后可获得牢固免疫力

(四)问答题

1. 简述霍乱弧菌的致病过程。

2. 简述伤寒菌血症的产生过程及病情变化。

3. 简述痢疾杆菌的致病性。

三、测试题答案

(一)名词解释

1. Vi 抗原　是存在于新从病人标本中分离的伤寒沙门菌和丙型副伤寒沙门菌的表面,能阻抑 O 抗原与相应抗体发生凝集反应,一般认为与毒力有关。Vi 抗体随细菌被清除而消失,故测定 Vi 抗体有助于检出带菌者。

2. 外斐实验　变形杆菌 X_2、X_{19} 和 X_K 菌株的 O 抗原与立克次体有共同抗原组分,故可用来代替立克次体抗原与病人血清进行交叉凝集反应,称为外斐实验(Weil-Felix test),用以辅助诊断立克次体病。

(二)填空题

1. 肠热症　　食物中毒　　败血症

2. 霍乱肠毒素

3. 迁徙

4. 副溶血性弧菌

5. A 亚单位　　B亚单位

6. 菌体 O 抗原　　鞭毛 H 抗原　　包膜 K 抗原

(三)选择题

【A 型题】

1. C　　2. E　　3. D　　4. C　　5. C　　6. B　　7. A　　8. D　　9. C

10. C

【X 型题】

1. ABC　　2. ACD　　3. BCD　　4. ABDE　　5. ACD

(四)问答题

1. 简述霍乱弧菌的致病过程。

霍乱弧菌通过污染的水源和食物,经口感染。该菌到达小肠后,靠鞭毛的活泼运动,穿过黏液层,靠菌毛黏附于肠黏膜表面并迅速繁殖,产生肠毒素。霍乱弧菌本身并不侵入肠上皮细胞,也不入血,而是霍乱肠毒素作用于肠黏膜细胞。该毒素的 B 亚单位与肠黏膜上皮细胞的神经节苷脂(GM1)受体结合,毒素的 A 亚单位进入细胞,作用于腺苷酸环化酶,催化 ATP 转化为 cAMP。cAMP 作用于肠黏膜细胞,使其主动分泌钠、钾、碳酸离子及水,导致剧烈的呕吐和腹泻。水分大量的丢失,会造成血容量明显减少,微循环衰竭。电解质丢失,会造成肌肉痉挛、电解质失调和代谢性酸中毒。病人可以因肾衰竭和休克而死亡。

2. 简述伤寒菌血症的产生过程及病情变化。

病菌随污染的水、食物等进入消化道后,穿越小肠黏膜上皮细胞到达固有层的淋巴结,在该处迅速被巨噬细胞吞噬并在其胞质中继续生长繁殖。部分细菌通过淋巴液到达肠系膜淋巴结大量繁殖,经胸导管进入血流引起第一次菌血症。病人出现发热、不适、全身疼痛等前驱期症状。细菌随血流进入肝、脾、肾、胆囊、骨髓等器官并在其中繁殖,被所在器官中吞噬细胞吞噬的细菌再次入血造成第二次菌血症。此时症状明显,持续高热,相对缓脉,肝脾肿大,全身中毒症状明显,皮肤出现玫瑰疹,外周血白细胞下降。胆囊中一部分细菌通过胆汁进入肠道,随粪便排出体外,另一部分又再次侵入肠壁淋巴组织,使已致敏的组织发生超敏反应,导致局部坏死和溃疡,严重的有出血或肠穿孔并发症。肾中的细菌可随尿排出。以上病变在疾病的第 2～3 周出现,若无并发症,自第 3 周以后病情开始好转。

3. 简述痢疾杆菌的致病性。

痢疾杆菌引起细菌性痢疾。传染源是病人和带菌者,主要通过粪-口途径传播。致病物质包括菌毛、内毒素和外毒素。临床表现有:

(1)急性菌痢:起病急促且症状明显,有发热、腹痛、腹泻、脓血黏液便和里急后重等。

(2)中毒性:小儿多见,无明显消化道症状,主要表现为明显的全身中毒症状。这是由于内毒素迅速吸收入血,造成机体微循环障碍,导致休克、DIC、重要器官功能衰竭、脑水肿等,死亡率高。

(3)慢性菌痢:病程超过 2 个月者即属慢性。病人反复发作,迁延不愈。急性期治疗不当、免疫功能低下者易患慢性菌痢。

(蒋莉莉)

第十六章 厌氧性细菌

一、重点难点内容

厌氧性细菌是指是一群必须在无氧环境下才能生长繁殖的细菌。根据菌体能否形成芽胞,可将厌氧菌分为厌氧芽胞梭菌和无芽胞厌氧菌两大类。

(一)破伤风梭菌

1. 生物学性状　芽胞呈圆形,比菌体粗,位于菌体顶端,使细菌呈鼓槌状,为本菌典型特征。

2. 致病性

(1)致病条件:伤口局部形成厌氧微环境。

(2)致病物质:破伤风痉挛毒素。

(3)致病机制:破伤风梭菌的芽胞侵入伤口,在厌氧微环境下发芽繁殖,分泌破伤风痉挛毒素,经淋巴、血流或外周神经末稍沿轴索逆行向上,到达脊髓前角细胞和脑干,阻止抑制性神经介质的释放,导致屈肌、伸肌同时强烈收缩,骨骼肌出现强直性痉挛。

(4)所致疾病:引起破伤风,典型临床表现为苦笑面容、牙关紧闭和角弓反张。

(二)产气荚膜梭菌

1. 生物学性状　芽胞呈椭圆形,直径小于菌体横径,位于菌体的次级端。用牛奶培养基培养过程中产生"汹涌发酵"现象。

2. 致病性

(1)致病物质为外毒素、侵袭性酶。

(2)所致疾病:①气性坏疽:大多由 A 型产气荚膜梭菌引起;②食物中毒:致病因子为肠毒素;③坏死性肠炎:由 C 型菌株污染食品所致。

(三)肉毒梭菌

1. 生物学性状　芽胞呈椭圆形,比菌体粗,位于次极端,使菌体呈网球拍状。

2. 致病性

(1)致病物质:肉毒毒素是已知毒性最强的外毒素,为嗜神经毒素,可阻碍乙酰胆碱的释放,导致肌肉出现迟缓性麻痹。

(2)所致疾病:①食物中毒;②婴儿肉毒中毒;③创伤感染中毒。

(四)艰难梭菌

1. 生物学性状　芽胞呈卵圆形,位于菌体的次极端。

2. 致病性

(1)致病物质:产生 A、B 两种毒素。

(2)所致疾病:①假膜性肠炎;②抗生素相关性腹泻。

(五)无芽胞厌氧菌

1. 生物学性状　广泛存在于人和动物体内,是正常菌群中的优势菌群,包括革兰阳性和革兰阴性的球菌和杆菌。

2. 致病性　无芽胞厌氧菌感染无特定病型,引起的感染可累及全身各种器官和组织。

二、测　试　题

(一)名词解释

1. 厌氧性细菌　　　　　　2. 汹涌发酵

(二)填空题

1. 引起破伤风的主要致病物质是_____。

2. 产气荚膜梭菌的芽胞位于菌体的次极端,直径_____菌体。

3. 产气荚膜梭菌在牛奶培养基中可以产生_____现象。

4. 肉毒梭菌主要通过_____感染,引起以_____为主要症状的肉毒中毒。

5. 肉毒梭菌的芽胞位于菌体的次极端,直径_____菌体,使菌体呈_____状。

6. 目前已知毒性最强的生物毒素是_____。

7. 艰难梭菌可引起抗生素相关_____和_____肠炎。

(三)选择题

【A 型题】

1. 厌氧芽胞梭菌对外界因素抵抗力强是因为有

A. 荚膜　　　　B. 芽胞　　　　C. 鞭毛　　　　D. 菌毛　　　　E. 内毒素

2. 破伤风梭菌的致病条件为

A. 菌群失调　　　　　　B. 机体无免疫力　　　　　　C. 伤口处存在厌氧微环境

D. 繁殖体污染伤口　　　E. 芽胞污染伤口

3. 产气荚膜梭菌除可引起气性坏疽外,还可引起

A. 食物中毒　　B. 肺炎　　　　C. 败血症　　　D. 尿道炎　　　E. 以上都不是

4. 能引起食物中毒,但很少有消化道症状的细菌是

A. 金黄色葡萄球菌　　　B. 副溶血性弧菌　　　　C. 肠炎沙门菌

D. 肉毒梭菌　　　　　　E. 产气荚膜梭菌

5. 关于破伤风痉挛毒素的特性,叙述正确的是

A. 属神经毒素　　　　　B. 属肠毒素　　　　　　C. 属细胞毒素

D. 仅作用于外周神经　　E. 毒性不强

6. 产气荚膜梭菌可分为多个血清型,对人致病的主要为

A. E 型　　　　B. D 型　　　　C. C 型　　　　D. B 型　　　　E. A 型

7. 关于肉毒毒素的作用机制,叙述正确的是

A. 使脑神经和外周神经兴奋性增加　　　B. 使自主神经兴奋性增加

C. 使自主神经兴奋性麻痹　　　　　　　D. 阻碍乙酰胆碱的释放

E. 释放抑制性神经介质

8. 血平板上可形成双层溶血环的细菌是

A. 产气荚膜梭菌　　　　B. 肉毒梭菌　　　　　　C. 炭疽杆菌

D. 白喉杆菌　　　　　　　　　E. 鼠疫杆菌

9. 在人体肠道正常菌群中,占绝对优势的是

A. 链球菌　　　　　　　B. 大肠杆菌　　　　　　　C. 变形杆菌

D. 白色念珠菌　　　　　E. 无芽胞厌氧菌

10. 在无芽胞厌氧菌感染中,最常见的是

A. 消化链球菌　B. 脆弱类杆菌　C. 丙酸杆菌　　D. 梭状杆菌　　E. 双歧杆菌

【X 型题】

1. 下列属于专性厌氧菌的是

A. 炭疽芽胞杆菌　　　　B. 肉毒梭菌　　　　　　　C. 白喉棒状杆菌

D. 肺炎链球菌　　　　　E. 脆弱类杆菌

2. 厌氧芽胞梭菌属致病菌

A. 革兰染色阳性　　　　B. 无荚膜　　　　　　　　C. 产生外毒素,致病性强

D. 引起外源性感染　　　E. 治疗需应用抗毒素和抗生素

3. 关于破伤风抗毒素,下列正确的是

A. 可抑制破伤风梭菌生长

B. 可中和游离外毒素的毒性作用

C. 可中和与细胞结合的外毒素的毒性作用

D. 可用类毒素免疫的动物血清制备

E. 可用于特异性治疗破伤风

4. 有关产气荚膜梭菌的叙述,正确的是

A. 革兰阳性,粗大杆菌　　　　　　　B. 重要生化特性之一是汹涌发酵

C. 致病条件仅见于深而窄的伤口　　　D. 具有强大的侵袭力

E. 是气性坏疽的主要病原菌

5. 无芽胞厌氧菌的共同特点中,**不包括**

A. 是人体的正常菌群　　　　　　　　B. 抵抗力强

C. 需作细菌分离培养才能确诊　　　　D. 治疗需采用抗生素

E. 革兰染色阳性

(四)简答题

简述破伤风梭菌的致病条件及致病机制。

三、测试题答案

(一)名词解释

1. 厌氧性细菌是一群必须在无氧环境下才能生长繁殖的细菌。根据菌体能否形成芽胞,可将厌氧菌分为厌氧芽胞梭菌和无芽胞厌氧菌两大类。

2. 产气荚膜梭菌在牛乳培养基中分解乳糖产酸,使酪蛋白凝固,同时产生大量气体可将凝固的酪蛋白冲成蜂窝状,气势凶猛,称做汹涌发酵。

(二)填空题

1. 破伤风痉挛毒素

2. 小于

3. 汹涌发酵

4. 消化道　　肌肉麻痹

5. 大于　　网球拍

6. 肉毒毒素

7. 腹泻　　假膜性

(三)选择题

【A 型题】

1. B　　2. C　　3. A　　4. E　　5. A　　6. E　　7. D　　8. A　　9. E

10. B

【X 型题】

1. BE　2. ACDE　3. BDE　4. ABDE　5. BE

(四)问答题

见本章重点难点内容。

(程丹丹)

第十七章 动物源性细菌

一、重点难点内容

动物源性细菌是以动物为传染源，能引起动物和人类发生人兽共患病的病原菌。主要有布鲁杆菌、炭疽芽胞杆菌、鼠疫耶尔森菌。

(一)布鲁杆菌

1. 生物学性状　革兰阴性、小球杆菌或短杆菌，无芽胞，无鞭毛，有荚膜。专性需氧菌，营养要求较高。含有 A 和 M 两种抗原物质。抵抗力较强，对消毒剂和抗生素敏感。

2. 致病性

(1)致病物质：内毒素、荚膜与侵袭性酶。

(2)所致疾病：①人：波浪热；②家畜：母畜流产。

(二)炭疽芽胞杆菌

1. 生物学性状　革兰阳性，粗大杆菌，是致病菌中最大的细菌，两端平切，呈竹节样排列。有氧条件下易形成芽胞。需氧或兼性厌氧菌，营养要求不高。在明胶培养基中可使表面液化，呈漏斗状，细菌沿穿刺线向四周扩散，呈倒松树状。有荚膜抗原、菌体抗原、保护性抗原三种。繁殖体抵抗力不强，芽胞抵抗力很强，对青霉素类抗生素敏感。

2. 致病性

(1)致病物质：荚膜、炭疽毒素。

(2)所致疾病：①皮肤炭疽——皮肤；②肺炭疽——呼吸道；③肠炭疽——消化道。

(三)鼠疫耶尔森菌

1. 生物学性状　革兰阴性，短杆菌，两极浓染，有荚膜，无鞭毛，无芽胞。陈旧培养物，高盐培养基上呈多形性。在普通培养基上生长形成细小的、黏稠的粗糙型菌落，在肉汤培养基中于 48 小时可形成菌膜，轻摇可呈"钟乳石"状下沉，有诊断意义。对理化因素抵抗力弱，但在自然环境中存活时间很长。

2. 致病性

(1)致病物质：①F1 抗原；②V-W 抗原；③外膜蛋白；④鼠毒素；⑤内毒素。

(2)传播媒介：鼠蚤。

(3)所致疾病：①腺鼠疫：多在腹股沟、腋下和颈部引起急性淋巴结炎，引起水肿、出血、坏死；②肺鼠疫：高热、寒战、咳嗽、胸痛、咯血、呼吸困难、心力衰竭而死亡，死后全身皮肤发黑，又叫"黑死病"；③败血症型鼠疫：高热、休克、DIC、皮肤出血点和瘀斑。

二、测 试 题

(一)名词解释

人兽共患病

(二)填空题

1. 布鲁杆菌感染动物主要引起_____,感染人类可导致_____。

2. 布鲁杆菌是一类革兰染色_____性的短小杆菌,我国流行的主要是_____布鲁杆菌。

3. 布鲁杆菌含有两种抗原物质,即_____和_____,两种抗原量的_____不同可对菌种进行区别。

4. 鼠疫杆菌在肉汤培养液中生长 48 小时后可形成_____,稍加摇动可出现_____状下沉。

5. 人类鼠疫类型有_____、_____、_____。

6. 人类炭疽因侵入途径的不同分为_____、_____和_____三种临床类型。

(三)选择题

【A 型题】

1. 下列属于动物源性细菌的是

A. 麻风分枝杆菌　　　　B. 伤寒沙门菌　　　　C. 布鲁杆菌

D. 破伤风梭菌　　　　　E. 肉毒梭菌

2. 下列归属于自然疫源性传染病的是

A. 白喉　　　　　　　　B. 霍乱　　　　　　　C. 结核

D. 细菌性痢疾　　　　　E. 鼠疫

3. 鼠疫杆菌、炭疽芽胞杆菌、布鲁杆菌三者共同特性是

A. 革兰染色阴性　　　　B. 可感染动物　　　　C. 有芽胞

D. 大多为经皮肤感染　　E. 经昆虫媒介感染

4. 能引起波浪热的病原体是

A. 炭疽芽胞杆菌　　　　B. A 族溶血型链球菌　　C. 布鲁杆菌

D. 疏螺旋体　　　　　　E. 伤寒沙门菌

5. 人类历史上第一个被发现的病原菌是

A. 痢疾杆菌　　　　　　B. 布鲁杆菌　　　　　C. 霍乱弧菌

D. 炭疽芽胞杆菌　　　　E. 鼠疫杆菌

6. 阿氏试验(Ascoli test)用于何种感染的诊断

A. 炭疽　　B. 鼠疫　　　　C. 布鲁杆菌病　D. 结核　　　　E. 麻风

7. 革兰阴性两端浓染的卵圆短杆菌是

A. 布鲁杆菌　　　　　　B. 炭疽芽胞杆菌　　　C. 鼠疫耶氏菌

D. 白喉杆菌　　　　　　E. 霍乱弧菌

8. 鼠疫杆菌的致病物质**不包括**

A. 内毒素　　　　　　　B. F1 抗原和 V-W 抗原　C. 鼠毒素

D. 外膜蛋白　　　　　　E. 菌毛

9. 鼠疫杆菌的传播媒介是

A. 鼠虱　　　　B. 鼠蚤　　　　C. 恙螨　　　　D. 蚊　　　　E. 蜱

10. "黑死病"是用于形容哪种细菌感染的临床表现

A. 炭疽芽胞杆菌　　　　B. 麻风杆菌　　　　C. 布鲁杆菌

D. 钩端螺旋体　　　　E. 鼠疫杆菌

【X 型题】

1. 炭疽芽胞杆菌的主要致病因素有

A. 透明质酸酶　B. 炭疽毒素　　C. 荚膜　　　D. 肠毒素　　E. 内毒素

2. 关于布鲁杆菌下列说法正确的是

A. 革兰阳性短杆菌　　　B. 引起母畜流产　　　C. 引起波状热

D. 我国以牛布鲁杆菌为多见　E. 感染后形成带菌免疫

3. 布鲁杆菌感染人类可通过下列哪种途径

A. 皮肤　　　B. 呼吸道　　C. 消化道　　D. 眼结膜　　E. 血液

4. 布鲁杆菌致病物质包括

A. 外毒素　　B. 内毒素　　　C. 芽胞　　　D. 透明质酸酶　E. 荚膜

5. 炭疽毒素的组成**不包括**

A. 外膜蛋白　　　　B. 菌体多糖抗原　　　　C. 保护性抗原

D. 致死因子　　　　E. 水肿因子

(四)简答题

1. 主要的动物源性细菌有哪些,各引起哪些人兽共患病?

2. 炭疽芽胞杆菌可通过哪些途径感染人体,各引起何种临床类型的炭疽?

三、测试题答案

(一)名词解释

由一种病原菌同时可引起人和动物的某些传染病,称为人兽共患病,其中绝大多数是以动物作为传染源的称为动物源性疾病。

(二)填空题

1. 母畜流产　　波浪热

2. 阴　　牛

3. A 抗原　　M 抗原　　比例

4. 菌膜　　钟乳石

5. 腺鼠疫　　肺鼠疫　　败血症型鼠疫

6. 皮肤炭疽　　肺炭疽　　肠炭疽

(三)选择题

【A 型题】

1. C　　2. E　　3. B　　4. C　　5. D　　6. A　　7. C　　8. E　　9. B

10. E

【X 型题】

1. BC　　2. ACDE　　3. ABCD　　4. BDE　　5. AB

(四)问答题

1. 主要的动物源性细菌有

(1)布鲁杆菌,引起布鲁杆菌病,也称波浪热。

(2)鼠疫杆菌,引起鼠疫。

(3)炭疽杆菌,引起炭疽病。

2. 炭疽芽胞杆菌感染人体的途径主要有

(1)经皮肤破损处感染,引起皮肤炭疽。

(2)经呼吸道吸入炭疽芽胞而感染,引起肺炭疽。

(3)经食入未彻底加热的病畜肉、奶制品而感染,引起肠炭疽。

上述三型均可并发败血症,死亡率极高。

(程丹丹)

第十八章 | 其他原核细胞型微生物

一、重点难点内容

(一)螺旋体

螺旋体是一类细长、柔软、弯曲呈螺旋状、运动活泼的原核细胞型微生物。其基本结构和生物学性状与细菌相似,以二分裂方式繁殖,对抗生素敏感。对人致病的螺旋体主要有钩端螺旋体、梅毒螺旋体及回归热螺旋体等。

1. 钩端螺旋体

(1)生物学特性:螺旋排列细密而规则,一端或两端弯曲呈钩状,常呈 S 或 C 形,故名钩端螺旋体。抵抗力弱,加热 60℃ 1 分钟死亡,0.2% 来苏、1% 苯酚 10～30 分钟即可被杀死。对青霉素敏感。在中性的潮湿土壤中可存活数月,这在传播上有重要意义。

(2)致病性

致病因素:主要是内毒素样物质、溶血素、细胞毒性因子。

感染途径:钩端螺旋体能穿透完整的皮肤、黏膜或其破损处侵入人体。

临床表现:发热、头痛、乏力、全身肌肉酸痛、眼结膜充血、浅表淋巴结肿大、腓肠肌压痛等典型症状。重者可出现黄疸、出血、休克、DIC、心肾功能不全、脑膜炎,甚至死亡。可获得持久病后免疫力。

(3)防治原则:防鼠、灭鼠,做好带菌家畜的管理工作,保护水源;对易感人群接种钩端螺旋体多价疫苗。治疗首选青霉素。

2. 梅毒螺旋体　是梅毒的病原体,梅毒是性传播疾病中危害较严重的一种。

(1)生物学性状:螺旋致密而规则,两端尖直,运动活泼。抵抗力极弱,对冷、热、干燥特别敏感,加热 50℃ 5 分钟或离体后干燥 1～2 小时死亡。血液中 4℃ 放置 3 天后死亡,故血库 4℃冰箱储存 3 天以上的血液无传染梅毒的危险。对常用化学消毒剂敏感,对青霉素、四环素、红霉素或砷剂敏感。

(2)致病性

1)致病因素:可能与其表面的黏多糖和唾液酸有关。

2)感染途径:人是唯一的传染源,主要通过性接触传播,也可经胎盘由母体传染给胎儿,引起先天性梅毒。

3)临床表现:梅毒可分三期。

第一期梅毒:感染后 3 周左右局部出现无痛性硬性下疳,多见于外生殖器,其溃疡渗出物中含有大量梅毒螺旋体,传染性极强。

第二期梅毒:全身皮肤黏膜出现梅毒疹,全身淋巴结肿大,有时亦可累及骨、关节、眼及其他脏器。此期传染性强,但破坏程度较小。

第三期梅毒:亦称晚期梅毒。不仅出现皮肤黏膜溃疡性坏死病灶,而且侵犯内脏器官或组织,严重者10~15年后,引起心血管及中枢神经系统病变。传染性虽小,但破坏性大,病程长,可危及生命。

先天性梅毒:由梅毒孕妇经胎盘传播给胎儿,引起胎儿全身性感染,导致流产、早产或死胎;出生后存活的新生儿常呈现锯齿形牙、间质性角膜炎、先天性耳聋等。

(3)检测方法及防治原则

检测方法:病原学检查常采集下疳渗出液、梅毒疹渗出液或局部淋巴结抽出液等标本检查梅毒螺旋体。

防治原则:加强卫生宣教,严格社会管理,取缔娼妓。早期诊断和彻底治疗病人。治疗首选青霉素,剂量足、疗程够。定期复检,血清抗体转阴为治愈。

3. 其他螺旋体

(1)伯氏疏螺旋体:是莱姆病的病原体,莱姆病是人兽共患性传染病,主要经蜱叮咬动物或人而传播。预防以灭蜱、防蜱叮咬为主,治疗首选青霉素。

(2)回归热螺旋体:是引起人类回归热的病原体。流行性回归热主要通过人体虱传播,地方性回归热主要通过蜱传播。其临床特点为急起急退的高热、周期性反复发作、全身肌肉酸痛、肝脾肿大,重症可出现黄疸和出血倾向。预防以灭虱为主。治疗首选青霉素。

(二)支原体

是一类没有细胞壁、高度多形性、能通过滤菌器、可用人工培养基培养、以二分裂方式繁殖的最小原核细胞型微生物。

1. 肺炎支原体　是原发性非典型肺炎的病原体,主要通过呼吸道传播,大多发生于夏末秋初,以1~15岁人群发病率较高。治疗可用多西环素、红霉素、卡那霉素或庆大霉素等药物。

2. 溶脲脲原体　是人类泌尿生殖道常见的病原体之一,通过性接触传播,引起尿道炎、前列腺炎等泌尿生殖道感染;亦可经胎盘传播引起早产、自然流产、先天畸形、死胎和不孕症等,经产道感染可致新生儿肺炎或脑膜炎。感染者可用四环素类、喹诺酮类药物治疗,但易产生耐药性。

(三)立克次体

是一类严格细胞内寄生的原核细胞型微生物,其生物学性状与细菌类似。立克次体是引起斑疹伤寒、恙虫病、Q热等的病原体。常见的立克次体有普氏立克次体、斑疹伤寒立克次体和恙虫病立克次体。

立克次体对热敏感,加热56℃ 30分钟死亡,0.5%苯酚和来苏5分钟可杀灭,对低温和干燥抵抗力较强,在干虱粪中保持活性2个月左右。对四环素、氯霉素敏感。

主要立克次体的致病及媒介昆虫

病原体	所致疾病	媒介昆虫	储存宿主
普氏立克次体	流行性斑疹伤寒	人虱	人
斑疹伤寒立克次体	地方性斑疹伤	鼠蚤	鼠
恙虫病立克次体	恙虫病	恙螨	鼠

(四)衣原体

是一类严格细胞内寄生、有独特发育周期、能通过细菌滤菌器的原核细胞型微生物。衣原体广泛寄生于人类、哺乳动物及禽类，仅少数能致病。能引起人类疾病的衣原体主要有沙眼衣原体、肺炎衣原体及鹦鹉热衣原体。其中最常见的是沙眼衣原体。

常见三种衣原体性状比较

性状	沙眼衣原体	肺炎衣原体	鹦鹉热衣原体
自然宿主	人和小鼠	人	禽类和低等哺乳动物
所致人类主要疾病	沙眼	肺炎(少儿为主)	肺炎(青少年为主)
	性传播疾病	呼吸道感染	呼吸道感染
	幼儿肺炎		
原体形态	圆、椭圆形	梨形	圆、椭圆形
对磺胺的敏感性	敏感	不敏感	不敏感

二、测 试 题

(一)名词解释

1. 螺旋体　　　　2. 立克次体　　　　3. 衣原体　　　　4. 支原体

(二)填空题

1. 对人有致病作用的螺旋体主要有_____、_____和_____等。

2. 钩端螺旋体的致病物质主要有_____、_____和_____。

3. _____和_____是钩端螺旋体的重要传染源和储存宿主。

4. 梅毒螺旋体是_____的病原体，通过_____或_____传播。_____是梅毒唯一传染源。

5. 梅毒螺旋体抵抗力极弱，对_____、_____和_____均很敏感。

6. 梅毒的梅毒疹是临床_____期梅毒的表现，硬性下疳是临床_____期梅毒的表现。

7. 肺炎支原体通过_____传播，引起_____疾病。

8. 溶脲脲原体主要通过_____传播，引起_____、_____等疾病。

9. 莫氏立克次体的天然储存宿主是_____，以_____为媒介传染给人，引起_____。

10. 流行性斑疹伤寒的病原体是_____，病人血清可与变形杆菌_____发生凝集反应。

(三)选择题

【A 型题】

1. 关于梅毒，下述**错误**的是

A. 病原体是螺旋体　　　　　　　　B. 病后可获得终身免疫

C. 可通过性接触或通过垂直传播　　D. 人是唯一传染源

E. 治疗不及时易成慢性

2. 关于钩端螺旋体，下述**错误**的是

A. 鼠类和猪是主要传染源

B. 病后可获得对同型钩体牢固的免疫力

C. 血中钩体消失后,肾内可存留较长时间

D. 钩体有较强的侵袭力可通过正常或破损皮肤黏膜侵入机体

E. 发病 1 周内可取尿液作为实验室检查的标本

3. 以下病原体抵抗力最弱的是

A. 钩端螺旋体　　　　　B. 梅毒螺旋体　　　　　C. 回归热螺旋体

D. 立克次体　　　　　　E. 真菌

4. 一期梅毒病人,检查病原体应取的标本是

A. 血液　　　　　　　　B. 尿液　　　　　　　　C. 脑脊液

D. 下疳渗出物　　　　　E. 梅毒疹渗出物

5. 关于梅毒螺旋体的致病性与免疫性,下述**错误**的是

A. 人是梅毒的唯一传染源　　　　　B. 致病因素有内外毒素

C. 先天梅毒由母亲胎盘传给胎儿　　D. 后天梅毒的传播途径主要是性接触

E. 机体抗梅毒螺旋体的免疫为传染性免疫

6. 接触疫水疫土而感染的病原微生物是

A. 支原体　　　　　　　B. 衣原体　　　　　　　C. 普氏立克次体

D. 钩端螺旋体　　　　　E. 放线菌

7. 下列微生物不属于严格细胞内寄生的是

A. 病毒　　　B. 立克次体　　　C. 沙眼衣原体　　　D. 肺炎衣原体　　　E. 肺炎支原体

8. 沙眼由以下哪种病原微生物引起

A. 螺旋体　　　B. 立克次体　　　C. 支原体　　　D. 衣原体　　　E. 病毒

9. 原发性非典型肺炎最常见的微生物是

A. 细菌　　　B. 冠状病毒　　　C. 支原体　　　D. 螺旋体　　　E. 肺炎链球菌

10. 下述哪种方法不能杀灭沙眼衣原体

A. 眼科医生的手在 70% 酒精中浸泡 1 分钟

B. 将污染的面盆用 0.5% 的苯酚浸泡 30 分钟

C. 污染的毛巾煮沸 1 分钟

D. 病人用过的毛巾晒干 1 小时

E. 病人用过的器械放冰箱冷冻过夜

【X 型题】

1. 关于钩端螺旋体的生物学性状,下述正确的是

A. 属于密螺旋体　　　　　　　　　B. 一端或两端呈钩状,运动活泼

C. 常用 Korthof 培养基培养　　　　D. 培养时适宜温度为 28℃

E. 在水和土壤中可以存活数月

2. 可引起人兽共患病的螺旋体是

A. 钩端螺旋体　　　　　B. 梅毒螺旋体　　　　　C. 回归热螺旋体

D. 伯氏螺旋体　　　　　E. 奋森螺旋体

3. 下列微生物中,经性接触传播的有

A. 淋病奈氏菌　　B. 梅毒螺旋体　　C. 沙眼衣原体　　D. 溶脲脲原体　　E. 钩端螺旋体

4. 立克次体与细菌的相同点是

A. 有细胞壁　　　　　　　B. 对多种抗生素敏感　　　C. 以二分裂方式繁殖

D. 严格胞内寄生　　　　　E. 可以在普通培养基上生长

5. 下列疾病中,由节肢动物为传播媒介的有

A. 鼠疫　　　　B. 伤寒　　　　C. 钩体病　　　　D. 恙虫病　　　　E. 斑疹伤寒

6. 下列疾病中,由立克次体引起的有

A. 鼠疫　　　　　　　　　B. 流行性斑疹伤寒　　　　C. 钩体病

D. 恙虫病　　　　　　　　E. 地方性斑疹伤寒

7. 钩体病临床常见的类型有

A. 流感伤寒型　　B. 黄疸出血型　　C. 脑膜脑炎型　　D. 肺出血型　　E. 胃肠炎型

8. 性接触传播的支原体有

A. 溶脲脲原体　　　　　　B. 人型支原体　　　　　　C. 生殖器支原体

D. 肺炎支原体　　　　　　E. 穿透支原体

9. 斑疹伤寒立克次体的传播媒介有

A. 虱　　　　B. 螨　　　　C. 蚤　　　　D. 蜱　　　　E. 白蛉

(四)简答题

1. 简述引起我国三种主要立克次体病原体的传播媒介及所致疾病。

2. 衣原体所致疾病有哪些?

三、测试题答案

(一)名词解释

1. 螺旋体　是一类细长、柔软、螺旋状、运动活泼的原核细胞型微生物。

2. 立克次体　是一类严格细胞内寄生,与节肢动物关系密切,能引起人类立克次体疾病的原核型微生物。

3. 衣原体　是一类严格细胞内寄生,有独特发育周期,能通过细菌滤菌器的原核型微生物。

4. 支原体　支原体是一类没有细胞壁,能通过滤菌器,唯一能在人工无生命培养基上生长繁殖的最小原核细胞型微生物。

(二)填空题

1. 疏螺旋体属　　密螺旋体属　　钩端螺旋体属

2. 内毒素样物质　　溶血素　　细胞毒性因子

3. 鼠类　猪

4. 梅毒　　性接触　　经胎盘由母体　　人

5. 青霉素　　四环素　　红霉素或砷剂

6. 第二期　　第一期

7. 呼吸道　　原发性非典型肺炎

8. 性接触　　尿道炎　　前列腺炎

9. 鼠　　鼠蚤　　地方性斑疹伤

10. 普氏立克次体　　OX_{19}、OX_2、OX_K菌株

(三)选择题

【A 型题】

1. B　　2. E　　3. B　　4. D　　5. B　　6. D　　7. B　　8. D　　9. C
10. E

【多选题】

1. BCDE　　2. ACD　　3. ABD　　4. ABC　　5. ADE　　6. BDE　　7. ABCDE
8. ABC　　9. AC

(四)简答题

1. 普氏立克次体以体虱为传播媒介,在虱与人虱之间传播,引起流行性斑疹伤寒,又称虱传播斑疹伤寒。

斑疹伤寒立克次体以鼠蚤或鼠虱为媒介,在人与人之间传播,引起地方性斑疹伤寒,又称鼠性斑疹伤寒。

恙虫病立克次体以恙螨为传播媒介感染人类,引起恙虫病。

2. (1)沙眼衣原体沙眼亚种

沙眼:由沙眼亚种 A,B,Ba 和 C 血清型引起,主要是通过眼-眼或眼-手-眼的途径进行直接或间接接触传播。

包涵体结膜炎:由沙眼亚种 B,Ba,E,F,G,H,I,Ia,J 及 K 血清型引起。

泌尿生殖道感染:经性接触传播引起的非淋球菌性泌尿生殖道感染,其中有 $50\%\sim60\%$ 由沙眼衣原体引起,涉及的血清型与包涵体结膜炎的相同。

(2)衣原体性病淋巴肉芽肿亚种(LGV)生物变种;引起性病淋巴肉芽肿。

(3)肺炎衣原体和鹦鹉热衣原体:引起上呼吸道感染及肺炎。

(曹元应)

第十九章 | 细菌微生物学检查与防治原则

一、重点难点内容

1. 细菌的微生物学检查标本包括血液、尿液、粪便、痰液、脑脊液、脓汁、咽拭子及其他分泌物或食物、呕吐物等。

2. 采集标本时应正确采集标本,严格无菌操作,避免标本或环境的污染。脑膜炎奈瑟菌、淋病奈瑟菌的标本应注意保温立即送检。

3. 细菌感染性疾病的防治原则为控制和治疗传染源、切断传播途径和保护易感人群。应用药物治疗时需选择敏感抗生素。对某些细菌感染性疾病还可用特异性疫苗或抗毒素血清进行预防或紧急预防和治疗,如接种卡介苗、百白破三联疫苗等可有效预防结核、白喉、百日咳及破伤风。由于各种病原菌致病性不同,故其具体防治措施有所不同。

二、测 试 题

(一)填空题

1. 采集细菌性痢疾标本,应采集病人服药前的新鲜粪便的_____部分,并_____送检。

2. 常用的鉴别染色法是_____。

3. 革兰染色的临床意义有_____、_____和_____。

4. 常见的结核病为_____,预防结核病可接种_____。

5. 对伤口较深且污染严重者预防破伤风时,应注射_____作紧急预防,注射前必须做_____,过敏者可采用_____。

(二)选择题

【A 型题】

1. 对流行性脑脊髓膜炎病人进行微生物学检查时,应采集的标本是

A. 血液　　　　B. 脑脊液　　　　C. 尿液　　　　D. 痰液　　　　E. 脓汁

2. 采集尿液标本做细菌培养时正确的是

A. 外阴或尿道外口勿冲洗消毒　　　　　　B. 采集中段尿

C. 采集前段尿　　　　　　　　　　　　　D. 使用含有消毒剂容器盛装

E. 立即保温送检

3. 肠热症病人在病程第一周内进行微生物学检查应采集的标本是

A. 血液　　　　B. 粪便　　　　C. 尿液　　　　D. 脑脊液　　　　E. 脓汁

4. 压滴法和悬滴法主要用于观察

A. 细菌形态　　B. 细菌动力　　C. 细菌染色性　　D. 细菌大小　　E. 细菌结构

5. 卡介苗的接种对象主要是

A. 健康成人　　　　　　　　　　B. 结核病人

C. 结核菌素试验阳性者　　　　　D. 新生儿及结核菌素试验阴性者

E. 结核菌素试验阴性的细胞免疫缺陷者

6. 预防破伤风应使用

A. 减毒活疫苗　　　　B. 抗毒素　　　　　　C. 外毒素

D. 白百破三联疫苗　　E. 抗生素

7. 关于细菌的防治原则,下列**错误**的是

A. 对局部皮肤化脓性感染应注意个人卫生

B. 预防流脑可给易感儿童接种流脑荚膜多糖疫苗

C. 预防淋病、梅毒应杜绝不洁性行为

D. 预防消化道细菌感染应加强饮水、食品及粪便管理

E. 治疗结核病可首选头孢菌素、青霉素或红霉素

8. 鼠疫耶尔森菌的传播媒介是

A. 鼠蚤　　B. 鼠虱　　C. 蚊　　　D. 蜱　　　E. 人虱

(三)问答题

简述细菌的微生物学检查进行标本采集时的注意事项。

三、测试题答案

(一)填空题

1. 黏液脓血　　立即

2. 革兰染色法

3. 鉴别细菌　　选择治疗用药　　与细菌致病性有关

4. 肺结核　　卡介苗

5. 破伤风抗毒素　　皮肤过敏试验　　脱敏疗法

(二)选择题

【A型题】

1. A　2. B　3. A　4. B　5. D　6. D　7. E　8. A

(三)问答题

简述细菌的微生物学检查进行标本采集时的注意事项。

1. 正确采集标本　应根据疾病性质及感染部位不同,采集不同的标本。如血液、尿液、粪便、痰液、脑脊液等。

2. 无菌采集标本　在采集血液、脑脊液、穿刺液和骨髓标本时,应严格无菌操作,避免杂菌污染以及对环境的污染。某些临床标本如粪便、痰液、咽拭子、肛拭子等,在采集时要尽量避免杂菌污染。采取局部病变标本处时,勿用消毒剂,必要时宜以无菌生理盐水冲洗,拭干后再取材。标本应用无菌容器盛放且不能混有消毒剂。

3. 采集的标本尽快送检　某些细菌感染所采集的标本,如脑膜炎奈瑟菌、淋病奈瑟菌的标本应注意保温立即送检。细菌性痢疾的黏液脓血便标本也应立即送检。

(赵秀梅)

第二十章 真 菌

一、重点难点内容

1. 真菌是一类真核细胞型微生物,具有典型的细胞核和完善的细胞器,不含叶绿素,无根、茎、叶的分化。

2. 真菌分为单细胞真菌和多细胞真菌两大类。单细胞真菌呈圆形或卵圆形,主要以出芽方式繁殖。多细胞真菌又称丝状菌或霉菌,由菌丝和孢子组成,两者均是真菌的繁殖结构。

3. 真菌对营养要求不高,在一般细菌培养基上能生长,常用沙保培养基培养。最适 pH 为 4.0～6.0。最适温度为 22～28℃,深部感染的真菌以 35℃ 为宜,并需要较高的湿度和氧气。真菌在沙保培养基上可形成酵母型菌落、类酵母型菌落及丝状菌落。

4. 真菌对干燥、日光、紫外线及一般消毒剂有较强的抵抗力,但对温度及 2.5% 碘酊、2% 苯酚等较敏感。对常用抗生素均不敏感,对抗真菌性药物敏感。

5. 真菌所致疾病类型包括病原性真菌感染(外源性感染)、条件致病性真菌感染(内源性感染)、超敏反应性疾病、真菌性中毒症(真菌毒素中毒和真菌中毒)及真菌毒素与肿瘤等。

6. 常见病原性真菌包括深部真菌和浅部真菌。深部真菌以条件致病性真菌为主,常见的有白假丝酵母菌(白色念珠菌)、新型隐球菌、曲霉菌,侵害机体深部组织和内脏,主要引起鹅口疮、口角糜烂、阴道炎、肺炎、脑膜炎、食物中毒及致癌等。浅部真菌为外源性感染真菌,常见的有皮肤癣真菌,侵犯角化的皮肤、毛发和指(趾)甲,引起皮肤癣症(手足癣、体癣、股癣、甲癣及头癣)。

7. 深部真菌感染的防治措施主要为预防条件致病性真菌感染,治疗可用两性霉素 B、制霉菌素、咪康唑、酮康唑、氟康唑和伊曲康唑等抗真菌性药物。浅部真菌感染的防治措施主要为注意皮肤卫生,避免接触病人,局部治疗可用 5% 硫磺软膏、克霉唑软膏、咪康唑霜或 0.5% 碘附。

二、测 试 题

(一)名词解释

1. 真菌   2. 真菌性中毒症

(二)填空题

1. 真菌按形态和结构分为_____真菌和_____真菌两类。

2. 多细胞真菌由_____和_____组成。

3. 真菌对常用抗生素_____。

4. 真菌所致疾病类型包括_____、_____、_____、_____及_____。

5. 皮肤癣真菌为临床上最多见的病原性真菌,通过 _____ 而感染,侵犯部位为 _____、_____、_____,引起疾病为_____。

(三)选择题

【A 型题】

1. 属于真核细胞型微生物的是

A. 细菌　　　　B. 螺旋体　　　C. 真菌　　　　D. 衣原体　　　E. 支原体

2. 关于真菌抵抗力的叙述**错误**的是

A. 对干燥、日光、紫外线有较强的抵抗力

B. 对一般消毒剂有较强的抵抗力

C. 不耐热

D. 对 2.5％碘酊比较敏感

E. 对常用抗生素均敏感

3. 引起鹅口疮的病原体是

A. 白假丝酵母菌　　　　　B. 新型隐球菌　　　　　C. 曲霉菌

D. 毛霉菌　　　　　　　　E. 金黄色葡萄球菌

4. 人体感染白假丝酵母菌的主要原因是

A. 致病力强　　　　　　　B. 对抗生素不敏感　　　C. 机体免疫力下降

D. 侵入数量多　　　　　　E. 易产生耐药性变异

5. 与新型隐球菌致病性**无关**的是

A. 养鸽者容易患病　　　　B. 主要是外源性感染　　C. 主要经吸入感染

D. 引起浅部组织感染　　　E. 致病物质主要是荚膜

6. 新生隐球菌引起的主要疾病是

A. 慢性脑膜炎　　　　　　B. 流行性脑脊髓膜炎　　C. 流行性乙型脑炎

D. 鹅口疮　　　　　　　　E. 原发性非典型肺炎

7. 黄曲霉毒素与下列哪种肿瘤关系最为密切

A. 原发性肺癌　　B. 原发性肝癌　　C. 直肠癌　　　　D. 皮肤癌　　　E. 食管癌

8. 病人,男,62 岁,大叶性肺炎高热昏迷 10 天,10 天内大量使用头孢他啶,体温曾一度降至正常,症状缓解,后再次出现发热。查体:口腔黏膜破溃,创面附着白色膜状物,拭去后创面轻微出血。诊断:鹅口疮。该病人继续药物治疗由抗生素拟改用

A. 红霉素　　　B. 氯霉素　　　C. 青霉素　　　D. 两性霉素 B　E. 环丙沙星

(四)问答题

简述条件致病性真菌感染率明显上升的因素。

三、测试题答案

(一)名词解释

1. **真菌**　是一类真核细胞型微生物,具有典型的细胞核和完善的细胞器,不含叶绿素,无根、茎、叶的分化。

2. **真菌性中毒症**　是指人摄入含有真菌或其毒素的霉变食物后可引起的急性、慢性中毒。

（二）填空题

1. 单细胞　　多细胞

2. 菌丝　　孢子

3. 不敏感

4. 病原性真菌感染　　条件致病性真菌感染　　超敏反应性疾病　　真菌性中毒症　真菌毒素与肿瘤

5. 接触　　皮肤　　毛发　　指（趾）甲　　皮肤癣症

（三）选择题

1. C　　　2. E　　　3. A　　　4. C　　　5. D　　　6. A　　　7. B　　　8. D

（四）问答题

近年来，条件致病性真菌的感染率明显上升，其因素有①滥用抗生素引起的菌群失调；②应用皮质激素类药物和免疫抑制剂及抗肿瘤化疗或放疗、病毒感染、消耗性疾病、衰老等，导致机体免疫功能低下，引起内源性感染；③临床介入性诊疗手段的广泛应用，增加了医源性感染机会。

（赵秀梅）

第二十一章 病毒概述

一、重点难点内容

1. 病毒是一类体积微小、结构简单，只含一种类型核酸（DNA 或 RNA），必须在活的易感细胞内以复制方式增殖的非细胞型微生物。

2. 病毒个体微小，其测量单位为纳米（nm，1nm＝1/1000mm）。多数病毒呈球形或近似球形，少数呈杆形、弹形、丝形、砖形和蝌蚪形等。

3. 病毒的基本结构由核心和衣壳构成，称为核衣壳。有些病毒在衣壳外还有一层包膜。核心为单一的核酸（DNA 或 RNA）。有些病毒的核心还有少量功能蛋白。衣壳是包围在病毒核心外的蛋白质结构，由一定数量的壳粒（蛋白质亚单位）组成，具有保护病毒核酸、协助病毒进入宿主细胞及免疫原性等功能。包膜是包裹在核衣壳外面的膜状结构，其功能同衣壳。

4. 病毒受理化因素作用后失去感染性，称为灭活。大多数病毒耐冷不耐热，病毒标本的保存应低温冷冻，但反复冻融也可使病毒失活。病毒对 X 射线、γ 射线及紫外线敏感；对过氧乙酸、苯酚、甲醛、碘及碘化物、次氯酸盐等敏感；对抗生素不敏感，中草药如板蓝根、大青叶等对某些病毒有一定的抑制作用。

5. 病毒的传播方式有水平传播和垂直传播。水平传播是指病毒在人群不同个体之间的传播。常见传播途径有呼吸道传播、消化道传播、血液传播、性传播、动物咬伤传播、媒介昆虫叮咬传播等。垂直传播是指病毒经胎盘或产道由亲代传给子代的传播方式。

6. 病毒感染可表现出不同的感染类型。根据有无临床症状，可分为隐性感染和显性感染。隐性感染是指病毒侵入机体后不引起明显的临床症状，称隐性感染。显性感染是指病毒侵入机体后引起明显的临床症状，称显性感染。显性感染可分为急性感染和持续性感染；持续性感染又分为慢性感染、潜伏感染和慢发感染。

7. 预防病毒感染可避免接触传染源、切断传播途径、接种疫苗和应用含有免疫球蛋白的生物制剂。治疗病毒性疾病无特效药物，干扰素、核苷类药物、蛋白酶抑制剂及中草药有一定效果。干扰素是病毒或其他干扰素诱生剂诱导宿主细胞产生的一类糖蛋白，具有抗病毒、抗肿瘤和免疫调节等多种生物学活性。

二、测 试 题

(一)名词解释
1. 病毒　　　　2. 干扰现象　　　　3. 病毒灭活　　　　4. 垂直传播
5. 干扰素

(二)填空题

1. 病毒属于＿＿＿＿＿型微生物,必须在＿＿＿＿＿内生存,对抗生素＿＿＿＿。

2. 病毒个体微小,其测量单位是＿＿＿＿,必须在＿＿＿＿下观察。

3. 病毒的基本结构由＿＿＿＿和＿＿＿＿构成,又称为＿＿＿＿。

4. 病毒的基本化学成分是＿＿＿＿和＿＿＿＿。

5. 病毒衣壳的作用有＿＿＿＿、＿＿＿＿和＿＿＿＿。

6. 病毒对温度表现为耐＿＿＿＿不耐＿＿＿＿,加热＿＿＿＿℃＿＿＿＿分钟可使大多数病毒失去＿＿＿＿。

7. 病毒的传播方式包括＿＿＿＿和＿＿＿＿。

8. 病毒的持续性感染包括＿＿＿＿感染、＿＿＿＿感染和＿＿＿＿感染。

9. 预防病毒性疾病的疫苗主要有＿＿＿＿、＿＿＿＿和＿＿＿＿。

10. 干扰素具有＿＿＿＿、＿＿＿＿和＿＿＿＿等多种生物学活性。

(三)选择题

【A 型题】

1. 引起人类传染病中最常见的微生物种类是

A. 细菌　　　B. 病毒　　　C. 真菌　　　D. 支原体　　　E. 衣原体

2. 关于病毒基本特征的描述错误的是

A. 非细胞型微生物　　B. 对干扰素敏感　　C. 只含一种核酸

D. 可在琼脂培养基上增殖　　E. 对抗生素不敏感

3. 病毒核心的化学组成是

A. 脂类　　　B. 糖类　　　C. 蛋白质　　　D. 核酸　　　E. 多聚酶

4. 决定病毒传染性的物质是

A. 核酸　　　B. 包膜　　　C. 衣壳　　　D. 刺突　　　E. 壳粒

5. 病毒的增殖方式为

A. 二分裂　　B. 多分裂　　C. 有丝分裂　　D. 出芽　　　E. 复制

6. 病毒的干扰现象发生在哪两种之间

A. 病毒与病毒　　　B. 病毒与宿主细胞　　　C. 病毒与细菌

D. 病毒与干扰素　　　E. 干扰素与宿主细胞

7. 病毒被灭活后失去

A. 免疫原性　　B. 感染性　　C. 包膜　　　D. 干扰现象　　　E. 衣壳

8. 保存病毒株常用的温度是

A. 0℃　　　B. 4℃　　　C. 35℃　　　D. 56℃　　　E. －70℃

9. 预防病毒最有效的方法是应用

A. 抗毒素血清　　B. 中草药　　C. 疫苗　　　D. 干扰素　　　E. 抗病毒药物

10. 不属于抗病毒药物的是

A. 阿糖腺苷　　B. 阿昔洛韦　　C. 头孢菌素　　D. 拉米夫定　　E. 赛科纳瓦

(四)问答题

1. 简述病毒的结构与化学组成及其生物学意义。

2. 简述病毒的干扰现象对病毒性疾病的预防有何指导意义。

3. 简述病毒感染的途径。

4. 简述病毒感染的类型。

三、测试题答案

(一)名词解释

1. 病毒　是一类体积微小、结构简单,只含一种类型核酸(DNA 或 RNA),必须在活的易感细胞内以复制方式增殖的非细胞型微生物。

2. 干扰现象　两种病毒感染同一细胞时,可发生一种病毒抑制另一种病毒增殖的现象。

3. 病毒灭活　病毒受理化因素作用后失去感染性。

4. 垂直传播　是指病毒经胎盘或产道由亲代传给子代的传播方式。

5. 干扰素　是病毒或其他干扰素诱生剂诱导宿主细胞产生的一类糖蛋白。

(二)填空题

1. 非细胞　　易感活细胞　　不敏感

2. 纳米　　电子显微镜

3. 核心　　衣壳　　核衣壳

4. 核酸　　蛋白质

5. 保护病毒核酸　　协助病毒进入宿主细胞　　免疫原性

6. 冷　　热　　50～60　　30　　感染性

7. 水平传播　　垂直传播

8. 慢性　　潜伏　　慢发

9. 减毒活疫苗　　灭活疫苗　　亚单位疫苗　　基因工程疫苗

10. 抗病毒　　抗肿瘤　　免疫调节

(三)选择题

【A 型题】

1. B　　　2. D　　　3. D　　　4. A　　　5. E　　　6. A　　　7. B　　　8. E　　　9. C

10. C

(四)问答题

1. 病毒的基本结构由核心和衣壳构成,有些病毒在衣壳外还有一层包膜。核心是由单一核酸(DNA 或 RNA)组成,决定病毒的形态、感染、复制、遗传变异等性状。衣壳是包围在病毒核心外的蛋白质结构,由一定数量的壳粒(蛋白质亚单位)组成,其主要功能有保护病毒核酸、协助病毒进入细胞引起感染及具有免疫原性。包膜是包裹在核衣壳外面的膜状结构,其主要功能同衣壳。

2. 病毒的干扰现象可发生在异种、同种、同型以及同株病毒之间,也可发生在灭活病毒和活病毒之间。因此,在预防病毒性疾病使用疫苗时,应避免同时使用有干扰作用的两种病毒疫苗,以免降低免疫效果。另外,病毒疫苗也可被宿主体内存在的病毒所干扰,故患病毒性疾病者应暂停接种。

3. 病毒的传播方式有水平传播和垂直传播两种方式。水平传播的途径有呼吸道传播、消化道传播、血液传播、性传播、动物咬伤传播及媒介昆虫叮咬传播。垂直传播的途径为病毒经胎盘或产道由亲代传给子代的传播,是病毒感染的特点之一。

　　4.病毒侵入机体可表现出不同的感染类型。根据有无临床症状,可分为隐性感染和显性感染。多数病毒感染类型为隐性感染。显性感染可分为急性感染和持续性感染两大类,后者又分为慢性感染、潜伏感染及慢发感染。

(赵秀梅)

第二十二章 呼吸道感染病毒

一、重点难点内容

(一)流行性感冒病毒

流行性感冒病毒呈球形或丝状,有包膜,病毒核酸为单股负链 RNA,分甲、乙、丙三型。甲型流感病毒又根据 HA 和 NA 抗原性的不同分为若干亚型($H_1 \sim H_{15}$,$N_1 \sim N_9$)。目前在人间流行的主要是由 H_1、H_2、H_3 和 N_1、N_2 组合的亚型。禽流感病毒亦属于甲型流感病毒,目前已发现 H5N1、H7N7、H9N2、H7N9 禽流感病毒可感染人类。乙型流感病毒和丙型流感病毒尚未发现有亚型存在。

流感病毒分节段,甲型、乙型流感病毒有 8 个节段,丙型流感病毒有 7 个节段。流感病毒易发生变异,有两种变异形式,即抗原漂移和抗原转换。抗原漂移与同一亚型内 HA 和 NA 基因发生点突变有关,属量变,可引起中、小型流行。抗原转换是抗原发生大幅度变异,属质变,往往形成新亚型,人群对这种新变异病毒株缺少免疫力,极易造成大流行。

流感病毒抵抗力弱,不耐热,56℃ 30 分钟即被灭活。对干燥、紫外线及乙醚等理化因素敏感。流感病毒传染性强,传播迅速。传染源主要是病人及隐性感染者。传播途径为形成感染性气溶胶,由空气飞沫传播。潜伏期为 1～4 天,主要引起流行性感冒和病毒性肺炎,属于自限性疾病,无并发症者通常 5～7 天即可恢复。

(二)其他呼吸道病毒

1. 麻疹病毒 该病毒常感染儿童引起麻疹,是一种以发热和呼吸道卡他症状及全身性出疹为特征的急性传染病。病毒主要通过呼吸道飞沫传播,传染源是急性期病人。病人的主要临床表现是发热、口腔黏膜有 Koplik 斑和全身皮肤红色丘疹,无并发症者多可自愈。

2. 腮腺炎病毒 该病毒感染常引起病人一侧或双侧腮腺肿大,发热等症状,病毒可侵入腮腺及睾丸和卵巢等器官,是导致男性不育和儿童获得性耳聋的常见病因。主要通过飞沫传播,传染源是病人和病毒携带者,儿童易感。

3. 风疹病毒 病人主要临床症状为发热和麻疹样出疹。主要通过呼吸道传播,易感者主要是儿童。孕妇妊娠早期感染可引起流产、死产,也可导致胎儿发生先天性风疹综合征。

4. 冠状病毒 是普通感冒的主要病原体,主要引起上呼吸道感染,一般为轻型或亚临床感染。严重急性呼吸综合征的病原体也是一种新的冠状病毒,被称为 SARS 病毒。传染源主要是 SARS 病人,以近距离飞沫传播为主。病人以发热为首发症状,继而可出现严重急性呼吸综合征。

二、测 试 题

(一)名词解释

1. 抗原漂移　　　　2. 抗原转换　　　　3. 血凝素　　　　4. 神经氨酸酶
5. SARS　　　6. Koplik's patch

(二)填空题

1. 经呼吸道感染的病毒有_____、_____、_____、_____和腮腺炎病毒等。
2. 流感病毒分为_____、_____、_____三型,其中_____型最易发生变异。
3. 目前感染人类的禽流感病毒主要有_____、_____、_____。
4. SARS病毒必须在_____生物安全实验室分离。
5. 根据HA抗原性的差异,甲型流感病毒可分为_____至_____亚型。
6. 引起人类流感大流行的流感病毒有_____、_____。
7. 流感病毒易发生变异,有两种变异形式,即_____和_____。

(三)选择题

【A型题】

1. 流感病毒的核酸类型是
A. 双链分节段的RNA　　B. 单链分节段的RNA　　C. 环状的双链RNA
D. 双链分节段的DNA　　E. 单链分节段的DNA

2. 流感病毒最易变异的成分是
A. 核蛋白　　　　　　B. 包膜蛋白　　　　　C. 流感病毒的HA和NA
D. 核糖体蛋白　　　　E. RNA聚合酶

3. 对流感病毒的血凝素的描述错误的是
A. 三聚体糖蛋白　　　　　　　B. 具有抗原性,相应抗体可中和病毒
C. 是划分流感病毒亚型的依据之一　　D. 其红细胞表面受体是神经节苷酯
E. 能使人红细胞发生凝集

4. 禽流感病毒属于
A. 甲型流感病毒　　　　B. 乙型流感病毒　　　　C. 丙型流感病毒
D. 副流感病毒　　　　　E. 鼻病毒

5. 流感病毒容易引起世界大流行的原因是
A. 型别多　　　　　　B. 病毒发生抗原转换　　　C. 病毒发生抗原漂移
D. 病毒抗原性弱　　　E. 多个亚型同时流行

6. 下列有关麻疹病毒致病特点中,错误的是
A. 大多数为隐性感染　　　　B. 经飞沫或接触传播　　C. 出现二次病毒血症
D. Koplik's斑有早期诊断意义　　E. 可侵犯中枢神经系统

7. 目前我国麻疹疫苗初次免疫的年龄是
A. 新生儿　　B. 6个月　　C. 8个月　　D. 1岁　　E. 6岁

8. 孕妇在感染风疹病毒引起胎儿患先天性风疹综合征的发病率最高的时期是
A. 怀孕前3个月　　　　B. 孕期最初3个月　　　C. 孕期最后3个月
D. 孕期最后1个月　　　E. 分娩前后

9. 引起普通感冒的最主要病原体是

A. 流感病毒   B. 副流感病毒   C. 腺病毒

D. 鼻病毒   E. 呼吸道合胞病毒

10. 可引起亚急性硬化性全脑炎的病毒是

A. 腮腺炎病毒   B. 脊髓灰质炎病毒   C. 麻疹病毒

D. 疱疹病毒   E. 狂犬病毒

11. 可致男性不育的病毒是

A. 流感病毒   B. 麻疹病毒   C. 腮腺炎病毒

D. SARS 冠状病毒   E. 鼻病毒

12. 可通过胎盘传给胎儿的病毒是

A. 流感病毒   B. 麻疹病毒   C. 腺病毒

D. 风疹病毒   E. 呼吸道合胞病毒

【X 型题】

1. 以下属于呼吸道病毒的有

A. 流感病毒   B. 风疹病毒   C. 麻疹病毒   D. 冠状病毒   E. 脊髓灰质炎

2. 多数呼吸道病毒具有的特点是

A. 传播快   B. 传染性强   C. 潜伏期短

D. 发病急   E. 易继发细菌性感染

3. 流感病毒包括

A. 甲型流感病毒   B. 乙型流感病毒   C. 丙型流感病毒

D. 丁型流感病毒   E. 戊型流感病毒

4. 只有一个血清型的病毒包括

A. 流感病毒   B. 腮腺炎病毒   C. 风疹病毒   D. 麻疹病毒   E. 冠状病毒

(四)问答题

1. 试述流感病毒的变异与流行的关系。

2. 试述目前对流感和人禽流感的主要防治措施。

3. 简述 SARS-CoV 的致病特点及防治原则。

三、测试题答案

(一)名词解释

1. 抗原漂移是指流感病毒的抗原发生小幅度或连续变异。与 HA 和(或)NA 发生点突变及人群免疫力选择有关,引起亚型内的变异,属量变,可引起流感中、小型流行。

2. 抗原转换是指流感病毒的抗原结构发生大幅度变异。多与人流感病毒和动物流感病毒发生基因重配有关,往往形成新亚型,属质变,易造成流感大流行。

3. 血凝素是指病毒包膜上的一种糖蛋白刺突,可与红细胞、宿主细胞受体(唾液酸)结合而使病毒感染细胞;可使人或动物红细胞凝集。HA 具有免疫原性,抗 HA 抗体可中和病毒。

4. 神经氨酸酶是指病毒包膜上的一种糖蛋白刺突,可水解宿主细胞表面糖蛋白末端的 N-乙酰神经氨酸,促使病毒从细胞膜上解离而释放。具有免疫原性,抗 NA 抗体可阻止病毒释放,但无中和作用。

5. 即严重急性呼吸综合征(SARS),一种急性呼吸道传染病,是由 SARS 冠状病毒引起。主要症状有急起高热、头痛、乏力、关节、肌肉酸痛、干咳、少痰等;严重者肺部病变进展快,可在短时间内出现呼吸窘迫综合征。

6. 柯氏斑是指机体感染麻疹病毒后,在全身出疹前 1~2 天,病人两侧颊黏膜可出现中心灰白、周围红晕的斑点,称 Koplik 斑,可作为临床早期诊断的参考指标。

(二)填空题

1. 流感病毒　　风疹病毒　　麻疹病毒　　冠状病毒

2. 甲型　　乙型　　丙型　　甲型

3. H5N1　　H9N2　　H7N7　　H7N9

4. BSL-3(P3)

5. H1　　H15

6. H1N1　　H2N2　　H3N2

7. 抗原漂移　　抗原转换

(三)选择题

【A 型题】

1. B　　　2. C　　　3. D　　　4. A　　　5. B　　　6. A　　　7. C　　　8. B　　　9. D

10. C　　　11. C　　　12. D

【X 型题】

1. ABCD　　2. ABCDE　　3. ABC　　4. BCD

(四)问答题

1. 流感病毒的变异主要是指血凝素(HA)和神经氨酸酶(NA)的变异。甲型流感病毒的抗原性变异有两种形式:抗原漂移和抗原转换。抗原漂移是指亚型内 HA 和(或)NA 蛋白发生抗原变异。发生抗原性漂移的变异株出现后可先在局部地区引起小规模流感暴发流行,然后逐步向其他地区扩散。抗原转换是指流感病毒抗原性出现较大幅度的变异,导致一种新 HA 和(或)NA 亚型在人群中突然出现。这种抗原变异株常是由动物流感病毒与人流感病毒杂交而产生的重组株,但也可能是非基因重配的动物流感病毒直接传播到人。由于人群对新亚型缺乏特异性免疫,因此容易造成流感大流行。

2. 流感和人禽流感的主要防治措施:①及时隔离与治疗流感病人是减少发病和传播的有效措施。②流行期间应尽量避免人群聚集,公共场所可用乳酸进行空气消毒,通常每 100m³空间可用 2~4ml 乳酸加 10 倍水混匀,加热熏蒸,灭活空气中的流感病毒。③免疫接种是预防流感较有效的方法,但所用的疫苗必须与当前流行株的型别基本相同。④流感尚无特效疗法,金刚烷胺及其衍生物甲基金刚烷胺是目前常用的抗流感病毒药物,可用于预防和治疗流感。达菲也是目前临床常用的抗流感药物,其优点是对甲、乙型流感病毒均有效,较少产生耐药性。干扰素滴鼻及板蓝根、大青叶等中药对流感有一定的治疗作用。

3. SARS 冠状病毒的致病特点和防治原则

(1)致病特点:SARS 冠状病毒能引起严重急性呼吸综合征(SARS),传染源主要是病人,通过呼吸道飞沫传播,也可经接触病人呼吸道分泌物传播。有家庭和医院等聚集传播特点。主要流行季节为冬、春季。感染 SARS 冠状病毒后潜伏期约为 4~5 天,主要症状有急

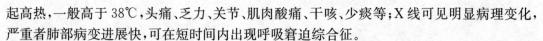

起高热,一般高于 38℃,头痛、乏力、关节、肌肉酸痛、干咳、少痰等;X 线可见明显病理变化,严重者肺部病变进展快,可在短时间内出现呼吸窘迫综合征。

(2)防治原则:①控制传染源:对 SARS 病人及疑似病例要进行及时严格的隔离;对病人积极治疗。②切断传播途径:公共场所定期进行消毒,卫生防疫部门准确掌握和上报疫情,严防病人及疑似病例与外界接触,流行期间尽量避免人群聚集。③保护易感人群:开展健康教育,增加体育锻炼,正常作息,提高机体免疫力。

(张晓延)

第二十三章 肠道感染病毒

一、重点难点内容

肠道感染病毒是一类经消化道感染并引起肠道病变或其他组织器官病变的病毒,其中对人致病的主要有脊髓灰质炎病毒、柯萨奇病毒、埃可病毒和轮状病毒等。

(一)脊髓灰质炎病毒

1. 生物学性状　病毒呈球形,核心为单股正链 RNA,核衣壳为 20 面体立体对称,无包膜。仅能在灵长类动物细胞中增殖,常用猴肾、人胚肾或人羊膜细胞等进行细胞培养。分为 3 个血清型。对外界环境的抵抗力较强。

2. 致病性

(1)传染源:病人、隐性感染者或无症状带毒者。

(2)传播途径:粪-口途径

(3)致病机制:病毒经口侵入机体后,首先在咽喉部、扁桃体、肠黏膜及肠系膜淋巴结中增殖,经淋巴系统侵入血流形成第一次病毒血症,病毒随血液播散到全身淋巴组织或其他易感组织进一步增殖,再次入血形成第二次病毒血症。90％以上感染者处于隐性感染或轻症感染。口服减毒活疫苗是预防脊髓灰质炎病毒最有效的方法。

(二)柯萨奇病毒

1. 生物学性状　生物学性状与脊髓灰质炎病毒基本相同。根据柯萨奇病毒对乳鼠的致病特点及对细胞敏感性的不同,可分成 A、B 两组。

2. 致病性

(1)传染源:病人、隐性感染者或病毒携带者。

(2)传播途径:消化道、呼吸道。

(3)致病机制:其致病过程与脊髓灰质炎病毒基本相似,以隐性感染多见。感染者多不出现临床症状或仅表现为轻微上呼吸道感染及腹泻等症状,偶尔可侵犯中枢神经,损害脊髓前角运动细胞,引起弛缓性肢体麻痹,但症状较轻,一般无后遗症。此外,还可引起无菌性脑膜炎和无菌性脑炎、心肌炎和心包炎、流行性胸痛、手足口病、疱疹性咽峡炎、急性结膜炎等。

(三)埃可病毒

1. 生物学性状　与脊髓灰质炎病毒和柯萨奇病毒相似。

2. 致病性　感染所致疾病与柯萨奇病毒相似。

(四)轮状病毒

1. 生物学性状　呈球形,核心为双链 RNA,有双层衣壳,无包膜。双核含核心颗粒具感染性。分为 7 个组,抵抗力较强。

2. 致病性

（1）传染源：病人及无症状的带病毒者。

（2）传播途径：粪-口、呼吸道。

（3）致病机制：病毒侵入人体后，在小肠黏膜绒毛细胞内增殖，使细胞受损。

（4）所致疾病：婴幼儿致死性腹泻、成人急性肠胃炎。

二、测 试 题

（一）名词解释

轮状病毒

（二）填空题

1. 人类肠道病毒主要包括_____、_____、_____和_____。

2. 脊髓灰质炎病毒侵犯部位为_____，传播途径为_____。

3. 柯萨奇病毒依据_____不同而分为 A 和 B 两组。

4. 轮状病毒结构特点为外形呈_____状，具有_____衣壳，_____包膜。

5. 肠道病毒的结构包括_____和_____。由于_____包膜，因此对脂溶剂_____。

（三）选择题

【A 型题】

1. 肠道病毒的共同特性不包括

A. 20 面体立体对称的无包膜小 RNA 病毒

B. 耐酸、耐乙醚

C. 细胞质内增殖

D. 寄生于肠道，只引起人类消化道传染病

E. 可侵犯神经系统及其他组织，引起多种临床表现

2. 肠道病毒不会引起的疾病是

A. 脊髓灰质炎　　　　B. 急性出血性结膜炎　　　　C. 心肌炎

D. 无菌性脑膜炎　　　　E. 流行性乙型脑炎

3. 小儿麻痹症的病原体是

A. 脊髓灰质炎病毒　　　　B. 乙型脑炎病毒　　　　C. 单纯疱疹病毒

D. 麻疹病毒　　　　E. EB 病毒

4. 脊髓灰质炎病毒最主要的感染类型是

A. 隐性感染　　B. 急性感染　　C. 慢性感染　　D. 潜伏感染　　E. 慢发感染

5. 引起疱疹性咽峡炎的肠道病毒主要是

A. 脊髓灰质炎病毒　　　　B. 柯萨奇病毒　　　　C. 杯状病毒

D. 埃可病毒　　　　E. 轮状病毒

6. 常引起病毒性心肌炎的病毒主要是

A. 脊髓灰质炎病毒　　　　B. 风疹病毒　　　　C. 甲肝病毒

D. 人类轮状病毒　　　　E. 柯萨奇病毒

7. 常引起手足口病的病毒主要是

A. 脊髓灰质炎病毒　　　　　B. 麻疹病毒　　　　　　　C. 柯萨奇病毒

D. 人类轮状病毒　　　　　　E. 甲肝病毒

8. 婴幼儿急性胃肠炎的主要病原体是

A. 腺病毒　　　　　　　　　B. 人类轮状病毒　　　　　C. 埃可病毒

D. 葡萄球菌　　　　　　　　E. 霍乱弧菌

9. 轮状病毒的致泻机制是

A. 小肠黏膜细胞 cGMP 水平升高,导致体液平衡紊乱

B. 小肠黏膜细胞 cAMP 水平升高,导致小肠细胞分泌过度

C. 病毒直接损伤小肠黏膜细胞,导致电解质紊乱,大量水分进入肠腔

D. 病毒作用于肠壁神经系统,便肠功能紊乱

E. 以上都不是

10. 下列**不是**轮状病毒的特性是

A. 为 RNA 病毒　　　　　　　　　　　B. 电镜下呈车轮状形态

C. 主要经粪-口途径传播　　　　　　　D. 可引起急性出血性结膜炎

E. 可引起婴幼儿腹泻

【X 型题】

1. 肠道病毒的共同特性有

A. 均为球形,无包膜

B. 耐乙醚、耐酸,对热的抵抗力强

C. 对原代猴肾、人胚肾细胞敏感

D. 根据在氯化铯中浮力密度可与鼻病毒相区别

E. 不同肠道病毒可引起相同症状,同一种病毒可引起不同临床表现

2. 关于脊髓灰质炎病毒的特性,下列正确的是

A. 核酸类型为单正链 RNA

B. 对紫外线、干燥敏感,在污水或粪便中可存活数月

C. 感染机体能形成二次病毒血症

D. 病后免疫力不牢固,仍需口服糖丸疫苗

E. 预防接种对象主要是青壮年

3. 柯萨奇病毒感染可引起的疾病有

A. 无菌性脑膜炎　　　　　　B. 疱疹性咽峡炎　　　　　C. 手足口病

D. 流行性出血热　　　　　　E. 心肌炎

4. 柯萨奇病毒的特性包括

A. 衣壳呈 20 面体立体对称,无包膜

B. 主要以呼吸道传播,偶尔由粪-口途径传播

C. 临床表现呈多样化

D. 感染机体可形成病毒血症

E. 常作中和实验进行鉴定

5. 仅引起人类急性胃肠炎的轮状病毒是

A. A 组轮状病毒　　　　　　B. B 组轮状病毒　　　　　C. C 组轮状病毒

D. D组轮状病毒　　　　E. E组轮状病毒

(四)简答题

简述肠道病毒的共同特点。

三、测试题答案

(一)名词解释

是引起急性胃肠炎的一种病毒,属于呼肠病毒科,为双链RNA病毒。是人类、哺乳动物和鸟类腹泻的重要病原体。

(二)填空题

1. 脊髓灰质炎病毒　　柯萨奇病毒　　埃可病毒　　轮状病毒
2. 脊髓前角运动神经细胞　　粪-口途径
3. 对乳鼠致病性
4. 车轮　　双层　　无
5. 核心　　衣壳　　无　　不敏感

(三)选择题

【A型题】

1. D　　2. E　　3. A　　4. A　　5. B　　6. E　　7. C　　8. B　　9. C

10. D

【X型题】

1. ACDE　　2. ABC　　3. ABCE　　4. ACDE　　5. ABC

(四)问答题

肠道病毒的共同特征有:

(1)病毒体呈球形,直径约24～30nm,无包膜,核心为单股正链RNA,衣壳为20面体对称。

(2)核酸为单链RNA,有感染性。

(3)在宿主细胞质内增殖,引起细胞病变。

(4)耐乙醚,耐酸,pH3～5条件下稳定,不易被胃酸和胆汁灭活,56℃ 30分钟可灭活,对紫外线、干燥敏感。

(5)经粪-口途径传播,临床表现多样化。

(程丹丹)

第二十四章 肝炎病毒

一、重点难点内容

肝炎病毒是指以侵害肝脏为主并引起病毒性肝炎的一组不同种属的病毒。目前公认的人类肝炎病毒至少有 5 种,包括甲型肝炎病毒(HAV)、乙型肝炎病毒(HBV)、丙型肝炎病毒(HCV)、丁型肝炎病毒(HDV)及戊型肝炎病毒(HEV)。其中 HAV 和 HEV 经消化道传播,而 HBV、HCV 和 HDV 主要经血传播。

(一)甲型肝炎病毒(HAV)

1. 生物学性状

(1)形态与结构:呈球形,无包膜。衣壳为 20 面体立体对称,有实心颗粒和空心颗粒两种。HAV 的核心为单正链 RNA 基因组,有感染性,仅有一个血清型。

(2)培养与动物模型:可在人胚肾细胞、非洲绿猴肾细胞、传代恒河猴肾细胞及人肝癌细胞系等中培养;动物模型可用黑猩猩、绒猴及红面猴。

(3)抵抗力:HAV 比肠道病毒耐热性高,60℃ 1 小时不被灭活,对酸(pH3)和有机溶剂均有较强的抵抗力。

2. 致病性

(1)传染源与传播途径:HAV 主要通过粪-口途径传播,传染性极强,传染源为病人和隐性感染者;潜伏期平均约为 30 天,发病急,多出现发热、肝大、疼痛等症状;黄疸较多见并伴有血清转氨酶(ALT、AST 等)升高。

(2)致病机制与临床特征:HAV 主要侵犯儿童和青少年,多数不出现明显的症状和体征,但粪便中可排出病毒;甲型肝炎的预后较好。

3. 免疫性 显性感染或隐性感染中,可产生抗-HAV IgM 和 IgG 抗体;在 IgM 出现的同时,还可从粪便中检出抗-HAV SIgA。感染后,机体可产生持久的免疫力。

4. 防治原则

(1)加强卫生宣教工作,强化饮食业卫生管理,管好粪便,保护水源,是预防甲型肝炎的主要环节。

(2)潜伏期注射丙种球蛋白,可预防或减轻临床症状。

(二)乙型肝炎病毒(HBV)

1. 生物学性状

(1)形态与结构:HBV 感染者血清中见到三种不同形态的病毒颗粒,即大球形颗粒(Dane 颗粒)、小球形颗粒和管形颗粒。①Dane 颗粒:呈球形,有双层衣壳包膜,外衣壳即病毒的包膜(含 HBsAg);内衣壳(核衣壳)为 20 面体对称结构(含 HBcAg);HBeAg 是由感染的肝细胞分泌到血清中的一种可溶性抗原,不是病毒的结构成分;HBV 核心含有双股不完全闭合的 DNA 和 DNA 聚合酶;②小球形颗粒:不含 DNA 和 DNA 多聚酶,不具传染性,主要含有 HBsAg,是病人血清中最常见的形态;③管形颗粒:由小球形颗粒串联聚合而成,也含有 HBsAg,但不含病毒核酸。

(2)培养与动物模型:传统的体外细胞培养体系分离培养 HBV 尚未成功,目前一般将 HBV DNA 导入肝癌细胞中,病毒的基因可整合复制,表达出 HBsAg、HBcAg 和 HBeAg。有些细胞株还可持续产生 Dane 颗粒。黑猩猩对 HBV 易感,是研究 HBV 最佳的动物模型。土拨鼠、地松鼠以及鸭等也可作为动物模型。

(3)抵抗力:HBV 对外界环境抵抗力较强,对低温、干燥、紫外线及一般消毒剂均有抵抗性,不被 70% 乙醇灭活。高压蒸汽灭菌法(121.3℃ 20 分钟)、加热 100℃ 10 分钟、干热 160℃ 1 小时、0.5% 过氧乙酸、碘附、5% 次氯酸钠、3% 漂白粉、环氧乙烷及 0.2% 苯扎溴铵等可灭活 HBV。

2. 致病性

(1)传染源与传播途径:主要的传染源为病人及无症状的 HBV 携带者。HBV 传播途径包括血液及血制品传播、母婴传播(垂直传播)、性传播及密切接触传播等。

(2)致病机制与临床特征:目前认为主要是通过宿主的免疫病理反应造成肝细胞及机体的损伤所致;乙型肝炎的临床表现包括隐性感染、无症状 HBsAg 携带者、急性肝炎、重症肝炎或慢性肝炎,主要取决于病毒与机体的免疫状态。乙型肝炎临床表现为 4 种类型:急性、慢性、重症型和淤胆型;抗-HBs 可中和 HBV,是清除细胞外病毒的主要因素。如病后长期不出现抗-HBs,急性肝炎可转为慢性。

3. 免疫学检查　目前主要用血清学方法检测 HBsAg、抗-HBs、HBeAg、抗-HBe 及抗-HBc(俗称"两对半"),检测结果及分析如下表:

HBV 抗原及抗体检测结果与临床分析

HBsAg	HBeAg	抗 HBs	抗 HBe	抗 HBc IgM	抗 HBc IgG	结果分析
+	−	−	−	−	−	HBV 感染者或无症状携带者
+	+	−	−	+	−	急性乙型肝炎(大三阳)
+	−	−	+	−	+	急性感染趋向恢复(小三阳)
+	+	−	−	+	+	急性或慢性乙型肝炎或无症状携带者
−	−	+	+	−	+	乙型肝炎恢复期
−	−	−	−	−	+	既往感染
−	−	+	−	−	−	既往感染或接种过疫苗
−	−	−	−	−	−	无免疫力,疫苗接种对象

4. 防治原则

(1)严格筛选献血员,输血及手术器械要进行严格的消毒,提倡使用一次性注射器;病人的排泄物、食具及用具应彻底消毒。

(2)接种乙型肝炎疫苗是最有效的预防措施。

(3)乙型肝炎的治疗目前仍无特效药物。广谱抗病毒药物和调节机体免疫功能及护肝药物同时使用,可达到较好的治疗效果。

(三)丙型肝炎病毒(HCV)

1. 生物学性状

(1)形态与结构:呈球形,有包膜,单正链 RNA 病毒。HCV 分为 6 个基因型,11 个亚型。我国主要流行 HCV1 和 HCV2。

(2)培养与动物模型:HCV 细胞培养尚未成功。黑猩猩为动物模型。

(3)抵抗力:HCV 对氯仿、乙醚等有机溶剂敏感,紫外线照射、100℃ 5 分钟、20% 次氯酸钠可灭活病毒。

2. 致病性

(1)传染源与传播途径:丙型肝炎病人、隐性感染者及含有 HCV 的血液、血制品等是主要的传染源;与 HBV 类似,HCV 可经输血或血制品、注射、牙科、肾移植、针刺、共用牙刷和剃须刀等途径传播,还可经性传播、垂直传播及密切接触传播。

(2)致病机制与临床特征:确切的致病机制尚未完全清楚。丙型肝炎常发生于输血后 5~12 周,多无黄疸。约 50%~85% 的急性病人可发展为慢性肝炎,并有 20% 左右的慢性病人可逐渐发展为肝硬化或肝癌。

3. 免疫性 感染后出现 IgM 和 IgG 抗体,但几乎没有保护作用。细胞免疫应答也无法提供足够的保护作用。

4. 防治原则 与 HBV 类似的预防原则。

(四)其他肝炎病毒

1. 丁型肝炎病毒(HDV)

(1)生物学性状:①形态与结构:完整成熟的 HDV 有包膜,核衣壳为 20 面体对称的球形病毒颗粒,核心为共价闭合环状单股负链 RNA,是已知的动物病毒中最小者。HDV 是一种缺陷病毒,需要嗜肝病毒如人 HBV、鸭乙型肝炎病毒(DHBV)及旱獭肝炎病毒(WHV)等的辅助下,才能成为成熟的病毒颗粒并具有传染性。②培养与动物模型:利用土拨鼠、肝细胞或猴肾传代细胞培养 HDV。黑猩猩、土拨鼠、北京鸭和美洲旱獭等均为 HDV 易感动物。③抵抗力:高压蒸汽灭菌法(121.3℃ 20 分钟)、加热 100℃ 10 分钟灭活 HDV。

(2)致病性:①传染源与传播途径:HDV 感染呈世界性分布,HDV 的传染源为感染 HBV/HDV 的病人,尤其是慢性感染者。传播方式与 HBV 基本相同,主要经输血或注射传播,垂直传播较少见。其感染有同时感染(共同感染)和重叠感染两种形式。②致病机制与临床特征:HDV 确切的致病机制目前尚不十分清楚。同时感染或重叠感染往往导致病人病情加重甚至引起暴发型肝炎。

(3)免疫性:HDV 可刺激机体产生抗体,但无保护作用。

(4)防治原则:针对 HDV 的防治原则与 HBV 相同。

2. 戊型肝炎病毒(HEV)

(1)生物学性状:①形态与结构:呈球状,无包膜,形如杯状,核心核酸为单正链 RNA。②培养与动物模型:HEV 尚不能在体外细胞培养体系中大量培养。猕猴、食蟹猴、乳猪和黑猩猩均为易感动物。③抵抗力:HEV 不稳定,对高盐、氯化铯、氯仿、20% 次氯酸钠等敏感。4~20℃时易被破坏,加热 100℃ 5 分钟,紫外线照射等可灭活。但 HEV 在液氮中可稳定保存。

(2)致病性:①传染源与传播途径:HEV 的传染源主要是潜伏期末期和急性期早期的戊型肝炎病人。主要经粪-口途径传播,以水型流行较多见,常因病人的粪便污染水源和食物所致。戊型肝炎具有明显季节性,常在雨季或洪水后流行。②致病机制与临床特征:HEV 可直接和通过免疫病理作用导致肝细胞损伤。人感染 HEV 后,潜伏期约为 10～60 天,可表现为临床型和亚临床型。成人感染后多表现为临床型,儿童则以亚临床型多见。戊型肝炎呈自限性,病人常于 4～6 周内好转痊愈,多数不会发展为慢性肝炎。戊型肝炎的死亡率高,尤以孕妇感染后严重,可引起流产和死胎,妊娠最后 3 个月者病死率可高达 10%～20%。

(3)免疫性:戊型肝炎病后有一定的免疫力,可产生保护性中和抗体,但免疫力的维持时间较短。

(4)防治原则:针对 HEV 的防治原则与 HAV 相似。

二、测 试 题

(一)名词解释

1. 肝炎病毒　　　　　2. 同时感染　　　　　3. 重叠感染

(二)填空题

1. 目前公认的肝炎病毒有_____、_____、_____、_____和_____五类。

2. 乙型肝炎病人血清中可查到_____、_____和_____三种颗粒。

3. 乙肝"大三阳"是指病人血清中可同时检出_____、_____和_____。

4. HAV 和 HEV 主要经_____途径传播。

(三)选择题

【A 型题】

1. 下列关于甲型肝炎病毒的说法**不正确**的是

A. 传染源主要是病人　　　　　　　B. 粪-口途径传播

C. 很少转变成慢性肝炎　　　　　　D. 病后粪便或血中长期携带病毒

E. 易引起散发性或暴发性流行

2. HAV 的主要传播途径是

A. 输血　　　B. 母婴垂直　　　C. 共用注射器　　D. 媒介昆虫　　　E. 粪-口

3. 下列物质中,具有感染性的是

A. 管型颗粒　　　B. 小球形颗粒　　C. Dane 颗粒　　　D. HbeAg　　　E. HBcAg

4. HBV 最主要的传播途径是

A. 性传播　　　　　　　B. 垂直传播　　　　　　　C. 医学节肢动物叮咬传播

D. 输血和注射传播　　　E. 接触传播

5. 对 HBeAg 的叙述**错误**的是

A. 存在于病毒的包膜上

B. 是反应传染性强弱的标志

C. 为可溶性蛋白

D. 其抗体对预防乙肝病毒感染有一定保护作用

E. 与 Dane 颗粒及 DNA-P 消长一致

6. 血源中 HBsAg(－)抗-HBs(＋),但仍发生了输血后肝炎,可能是由哪种肝炎病毒引

起的

　　A. HAV　　　　B. HBV　　　　C. HCV　　　　D. HDV　　　　E. HEV

7. HBsAg(+)、HBeAg(+),说明病人

　　A. 获得了免疫力　　　　B. 无传染性　　　　　　C. 恢复期

　　D. 无症状携带者　　　　E. 传染性强

8. 乙型肝炎病毒的传播途径有

　　A. 性接触　　　　　　B. 共用牙刷、剃须刀等　　　C. 分娩和哺乳

　　D. 输血、血浆及血制品　　E. 以上均可

9. 目前控制 HCV 传播的主要措施是

　　A. 接种疫苗　　　　　B. 注射高效价免疫血清　C. 对献血者进行抗-HCV 筛查

　　D. 注射丙种球蛋白　　E. 注射干扰素

10. 关于 HDV 说法正确的是

　　A. 单独感染后可引起肝炎　　　　　　B. 是一种缺陷病毒

　　C. 耐热性强,高压蒸汽灭菌法无法灭活　D. 仅在中国流行

　　E. 主要经粪-口途径传播

【X 型题】

1. 下列哪项属于已公认的肝炎病毒是

　　A. HAV　　　　B. HBV　　　　C. HCV　　　　D. HPV　　　　E. HDV

2. 有关 HAV 描述正确的是

　　A. 主要通过粪-口途径传播

　　B. 发病急

　　C. 主要侵犯中老年人

　　D. 感染后机体可产生抗-HAV IgM 和 IgG 抗体

　　E. 注射丙种球蛋白可减轻临床症状

3. 有关 HBV 描述错误的是

　　A. 主要通过粪-口途径传播

　　B. Dane 颗粒具有传染性

　　C. 小球形颗粒具有传染性

　　D. 感染后产生的抗-HBs 抗体不具有保护作用

　　E. 接种乙型肝炎疫苗是最有效的预防措施

4. 有关 HCV 描述正确的是

　　A. 主要通过粪-口途径传播

　　B. 主要经血液及血制品传播

　　C. 急性丙型肝炎病人中有相当比例者可转为慢性肝炎

　　D. 对氯仿、乙醚等有机溶剂敏感

　　E. IgM 和 IgG 抗体几乎没有保护作用

5. 有关 HDV 描述正确的是

　　A. 是一种缺陷病毒

　　B. HDV 感染呈世界性分布

C. 主要通过粪-口途径传播

D. 主要经输血或注射传播

E. 感染后可刺激机体产生抗体,但无保护作用

6. 有关 HEV 描述正确的是

A. HEV 对热稳定,高温湿热灭菌法无法灭活病毒

B. 主要经粪-口途径传播

C. 主要经输血或注射传播

D. 成人及儿童均可感染

E. 感染后可产生保护性中和抗体

(四)简答题

1. 甲型肝炎病毒(HAV)的主要生物学性状、传播途径及临床特点有哪些?

2. 乙型肝炎病毒(HBV)的主要生物学性状、传播途径及临床特点有哪些?

3. 乙型肝炎的免疫学检测项目有哪些,临床诊断意义如何?

4. 丙型肝炎病毒(HCV)的主要生物学性状和传播途径有哪些?

三、测试题答案

(一)名词解释

1. 肝炎病毒　指以侵害肝脏为主并引起病毒性肝炎的一组不同种属的病毒。

2. 同时感染　指病人在同一时间感染两种病毒。如 HDV 和 HBV。

3. 重叠感染　在慢性乙型肝炎或 HBsAg 携带者基础上再感染 HDV。

(二)填空题

1. 甲型肝炎病毒(HAV)　　乙型肝炎病毒(HBV)　　丙型肝炎病毒(HCV)　　丁型肝炎病毒(HDV)　　戊型肝炎病毒(HEV)

2. 大球形颗粒(Dane 颗粒)　　小球形颗粒　　管形颗粒。

3. HBsAg　　HBeAg　　抗 HBc IgM

4. 粪-口

(三)选择题

【A 型题】

1. D　　2. E　　3. C　　4. D　　5. A　　6. C　　7. E　　8. E　　9. C

10. B

【X 型题】

1. ABCE　　2. ABDE　　3. ACD　　4. BCDE　　5. ABDE　　6. BDE

(四)问答题

1. 甲型肝炎病毒(HAV)的主要生物学性状、传播途径及临床特点

(1)生物学性状:①形态与结构:呈球形,无包膜。衣壳为 20 面体立体对称,有实心颗粒和空心颗粒两种。HAV 的核心为单正链 RNA 基因组,有感染性,仅有一个血清型;②抵抗力:HAV 比肠道病毒耐热性高,60℃ 1 小时不被灭活,对酸(pH3)和有机溶剂均有较强的抵抗力。

(2)传染源与传播途径:HAV 主要通过粪-口途径传播,传染性极强,传染源为病人和隐性感染者;潜伏期平均约为 30 天,发病急,多出现发热、肝大、疼痛等症状;黄疸较多见并伴

有血清转氨酶(ALT、AST 等)升高。

(3)致病机制与临床特征:HAV 主要侵犯儿童和青少年,多数不出现明显的症状和体征,但粪便中可排出病毒;甲型肝炎的预后较好。

2. 乙型肝炎病毒(HBV)的主要生物学性状、传播途径及临床特点

(1)生物学性状:①形态与结构:HBV 感染者血清中见到三种不同形态的病毒颗粒,即大球形颗粒(Dane 颗粒)、小球形颗粒和管形颗粒;②抵抗力:HBV 对外界环境抵抗力较强,对低温、干燥、紫外线及一般消毒剂均有抵抗性,不被 70％乙醇灭活。高压蒸汽灭菌法(121.3℃ 20 分钟)、加热 100℃ 10 分钟、干热 160℃ 1 小时、0.5％过氧乙酸、碘附、5％次氯酸钠、3％漂白粉、环氧乙烷及 0.2％苯扎溴铵等可灭活 HBV。

(2)传染源与传播途径:主要的传染源为病人及无症状的 HBV 携带者。HBV 传播途径包括血液及血制品传播、母婴传播(垂直传播)、性传播及密切接触传播等。

(3)临床特征:乙型肝炎的临床表现包括隐性感染、无症状 HBsAg 携带者、急性肝炎、重症肝炎或慢性肝炎,主要取决于病毒与机体的免疫状态。乙型肝炎临床表现为 4 种类型:急性、慢性、重症型和淤胆型;抗-HBs 可中和 HBV,是清除细胞外病毒的主要因素。如病后长期不出现抗-HBs,急性肝炎可转为慢性。

3. 乙型肝炎的免疫学检测项目及其临床诊断意义　目前主要用血清学方法检测 HBsAg、抗-HBs、HBeAg、抗-HBe 及抗-HBc(俗称"两对半"),检测结果及分析如下表:

HBV 抗原及抗体检测结果与临床分析

HBsAg	HBeAg	抗 HBs	抗 HBe	抗 HBc IgM	抗 HBc IgG	结果分析
+	−	−	−	−	−	HBV 感染者或无症状携带者
+	+	−	−	+	−	急性乙型肝炎(大三阳)
+	−	−	+	−	+	急性感染趋向恢复(小三阳)
+	+	−	−	−	+	急性或慢性乙型肝炎或无症状携带者
−	−	+	+	−	+	乙型肝炎恢复期
−	−	−	−	−	+	既往感染
−	−	+	−	−	−	既往感染或接种过疫苗
−	−	−	−	−	−	无免疫力,疫苗接种对象

4. 丙型肝炎病毒(HCV)的主要生物学性状和传播途径

(1)生物学性状:①形态与结构:呈球形,有包膜,单正链 RNA 病毒。HCV 分为 6 个基因型,11 个亚型;②抵抗力:HCV 对氯仿、乙醚等有机溶剂敏感,紫外线照射、100℃ 5 分钟、20％次氯酸钠可灭活病毒。

(2)传染源与传播途径:丙型肝炎病人、隐性感染者及含有 HCV 的血液、血制品等是主要的传染源;与 HBV 类似,HCV 可经输血或血制品、注射、牙科、肾移植、针刺、共用牙刷和剃须刀等途径传播,还可经性传播、垂直传播及密切接触传播。

(石艳春)

第二十五章 其他病毒及朊粒

一、重点、难点内容

(一)人类免疫缺陷病毒(HIV)

1. **主要生物学性状** 球形,外层包膜上嵌有 gp120 和 gp41 两种病毒特异的糖蛋白,内部为呈 20 面体立体对称的核衣壳,核心含病毒 RNA、逆转录酶和核衣壳蛋白。

HIV 对热比较敏感,56℃ 30 分钟即被灭活,在室温保存 7 天可保持活性。对消毒剂和去污剂较敏感,0.5%次氯酸钠、35%异丙醇、70%乙醇、50%乙醚、0.3%H_2O_2处理污染物 10~30 分钟即灭活病毒。HIV 对紫外线、γ 射线有较强抵抗力。

2. **致病性** 传染源为艾滋病病人和 HIV 无症状携带者。主要通过性接触、血液及血液制品传播或垂直传播三种途径传播。

HIV 初次感染人体后,即开始在 $CD4^+$ 的 T 细胞和单核-巨噬细胞群中大量增殖和扩散,此即为 HIV 的原发感染期。约持续数周后转入较长时间的慢性感染期(3~5 年或更长)。当机体受到各种因素的刺激,激发病毒大量增殖,引起 $CD4^+$ T 细胞数不断减少,造成免疫系统的进行性损伤,继而发展为艾滋病相关综合征,出现临床症状,最后并发各种机会感染和恶性肿瘤,成为艾滋病。

3. **HIV 防治** 预防主要包括:①广泛地开展宣传教育,普及防治知识,认识本病传染源、传播方式及最终结局;②建立 HIV 感染和艾滋病的监测系统,掌握流行动态。对高危人群实行监测,严格管理艾滋病患者及 HIV 感染者;③对供血者进行 HIV 抗体检测,确保输血和血液制品安全;④加强国境检疫,防止本病传入。

目前临床上用于治疗艾滋病的药物有 3 类:①核苷类逆转录酶抑制剂;②非核苷类逆转录酶抑制剂;③蛋白酶抑制剂。

(二)虫媒病毒和出血热病毒

虫媒病毒的共同特点有:①病毒呈小球形,直径 20~60nm;②核心含单股 RNA,衣壳为 20 面立体对称,外有类脂包膜,包膜表面有血凝素;③病毒在细胞质增殖,宿主范围广,最易感的动物是乳鼠;④病毒对温度、乙醚、酸等敏感;⑤自然状况下,病毒存在于节肢动物体内增殖而不发病,可在动物中传播,一旦节肢动物叮咬人就有可能将病毒传给人。因此吸血节肢动物既是储存宿主又是传播媒介。所致疾病具有明显的季节性和地方性,具有自然疫源性疾病特点。

1. **虫媒病毒**

(1)流行性乙型脑炎病毒:是流行性乙型脑炎的病原体。流行性乙型脑炎病毒抵抗力弱,对热敏感,56℃ 30 分钟可被灭活。对乙醚、甲醛、丙酮等较敏感。低温能较长时间保存。乙脑病毒的传播媒介是蚊。家畜、家禽,特别是幼猪是重要的传染源,这些动物被乙脑病毒感染后,在病毒血症期,可使更多的蚊虫感染,带病毒的蚊虫再叮咬易感动物,在自然界中形成蚊→动物→蚊的循环。

人对乙脑病毒普遍易感,但多为隐性感染。带病毒的蚊虫叮咬人体后,形成两次病毒血症。少数免疫功能低下或血脑屏障发育不完善者,病毒可通过血脑屏障,侵入脑组织增殖,引起脑膜及脑实质的炎症,病人出现高热、头痛、呕吐、惊厥、昏迷等症状。乙脑病人病死率高,且可留下痴呆、偏瘫、失语等后遗症。经隐性感染或显性感染后,机体均可获得牢固的免疫力。防蚊灭蚊是预防乙脑的关键措施,接种乙脑疫苗是保护易感者的重要环节。

(2)登革病毒:是引起登革热的病原体。登革热是一种由蚊子传播,以发热、头痛、肌肉和关节疼痛、淋巴结肿大,并伴有皮肤出血为特点的传染病。临床上分为普通型登革热和登革出血热、登革出血综合征两个类型。前者发生于初次感染者,病情较轻;后者发生于再次感染者,病情较重。其发病机制尚未完全清楚,可能是病理性免疫应答起到重要作用。

登革病毒感染的预防措施包括改善卫生环境,减少蚊虫孳生,防蚊、灭蚊和防止蚊虫叮咬。登革病毒疫苗尚未研制成功。

2. 出血热病毒

(1)汉坦病毒:根据抗原性及其基因结构特征不同,可将汉坦病毒分为 6 个型。在我国流行的为汉滩病毒和汉城病毒,引起肾综合征出血热,故又称之为肾综合征出血热病毒。

肾综合征出血热的传染源为带病毒的啮齿动物,主要为鼠类及野兔、犬、猫等。携带病毒的动物可通过唾液、尿、粪便排出病毒,污染水源、食物和环境,人和动物通过呼吸道、消化道和接触等方式被感染。在我国,已证实厉螨和小盾恙螨是汉坦病毒的传播媒介,因其能以卵传代,故亦可成为汉坦病毒的长期储存宿主。

病毒侵入机体后,经过 1～2 周的潜伏期,即出现发热、出血和肾损害。常伴有三痛(头痛、腰痛、眼眶痛)及三红(面、颈、上胸部潮红)。典型的临床过程包括发热期、低血压休克期、少尿期、多尿期和恢复期。汉坦病毒感染后可获持久的免疫力。

预防的重点是防鼠、灭鼠、加强食品卫生管理、注意个人卫生和个人防护等,接种灭活疫苗免疫效果良好。

(2)新疆出血热病毒:是引起新疆出血热的病原体。新疆出血热是一种发生于荒漠、牧场的自然疫源性疾病。野生啮齿动物和马、牛、羊等家畜为主要的储存宿主,人被携带病毒的蜱叮咬而感染。病人的主要临床表现为发热、全身肌肉疼痛、中毒症状和出血。病后获牢固的免疫力。

(三)单纯疱疹病毒

单纯疱疹病毒(HSV)是疱疹病毒的典型代表,由于急性期发生水疱性皮疹即单纯疱疹而得名。

人是 HSV 唯一的自然宿主,病人和带毒者是该病的传染源。病毒存在于疱疹病灶或健康带毒者唾液中,传播途径为直接密切接触或两性接触。HSV 经口腔、呼吸道、生殖道黏膜和破损皮肤等多种途径侵入机体,也可垂直感染胎儿或新生儿。研究表明 HSV-1 和 HSV-2 可能分别与唇癌、外阴癌及子宫颈癌有关。

由于 HSV 有致癌可能性,减毒活疫苗和死疫苗不宜用于人体。孕妇产道 HSV-2 感染,分娩后可给新生儿注射丙种球蛋白作紧急预防。临床常用阿昔洛韦、丙氧鸟苷等进行治疗。

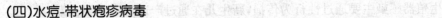

(四)水痘-带状疱疹病毒

水痘-带状疱疹是由同一种病毒引起两种不同的病症。在儿童初次感染引起水痘,可在体内潜伏。当受到某些因素刺激后,该病毒复发引起带状疱疹,故被称为水痘-带状疱疹病毒,多见于成年人和老年人。

1. 水痘　人是水痘-带状疱疹病毒唯一的自然宿主,水痘是具有高度传染性的儿童常见疾病,好发于2～6岁,传染源主要是病人,病人急性期水痘内容物及呼吸道分泌物内均含有病毒。该病毒借飞沫经呼吸道或接触传播。无免疫力儿童初次感染后,约经2周左右的潜伏期,出现全身皮肤斑丘疹、水疱,并可继发感染发展成脓疱疹。皮疹呈向心性分布,躯干比面部和四肢多。水痘病情较轻,偶见脑炎和肺炎等并发症。但在新生儿及细胞免疫缺陷、白血病、长期使用免疫抑制剂的儿童可表现为重症,甚至危及生命。成人水痘症状较严重,常并发肺炎,死亡率较高。孕妇患水痘,除病情严重外,可导致胎儿畸形、流产或死产。

2. 带状疱疹　当有水痘病史的成人、老年人、免疫缺陷及应用免疫抑制剂病人,其潜伏在脊髓后根神经节或脑神经的感觉神经节中病毒被激活后,可患带状疱疹。初期局部皮肤有感觉异常、瘙痒、疼痛,进而出现红疹、疱疹,由于沿感觉神经支配皮肤分布,皮疹串联成带状,以躯干和面额部多见,呈单侧分布,病程约1～4周,少数可达数月之久。由于感觉神经受到刺激,痛觉明显,并发症有脑脊髓炎和眼结膜炎等。

3. 预防　应用水痘-带状疱疹病毒减毒活疫苗免疫1岁以上未患过水痘的儿童和成人,可以有效地预防水痘的感染和流行。应用特异抗血清或人免疫球蛋白预防水痘-带状疱疹病毒感染有一定效果。

(五)狂犬病病毒

1. 生物学性状　狂犬病病毒形态似子弹状,为单负股RNA包膜病毒,包膜上有许多糖蛋白刺突,与病毒的感染性和毒力有关。抵抗力不强,对热敏感,60℃30分钟或100℃2分钟即可灭活。但在脑组织内的病毒,于室温或4℃条件下其传染性可保持1～2周。在中性甘油中置4℃可保存数月。易被强酸、强碱、乙醇、乙醚、碘、甲醛等灭活。肥皂水、离子型或非离子型去垢剂亦有灭活病毒的作用。

2. 致病性　人患狂犬病主要是被患病动物咬伤所致。动物在发病前5天,其唾液中可含有病毒,病毒从人被狗咬伤的伤口进入体内。潜伏期一般为1～3个月,但也有短至1周或长达数年的,其长短取决于被咬伤部位距头部的远近及伤口内感染的病毒量。人发病时典型临床症状表现是神经兴奋性增高,吞咽或饮水时喉头肌肉发生痉挛,甚至闻水声或其他轻微刺激均可引起痉挛发作,故又称恐水症。经3～5天后,病人由兴奋期转入麻痹期,最后因昏迷、呼吸循环衰竭而死亡。病死率几乎达100%。

3. 防治原则　加强家犬管理,注射犬用狂犬病疫苗,捕杀野犬,是预防狂犬病的关键。人被动物咬后,应采取以下措施:①立即用20%的肥皂水、0.1%的新洁尔灭或清水反复冲洗伤口,再用3%碘酒及70%酒精涂擦。②用高效价抗狂犬病病毒血清于伤口周围与底部行浸润注射及肌注,剂量为40IU/kg,在48小时内使用,可减少发病。③狂犬病的潜伏期较长,人被咬伤后应及早接种疫苗。

(六)人乳头瘤病毒

人乳头瘤病毒属于乳多空病毒科,引起人类皮肤、黏膜多种良性乳头状瘤或疣。人类是人乳头瘤病毒的唯一自然宿主,传播途径为直接接触,也可通过公用毛巾、游泳、洗澡等间接途径传播。生殖器感染主要通过性行为传播,新生儿在通过产道时可受到感染。

不同型人乳头瘤病毒侵犯部位和所致疾病也有所不同,例如:寻常疣称刺瘊,可发生于任何部位,以手部最常见;跖疣生长在胼胝下面,行走易引起疼痛;扁平疣好发于面部、手、臂、膝,为多发性;尖性湿疣,好发于温暖潮湿部位,生殖器湿疣发病率最高,是一种性传播疾病,传染性强。近年研究资料证明人乳头瘤病毒与宫颈癌、喉癌、舌癌等发生有关。

根据人乳头瘤病毒传染方式,切断传播途径,是有效的预防措施。疣状病损需彻底治疗,方法有:①局部涂药,使用5% 5-氟尿嘧啶或25%竹叶脂液;②采用激光、冷冻、手术或电灼等方法去除疣;③局部注射干扰素。

(七)朊粒

朊粒是一种不含核酸和脂类的疏水性糖蛋白,与目前已知的蛋白质都无同源性,是一种特殊的蛋白质,具有传染性。朊粒对理化因素抵抗力很强。对蛋白酶有抗性,对热、辐射、酸碱及常用消毒剂均有很强抵抗力。

朊粒是一种完全不同于细菌、真菌、病毒等病原因子,其致病机制尚未完全阐明。所致疾病有:

1. 羊瘙痒病 病羊以消瘦、脱毛、步态不稳等为临床特征,死亡率极高。

2. 牛海绵状脑病 俗称疯牛病,是一种牛传染性海绵状脑病。病牛初期以体重减轻、奶量下降为主要症状,而后出现运动失调、震颤等神经系统症状。因出现感觉过敏、恐惧甚至狂躁而称为疯牛病。

3. 库鲁病 为发生于大洋州巴布亚新几内亚高原部落的土著人的一种中枢神经系统进行性、慢性、退化性疾病。临床症状以共济失调、颤抖等神经系统症状为主。晚期表现为痴呆、四肢瘫痪,最后多继发感染死亡。

4. 克-雅病 又称为皮质纹状脊髓变性病或亚急性海绵状脑病或传染性痴呆病。是人类最常见的海绵状脑病,好发年龄多在50~75岁之间,临床表现为进行性发展的痴呆、肌痉挛、小脑共济失调、运动性失语,并迅速发展为半瘫、癫痫,甚至昏迷,最终死于感染或中枢神经系统功能衰竭。

二、测 试 题

(一)名词解释

1. AIDS   2. 虫媒病毒   3. 恐水病   4. 朊粒

(二)填空题

1. HIV 是_____的病原体,感染常合并各种机会感染,常见的病原体种类有_____、_____、_____和_____。

2. HIV 的传播方式主要包括_____、_____和_____。

3. HIV 侵入人体后能选择地侵犯表达_____分子的细胞,主要是_____。

4. HIV 对_____、_____有较强抵抗力。

5. 虫媒病毒是一大群通过_____叮咬人和动物而传播的病毒,常见的传播媒介有_____、_____、_____等。

6. 在我国,主要由虫媒病毒引起的疾病有_____、_____、_____等。

7. 乙脑病毒经_____次病毒血症,侵入_____增殖,引起_____及_____的炎症。

8. 乙脑病人病死率高,且易留下_____、_____、_____等后遗症。

9. 预防乙脑的关键措施是_____,保护易感者的重要环节是_____。

10. 肾综合征出血热的病原体是_____,临床表现以_____、_____和_____为特征,典型的临床过程包括_____、_____、_____、_____及_____。

11. 带状疱疹多发生于幼年时曾经患过_____的成年人,发病原因主要是机体受有害因素刺激或_____免疫力下降。

12. 狂犬病潜伏期长短与被咬伤部位距头部的远近、伤口内_____和机体的_____等有关。

13. 患狂犬病的犬在发病前_____天,其_____中可含有较多的病毒。

(三)选择题

【A 型题】

1. 艾滋病的传染源是

A. 同性恋者 　　　　　　　　　B. HIV 实验室工作人员

C. 性乱人群 　　　　　　　　　D. 静脉药瘾者

E. 患 HIV 的病人和 HIV 携带者

2. HIV 感染人体后,其慢性感染期大多是

A. 数天　　　B. 数周　　　C. 数月　　　D. 数年　　　E. 数十年

3. HIV 致病的关键因素是

A. 侵犯人体 CD4$^+$ 细胞,造成严重的免疫缺陷

B. 合并各种类型的机会感染

C. HIV 有高度变异性,能逃脱宿主免疫系统的清除

D. HIV 基因能整合于宿主细胞的染色体中

E. 并发各种恶性肿瘤

4. 乙脑的传播媒介是

A. 蚊　　　B. 蜱　　　C. 白蛉　　　D. 螨　　　E. 蝇

5. 在乙脑的流行环节中,蚊是

A. 传染源 　　　B. 中间宿主 　　　C. 储存宿主

D. 传播媒介和储存宿主　　E. 传染源和储存宿主

6. 肾综合征出血热的病原体是

A. 登革病毒 　　　B. 汉坦病毒 　　　C. 新疆出血热病毒

D. 埃博拉病毒　　E. 刚果出血热病毒

7. 新疆出血热的传播媒介是

A. 蚊　　　B. 蚤或虱　　　C. 鼠　　　D. 蜱　　　E. 白蛉

8. 乙脑最重要的传染源是

A. 幼猪　　　B. 病人　　　C. 带病毒者　　　D. 马　　　E. 牛

9. 可通过螨类传播的病毒是

A. 新疆出血热病毒 　　　B. 汉坦病毒 　　　C. 乙脑病毒

D. 登革病毒　　E. 森林脑炎病毒

10. HSV-2 潜伏于机体的部位是

A. 三叉神经节　　　　　　　B. 颈上神经节　　　　　　　C. 脊髓后根神经节

D. 骶神经节　　　　　　　　E. B 淋巴细胞

11. 引起带状疱疹的病毒是

A. CMV　　　　B. HSV-1　　　　C. VZV　　　　D. EBV　　　　E. HSV-2

12. 关于狂犬病毒的致病性,下列错误的是

A. 引起狂犬病,又称恐水病　　　　　　B. 感染途径只有被狂犬咬伤

C. 潜伏期长短不一　　　　　　　　　　D. 最终因呼吸和循环衰竭而死亡

E. 死亡率极高

13. 引起尖锐湿疣的病毒是

A. HBV　　　　B. EBV　　　　C. HPV　　　　D. CMV　　　　E. HSV

14. 不属于朊粒引起的疾病是

A. 震颤病　　　　　　　　　　B. 克-雅病　　　　　　　　C. 牛海绵状脑病

D. 亚急性硬化性全脑炎　　　　E. 羊瘙痒病

15. 我国目前所用的狂犬疫苗类型是

A. 灭活疫苗　　B. 减毒活疫苗　　C. 多糖疫苗　　D. 多肽疫苗　　E. 基因工程疫苗

【X 型题】

1. 在日常生活中不传播 HIV 的行为有

A. 握手　　　　B. 共餐　　　　C. 交谈　　　　D. 共用电话　　　　E. 接触门把

2. 目前预防 HIV 感染的措施包括

A. 加强宣传教育　　　　　　B. 杜绝吸毒和卖淫嫖娼　　　　C. 严格检测血液和血制品

D. 接种疫苗　　　　　　　　E. 注射免疫球蛋白

3. 虫媒病毒的共同特点为

A. 球形,核酸为单股正链 RNA,有包膜

B. 主要引起人的感染

C. 节肢动物为传播媒介

D. 所致疾病具明显的季节性和严格的地区性

E. 均无有效疫苗预防

4. 由蚊传播的病毒有

A. 流行性乙型脑炎病毒　　　B. 森林脑炎病毒　　　　C. 登革病毒

D. 汉坦病毒　　　　　　　　E. 新疆出血热病毒

5. 感染汉坦病毒的鼠排出病毒的途径包括

A. 皮毛　　　　B. 尿液　　　　C. 粪便　　　　D. 唾液　　　　E. 脱落细胞

6. 汉坦病毒的传播途径有

A. 呼吸道　　　　B. 消化道　　　　C. 皮肤　　　　D. 螨叮咬　　　　E. 胎盘

7. 以性接触为主要传播途径的疱疹病毒有

A. EBV　　　　B. CMV　　　　C. VSV　　　　D. HSV-1　　　　E. HSV-2

8. 导致胎儿先天性畸形的病毒有

A. 巨细胞病毒　　　　　　　B. 单纯疱疹病毒 1 型　　　　C. 麻疹病毒

D. 风疹病毒　　　　　　E. 流感病毒

9. 人乳头瘤病毒的传播途径有

A. 直接接触传播　　　B. 间接接触传播　　　C. 垂直传播

D. 消化道传播　　　　E. 性接触传播

10. 关于狂犬病毒的致病性,下列叙述正确的是

A. 人主要是被病畜或带毒动物咬伤而受感染

B. 病毒在伤口局部肌纤维细胞中增殖

C. 病毒沿伤口局部神经末梢上行至中枢神经细胞内增殖

D. 病毒主要引起中枢神经系统病理性损伤

E. 病人典型的临床表现是神经麻痹

(四)简答题

1. 简述流行性乙型脑炎病毒的致病特点。

2. 简述流脑与乙脑的区别。

3. 简述人类疱疹病毒的种类及其所致的主要疾病。

4. 简述人被动物咬伤后应采取的措施。

5. 简述朊粒病的共同特征。

三、测试题答案

(一)名词解释

1. AIDS　是获得性免疫缺陷综合征的英文缩写,艾滋病即 AIDS 的音译。AIDS 是由 HIV 感染机体后导致免疫系统严重损伤而继发各种机会感染和肿瘤的致死性疾病。

2. 虫媒病毒　是指一大群在节肢动物体内增殖,通过吸血节肢动物叮咬人、家畜及野生动物而传播的病毒。

3. 恐水病　即狂犬病。由于狂犬病毒在神经细胞内增殖并引起中枢神经系统病理性损伤,病人表现为神经兴奋性增高,狂躁不安,吞咽或饮水时喉头肌肉发生痉挛,甚至闻水声或其他轻微刺激均可引起痉挛发作,故称恐水病。

4. 朊粒　又称传染性蛋白粒子,是医学生物学领域中至今尚未彻底弄清的一种蛋白质传染因子,其最主要成分是一种蛋白酶抗性蛋白。它具有传染性,潜伏期长,在人和动物中引起以海绵状脑病为特征的致死性中枢神经系统的慢性退化性疾患。包括震颤病(又称库鲁病)、克-雅病、牛海绵状脑病(又称疯牛病)等慢性疾病。

(二)填空题

1. 获得性免疫缺陷综合征(AIDS)　病毒　细菌　真菌　原虫

2. 性接触传播　血液传播　垂直传播

3. CD4$^+$　辅助性 T 细胞

4. 紫外线　γ射线

5. 节肢动物　蚊　蜱　螨

6. 流行性乙型脑炎　肾综合征出血热　登革热

7. 两　脑组织　脑膜　脑实质

8. 痴呆　偏瘫　失语

9. 防蚊灭蚊　　接种疫苗

10. 汉坦病毒　　发热　　出血　　肾损害　　发热期　　低血压休克期　　少尿期
多尿期　　恢复期

11. 水痘　　细胞

12. 感染的病毒量　　免疫状态

13. 5　　唾液

(三)选择题

【A 型题】

1. E　　　2. D　　　3. A　　　4. A　　　5. D　　　6. B　　　7. D　　　8. A　　　9. B

10. D　　　11. C　　　12. B　　　13. C　　　14. D　　　15. A

【多选题】

1. ABCDE　　　2. ABC　　　3. ACD　　　4. AC　　　5. BCD　　　6. ABD　　　7. BE

8. ABD　　　9. ABCE　　　10. ABCD

(四)问答题

1. 流行性乙型脑炎病毒的致病特点　①幼猪是最重要的传染源;②蚊既是传播媒介又是储存宿主;③多为隐性感染;④病毒侵入机体经两次病毒血症,穿过血脑屏障进入脑组织增殖,引起脑膜及脑实质的病变。

2. 流脑与乙脑的区别　①流行性乙型脑炎(乙脑)的病原体为乙脑病毒,流行性脑脊髓膜炎(流脑)的病原体为脑膜炎球菌;②乙脑的传播途径为带病毒的蚊叮咬,流脑的传播途径为呼吸道;③乙脑的发病季节为夏秋季,流脑的发病季节为冬春季;④乙脑的病变部位为脑膜和脑实质,流脑的病变部位为脑膜和脊髓膜;⑤乙脑病人病死率高,且易留下痴呆、偏瘫、失语等后遗症,流脑病人病死率低,一般不留后遗症。

3. 人类疱疹病毒的种类及其所致的主要疾病　①单纯疱疹病毒 1 型,引起龈口炎、唇疱疹、疱疹性角膜结膜炎、疱疹性脑炎等疾病;②单纯疱疹病毒 2 型,引起生殖器疱疹、新生儿疱疹,与宫颈癌的发生有关;③水痘-带状疱疹病毒,引起水痘和带状疱疹;④巨细胞病毒,引起巨细胞包涵体病、输血后单核细胞增多症、先天性畸形、肝炎、间质性肺炎等。

4. 人被动物咬伤后应采取的措施　①立即用 20%肥皂水或清水反复冲洗伤口,再用70%酒精及碘酒涂擦;②及时用高效价抗狂犬病毒血清于伤口周围与底部行浸润注射及肌注;③及早接种狂犬疫苗,于第 1、3、7、14、28 天各肌注 1ml。

5. 朊粒病的共同特征　潜伏期长,引起致死性中枢神经系统的慢性退行性疾患。大脑皮质的神经元细胞退化、空泡变性,细胞死亡后,被星状细胞取代,因而造成海绵样病变。大脑皮质变薄,白质相对增加,故又称白质性脑病。临床上则出现痴呆、共济失调、震颤等症状。

(曹元应)

第二十六章 人体寄生虫概论

一、重点难点内容

(一)寄生、寄生虫、宿主及生活史

1. 寄生 两种生物在一起生活,其中一方受益,另一方受害,后者为前者提供营养物质和居住场所。受益的一方称为寄生虫,受损的一方称为宿主。

2. 宿主的类型

(1)中间宿主:寄生虫的幼虫或无性生殖阶段所寄生的宿主称为中间宿主。

(2)终宿主:寄生虫的成虫或有性生殖阶段所寄生的宿主称为终宿主。

(3)保虫宿主:某些寄生虫既能寄生于人体,还可寄生于某些脊椎动物体内,后者在一定条件下可将其体内的寄生虫传播给人,在流行病学上,称这些动物为保虫宿主或储存宿主。

(4)转续宿主:某些寄生虫的幼虫侵入非正常宿主后不能发育为成虫,长期保持幼虫状态,当幼虫有机会再进入正常终宿主体内后,才可继续发育为成虫,这种非正常宿主称为转续宿主。

3. 寄生虫的生活史

(1)寄生虫的生活史:是指寄生虫完成一代的生长、发育和繁殖过程及所需的外界环境条件。

(2)感染阶段:寄生虫的生活史比较复杂,有不同的发育阶段,其中能够感染人体的某一特定发育阶段称为寄生虫的感染阶段。

(二)寄生虫与宿主的相互作用

1. 寄生虫对宿主的致病作用

(1)掠夺营养:寄生虫在宿主体内生长、发育和繁殖所需的营养物质均来源于宿主。体内的虫体越多,对宿主营养的掠夺也越严重。

(2)机械性损伤:寄生虫在宿主体内移行、定居均可对所寄生的部位及附近组织和器官产生机械性损伤,包括损伤、压迫、阻塞等作用。

(3)毒素和免疫损伤:寄生虫的分泌物、排泄物和虫体死后的分解产物等可引起组织损害或免疫病理反应。另外,寄生虫的代谢产物和死亡虫体的分解产物又可具有变应原性,可使宿主致敏,引起局部和全身超敏反应。

2. 宿主对寄生虫的免疫作用 寄生虫感染包括宿主对寄生虫的非特异性免疫和特异性免疫(细胞免疫和体液免疫)。由于寄生虫种类、宿主种类以及宿主与寄生虫之间相互关系的不同,寄生虫感染的适应性免疫大致分为以下三种类型。

(1)缺少有效的特异性免疫:宿主感染某种寄生虫后,不能产生有成效的免疫力。

(2)非消除性免疫:这是人体寄生虫感染中常见的免疫类型。包括:①带虫免疫:许多寄

生虫感染常引起宿主对再感染产生特异性免疫,但是宿主体内的寄生虫并未完全被清除,仍然维持在较低水平,一旦用药物杀灭体内残余的寄生虫后,已获得的免疫力便逐渐消失,通常把这种免疫状态称为带虫免疫。②伴随免疫:病人感染血吸虫时,活的成虫便可以使宿主产生适应性免疫,这种免疫力对成虫影响不大,仍可继续存活,但可作用于入侵早期童虫,因此可以防御再感染,这种免疫状态称为伴随免疫。

(3)消除性免疫:宿主感染某种寄生虫后产生的适应性免疫力能消除体内寄生虫,并对感染产生完全的抵抗能力,这是人体寄生虫感染中极少见的一种免疫类型。

(4)寄生虫导致的超敏反应,按其发病机制常分为四型,Ⅰ、Ⅱ、Ⅲ、Ⅳ型超敏反应。在寄生虫感染中,有的寄生虫可同时引起几种超敏反应,甚为复杂。如血吸虫病可有Ⅰ、Ⅱ、Ⅲ型超敏反应同时存在。

(三)寄生虫病的流行与防治原则

1. 寄生虫病流行的基本环节 寄生虫病流行的基本环节包括:①传染源:病人、携带者、保虫宿主;②传播途径:经口感染、经皮肤感染、经媒介昆虫感染、接触感染、自身感染、经胎盘感染等;③易感人群:对某种寄生虫缺乏免疫力或免疫力低下而处于易感状态的人群。

2. 影响寄生虫病流行的因素 影响寄生虫病流行的因素包括自然因素和社会因素。

3. 寄生虫病的防治原则 寄生虫病的防治原则包括控制与消灭传染源、切断传播途径、保护易感人群。

二、测 试 题

(一)名词解释

1. 生活史　　　2. 感染阶段　　　3. 终宿主　　　4. 中间宿主
5. 保虫宿主　　6. 转续宿主　　　7. 伴随免疫　　8. 带虫免疫

(二)填空题

1. 两种生物生活在一起,根据利益关系不同,可分为_____、_____和_____ 3种类型。

2. 两种生物生活在一起,其中受益的一方称_____,受害的一方称_____。

3. 寄生虫成虫期或有性生殖阶段所寄生的宿主,称为_____。

4. 某些寄生虫既能寄生于人体,还可寄生于某些脊椎动物体内,后者在一定条件下可将其体内的寄生虫传播给人,在流行病学上,称这些动物为_____。

5. 寄生虫的宿主类型包括_____、_____、_____、_____。

6. 寄生虫对宿主的致病作用包括_____、_____、_____。

7. 寄生虫病流行的基本环节包括_____、_____、_____。影响寄生虫病流行的因素包括_____、_____。

8. 寄生虫病的防治原则包括_____、_____、_____。

9. 人体寄生虫包括_____、_____、_____三部分。

(三)选择题

【A型题】

1. 两种生物生活在一起,双方均受益的关系称
A. 共生　　B. 共栖　　C. 寄生　　D. 互利共生　　E. 中生

2. 两种生物生活在一起,一方受益,另一方受害的关系称

A. 共生　　　B. 共栖　　　C. 寄生　　　D. 互利共生　　　E. 中生

3. 两种生物生活在一起,一方受益,另一方既不受益也不受害的关系称

A. 共生　　　B. 共栖　　　C. 寄生　　　D. 互利共生　　　E. 中生

4. 寄生虫的幼虫或无性生殖阶段寄生的宿主称

A. 终宿主　　　B. 中间宿主　　　C. 保虫宿主　　　D. 转续宿主　　　E. 传播媒介

5. 寄生虫的成虫或有性生殖阶段寄生的宿主称

A. 终宿主　　　B. 中间宿主　　　C. 保虫宿主　　　D. 转续宿主　　　E. 传播媒介

6. 可作为寄生虫病传染源的、被寄生虫感染的其他脊椎动物是

A. 终宿主　　　　　　B. 中间宿主　　　　　　C. 保虫宿主

D. 转续宿主　　　　　　E. 第一中间宿主

7. 人体感染旋毛虫时,成虫寄生于宿主小肠,幼虫寄生于宿主肌肉,人是

A. 终宿主　　　　　　B. 中间宿主　　　　　　C. 保虫宿主

D. 转续宿主　　　　　　E. 终宿主+中间宿主

8. 人可因吃生鱼而感染肝吸虫,人是

A. 终宿主　　　B. 中间宿主　　　C. 保虫宿主　　　D. 转续宿主　　　E. 宿主

9. 寄生虫病的防治原则是

A. 控制和消灭传染源　　　B. 切断传播途径　　　C. 保护易感人群

D. 前三项　　　E. 监控流动人口

【X型题】

1. 寄生虫的宿主种类有

A. 中间宿主　　　B. 保虫宿主　　　C. 终宿主　　　D. 媒介宿主　　　E. 转续宿主

2. 寄生虫对宿主的作用有

A. 掠夺营养　　　B. 机械性损伤　　　C. 毒素作用　　　D. 免疫损伤　　　E. 分泌抗生素

(四)判断题

1. 寄生虫导致的超敏反应包括Ⅰ、Ⅱ、Ⅲ、Ⅳ型。

2. 寄生虫病的预防原则包括控制消灭传染源、切断传播途径和保护易感者。

3. 寄生虫发育的任何阶段均能使人感染相应寄生虫病。

4. 大多数寄生虫感染后,产生的免疫类型主要是消除性免疫。

5. 寄生虫的生殖器官一般都高度发达。

6. 寄生虫的传染源不包括保虫宿主。

7. 寄生虫感染产生的带虫免疫属于非消除性免疫。

8. 易感人群为免疫力低下的人群。

9. 寄生虫病的流行与生活条件有关,与文化无关。

10. 长江流域以北地区无血吸虫病的流行,故这些地区的人群不是易感人群。

(五)问答题

1. 简述宿主的类型及概念。

2. 寄生虫对人体造成的致病作用是什么?

3. 寄生虫病流行的基本环节及影响流行的因素是什么?

三、测试题答案

(一)名词解释

见重点难点内容及教材。

(二)填空题

1. 共栖　　互利共生　　寄生

2. 寄生虫　　宿主

3. 终宿主

4. 保虫宿主

5. 终宿主　　中间宿主　　保虫宿主　　转续宿主

6. 掠夺营养　　机械性损伤　　毒素和免疫损伤

7. 传染源　　传播途径　　易感人群　　自然因素　　社会因素

8. 控制与消灭传染源　　切断传播途径　　保护易感人群

9. 医学蠕虫　　医学原虫　　医学节肢动物

(三)选择题

【A 型题】

1. D　　2. C　　3. B　　4. B　　5. A　　6. C　　7. E　　8. A　　9. D

【X 型题】

1. ABCE　　2. ABCD

(四)判断题

1. √　　2. √　　3. ×　　4. ×　　5. √　　6. ×　　7. √　　8. ×　　9. ×

10. ×

(五)问答题

见重点难点内容及教材。

(刘荣臻)

第二十七章 医 学 蠕 虫

一、重点难点内容

常见医学蠕虫的感染阶段和致病性是本章的重点。常见医学蠕虫主要包括似蚓蛔线虫、蠕形住肠线虫、十二指肠钩口线虫、美洲板口线虫、班氏吴策线虫、马来布鲁线虫、旋毛形线虫、毛首鞭形线虫、华支睾吸虫、布氏姜片吸虫、卫氏并殖吸虫、斯氏狸殖吸虫、日本裂体吸虫、链状带绦虫、肥胖带绦虫及细粒棘球绦虫等。

(一)似蚓蛔线虫

1. 感染阶段　感染期卵。

2. 致病性

(1)幼虫:组织机械性损伤;引起超敏反应。

(2)成虫:成虫是主要致病阶段,致病机制:①掠夺营养和影响吸收;②超敏反应;③并发症:胆道蛔虫症、胰腺炎、阑尾炎、肠梗阻、肠穿孔等。

(二)蠕形住肠线虫

1. 感染阶段　感染期虫卵。

2. 致病性　雌虫的产卵活动可引起肛门及会阴部皮肤瘙痒及炎症,并影响病人睡眠。反复感染可影响儿童身心健康。如雌虫钻入阴道、尿道等处异位寄生,可引起阴道炎、子宫内膜炎、输卵管炎和尿道炎等。

(三)十二指肠钩口线虫与美洲板口线虫

1. 感染阶段　丝状蚴。

2. 致病性

(1)幼虫:钩蚴性皮炎、钩蚴性肺炎。

(2)成虫:是钩虫致病的主要阶段。①消化系统症状;②贫血:钩虫病的主要症状是贫血。造成贫血的原因是:成虫咬附在肠黏膜上吸血;分泌抗凝素,阻止血液凝固;钩虫不断更换吸血部位,造成肠黏膜多处出血,使病人经常处于慢性失血状态;虫体活动造成组织、血管损伤引起出血;③异嗜症;④婴儿钩虫病。

(四)班氏吴策线虫与马来布鲁线虫

1. 感染阶段　丝状幼。

2. 致病性

(1)微丝蚴血症。

(2)急性期超敏反应与炎症反应。

(3)慢性期阻塞性病变:①象皮肿;②睾丸鞘膜积液;③乳糜尿。

143

(五)旋毛形线虫

1. 感染阶段　幼虫囊包。

2. 致病性　旋毛虫的主要致病阶段是幼虫,其致病过程可分为连续的 3 个阶段:①侵入期;②幼虫移行期;③囊包形成期。

(六)毛首鞭形线虫

1. 感染阶段　感染期卵。

2. 致病性　重度感染可致慢性贫血。轻度感染多无明显症状。严重感染者可出现头晕、下腹部阵发性腹痛、慢性腹泻、大便隐血或带鲜血、消瘦及贫血等。儿童重度感染可导致直肠脱垂,多见于营养不良或并发肠道致病菌感染的病例。

(七)华支睾吸虫

1. 感染阶段　囊蚴。

2. 致病性　成虫导致肝吸虫病。引起胆管炎和胆囊炎、胆石症、肝硬化。

(八)布氏姜片吸虫

1. 感染阶段　囊蚴。

2. 致病性　轻度感染者无明显症状或仅有轻度腹痛、腹泻等;中度感染者可出现消化功能紊乱、营养不良等;重度感染者可出现消瘦、贫血、腹水,甚至发生衰竭、死亡。儿童反复重度感染可导致发育障碍。

(九)卫氏并殖吸虫

1. 感染阶段　囊蚴。

2. 致病性　肺吸虫的致病主要由童虫在组织器官中移行、窜扰和成虫定居或移行所引起。虫体进入肺所引起的病理过程可分为 3 期:脓肿期、囊肿期及纤维瘢痕期。

此外,肺吸虫病常累及全身多个器官,症状较复杂。若虫体移行到脑,可引起癫痫、偏瘫等。若虫体移行至皮下组织,引起皮下移行性包块及结节。

(十)斯氏狸殖吸虫

1. 感染阶段　囊蚴。

2. 致病性　侵入人体的虫体大多数处于童虫状态,到处游窜,引起幼虫移行症,分为皮肤型与内脏型。

(十一)日本裂体吸虫

1. 感染阶段　尾蚴。

2. 致病性　日本血吸虫的尾蚴、童虫、成虫及虫卵均可对宿主造成损害,以虫卵的致病作用最为显著。日本血吸虫病按病程的发展可分为急性、慢性和晚期血吸虫病。

(十二)链状带绦虫

1. 感染阶段　猪囊尾蚴、虫卵。

2. 致病性

(1)成虫:引起猪带绦虫病。

(2)囊尾蚴:引起囊尾蚴病。囊尾蚴的危害远大于成虫。人体囊尾蚴病根据寄生部位可分为 3 类;①皮下及肌肉囊尾蚴病;②脑囊尾蚴病;③眼囊尾蚴病。

(十三)肥胖带绦虫

1. 感染阶段　牛囊尾蚴。

2. 致病性 引起牛带绦虫病。

(十四)细粒棘球绦虫

1. 感染阶段 虫卵。

2. 致病性 棘球蚴病俗称包虫病,棘球蚴对人体的危害以机械损害和囊液的过敏性及毒性刺激为主。常见的临床表现有:局部压迫和刺激症状、毒性和超敏反应。

二、测 试 题

(一)名词解释

1. 钩蚴性皮炎　　　2. 棘球蚴砂　　　3. 夜现周期性

(二)填空题

1. 钩虫的感染阶段为_____,感染方式主要为_____。

2. 蠕形住肠线虫成虫通常在宿主_____时在_____产卵,所以蛲虫病最常用的实验诊断方法为_____,检查时间应在_____。

3. 绦虫成虫的节片可分为_____、_____、_____、_____。

4. 人食入_____而患猪带绦虫病,食入_____患囊虫病。

5. 华支睾吸虫的第一中间宿主是_____,第二中间宿主是_____。

6. 人是细粒棘球绦虫的_____宿主,狗、狼等食肉动物是_____宿主。

7. 日本血吸虫尾蚴经_____侵入人体,脱掉尾部转变为_____。

8. 日本血吸虫的致病阶段有_____、_____、_____、_____。其中对人危害最大的是_____。

9. 旋毛形线虫的_____和_____寄生在同一宿主体内,但完成生活史必须_____宿主。

10. 卫氏并殖吸虫成虫寄生肺脏引起的基本病理变化过程为_____、_____、_____。

(三)选择题

【A 型题】

1. 除下列哪项外,均为似蚓蛔线虫的并发症

A. 胆道蛔虫病　　　B. 肠梗阻　　　C. 阑尾炎

D. 消化功能紊乱　　　E. 胰腺炎

2. 钩虫吸血时,咬附部位伤口不易凝血,是由于

A. 口囊内牙齿的作用　　　B. 经常更换咬附部位

C. 成虫机械刺激作用　　　D. 成虫代谢产物所致过敏反应

E. 分泌抗凝素

3. 人体感染蠕形住肠线虫的主要症状为

A. 贫血　　　B. 消化功能紊乱

C. 阴道炎、子宫内膜炎　　　D. 肛门及会阴部皮肤瘙痒

E. 皮肤丘疹

4. 链状带绦虫对人危害最大的阶段是

A. 成虫　　　B. 虫卵　　　C. 囊尾蚴　　　D. 六钩蚴　　　E. 棘球蚴

5. 华支睾吸虫对人的危害主要是

A. 肝脏损害　　B. 肺脏损害　　C. 胰腺炎　　D. 脑损害　　E. 肠穿孔

6. 棘球蚴病禁忌诊断性穿刺的主要原因是容易引起

A. 出血、感染　　　　　　　　　B. 感染、继发性棘球蚴病

C. 过敏性休克、出血　　　　　　D. 过敏性休克、继发性棘球蚴病

E. 正常脏器损伤

7. 丝虫的感染方式为

A. 经口　　　　　　B. 经皮肤　　　　　　C. 媒介昆虫叮咬

D. 直接接触　　　　E. 血液

8. 人感染日本血吸虫是由于皮肤接触

A. 急性血吸虫病病人的粪便　　　　B. 虫卵

C. 水中的日本血吸虫尾蚴　　　　　D. 水中的日本血吸虫毛蚴

E. 晚期血吸虫病病人的粪便

9. 关于旋毛形线虫的描述，下列错误的是

A. 旋毛虫为一种动物源性寄生虫　　B. 能引起人兽共患病

C. 成虫寄生在宿主小肠内　　　　　D. 幼虫寄生在宿主肌肉内形成囊包

E. 在同一宿主体内即可完成生活史全过程

10. 人感染卫氏并殖吸虫的方式为

A. 生食或半生食淡水鱼　　　　　　B. 生食或半生食溪蟹

C. 生食或半生食淡水螺　　　　　　D. 生食或半生食牛肉

E. 生食或半生食水生植物

【X 型题】

1. 蛔虫能引起的并发症有

A. 胆道蛔虫症　B. 肠梗阻　　C. 胰腺炎　　D. 阑尾炎　　E. 肠穿孔

2. 蛲虫与其他肠道线虫的不同点是

A. 成虫寄生于小肠，好钻孔乱窜

B. 雌虫在人体肛周产卵

C. 少数雌虫产卵后移行至阴道、尿道等处异位寄生

D. 生理盐水直接涂片法是诊断蛲虫病最常用的方法

E. 城市儿童感染率高于农村

3. 成虫以血液、组织液为食的线虫有

A. 班氏丝虫　B. 美洲钩虫　C. 十二指肠钩虫　D. 鞭虫　　E. 蛲虫

4. 主要以经口途径感染的线虫是

A. 蛲虫　　　B. 丝虫　　　C. 蛔虫　　　D. 钩虫　　　E. 旋毛虫

5. 华支睾吸虫可引起

A. 肝硬化　　　　　　B. 胆管炎　　　　　　C. 肠肉芽肿性增殖

D. 胆结石　　　　　　E. 胆囊炎

6. 姜片虫的致病作用表现在

A. 吸盘发达，造成被吸附组织的炎症反应

B. 虫卵沉积在组织内,形成肉芽肿

C. 虫体大,覆盖肠黏膜,影响宿主消化吸收

D. 幼虫在组织内移行,破坏组织

E. 代谢产物引起超敏反应

7. 卫氏并殖吸虫病的传染源包括

A. 病人　　　　B. 水生植物　　　　C. 病牛　　　　D. 淡水鱼　　　　E. 病犬和病猫

8. 吃"醉蟹"可能感染

A. 血吸虫　　　　　　　　B. 卫氏并殖吸虫　　　　　　　C. 斯氏狸殖吸虫

D. 华支睾吸虫　　　　　　E. 布氏姜片吸虫

9. 血吸虫的致病虫期是

A. 虫卵　　　　B. 毛蚴　　　　C. 尾蚴　　　　D. 童虫　　　　E. 成虫

10. 猪囊尾蚴在人体的好发部位是

A. 皮下组织、眼　B. 肌肉和脑　C. 头部和躯干　D. 四肢　　　　E. 肝

11. 区别链状带绦虫与肥胖带绦虫可依据的形态特征是

A. 头节的结构　　　　　　B. 成节的结构　　　　　　C. 孕节的结构

D. 虫卵的结构　　　　　　E. 幼节卵巢的结构

12. 细粒棘球绦虫的幼虫又称为

A. 包生绦虫　　B. 包虫　　　　C. 棘球蚴　　　D. 泡球蚴　　　E. 似囊尾蚴

(四)简答题

1. 为什么蛲虫容易出现反复感染?

2. 钩虫是怎样引起贫血的?

3. 猪带绦虫的成虫和囊尾蚴各有哪些危害?

三、测试题答案

(一)名词解释

1. 丝状蚴侵入皮肤后,数分钟至1小时即可引起皮肤奇痒、灼痛,局部出现充血点,继而形成小出血点、丘疹或小水疱称为钩蚴性皮炎。

2. 细粒棘球绦虫的棘球蚴液中漂浮着许多游离的原头蚴、育囊、子囊及囊壁的碎片,统称棘球蚴砂。

3. 微丝蚴白天滞留于内脏毛细血管中,夜晚出现于外周血,这种在外周血中夜多昼少的现象称为夜现周期性。

(二)填空题

1. 丝状蚴　　经皮肤

2. 睡觉　　肛门周围　　肛门擦拭法　　起床解便前

3. 头节　　颈部　　幼节　　成节　　孕节

4. 囊尾蚴　　虫卵

5. 淡水螺类　　淡水鱼虾

6. 中间　　终

7. 皮肤　　童虫

8. 虫卵　　尾蚴　　童虫　　成虫　　虫卵

9. 幼虫　　成虫　　更换

10. 卫脓肿期　　囊肿期　　纤维瘢痕期

(三)选择题

【A 型题】

1. D　　2. E　　3. D　　4. C　　5. A　　6. D　　7. C　　8. C　　9. E

10. B

【X 型题】

1. ABCDE　　2. BCE　　3. BCD　　4. ACE　　5. ABDE　　6. ACE　　7. AE

8. BC　　9. ACDE　　10. ABC　　11. ABC　　12. BC

(四)问答题

1. 导致蛲虫容易反复感染,不易治愈的因素如下。

(1)生活史简单:雌虫在肛周产出的虫卵只需 6 小时左右即发育为感染期虫卵,当病人用手抓肛门时,手上就会粘上大量的感染期虫卵,极易经食物或物品造成再次感染。

(2)间接接触感染和吸入感染:蛲虫卵在适宜环境中可存活 3 周左右。在托儿所、幼儿园等小儿聚集的场所容易互相传播,使原来已治愈的小儿又重新感染蛲虫。

(3)逆行感染:蛲虫卵可在肛门附近孵化,孵化出的幼虫经肛门进入肠内发育为成虫。

2. 钩虫引起贫血的机制包括

(1)成虫咬附在肠黏膜上吸血。

(2)分泌抗凝素,防止血液凝固。

(3)钩虫不断更换吸血部位,造成肠黏膜多处出血,使病人经常处于慢性失血状态。

(4)虫体活动造成组织、血管损伤引起出血。

3. 成虫和囊尾蚴均可寄生于人体并致病,囊尾蚴对人体的危害远大于成虫。

(1)成虫寄生于人体小肠,引起猪带绦虫病:猪带绦虫病的临床症状一般较轻微,少数病人有上腹或全腹隐痛、消化不良、腹泻、体重减轻等症状,偶可引起肠穿孔或肠梗阻。

(2)囊尾蚴寄生于人体多种组织、器官内,引起猪囊虫病,其危害程度可因囊尾蚴寄生的部位和数量而异:常见的有皮下及肌肉囊尾蚴病,可形成皮下结节,多见于头部及躯干,硬度如软骨,病人可有肌肉酸痛、发胀、痉挛等症状。脑囊虫病危害更大,可引起癫痫、颅内压增高或精神症状。表现为头痛、恶心、呕吐、失语、瘫痪和痴呆等;严重者可致死。眼囊虫病可引起视力下降等。虫体死亡后,产生强烈的刺激,可致视网膜炎、脉络膜炎或化脓性全眼球炎,甚至产生视网膜脱离并发白内障、青光眼,终致失明。

(陈新江)

第二十八章 医学原虫

一、重点难点内容

(一)溶组织内阿米巴

1. 形态

(1)滋养体:大滋养体寄生于肠壁及肠外组织中,内外质分界清楚,以伪足做定向运动,内质可见被吞噬的红细胞;小滋养体又称肠腔型滋养体,以肠道细菌和内容物为营养,内外质分界不清,内质无吞噬的红细胞,运动迟缓。

(2)包囊:圆球形,无色透明。未成熟包囊可见1~2个核、糖原泡及棒状的拟染色体;成熟包囊含4个核,糖原泡及拟染色体多已消失。

2. 生活史 溶组织内阿米巴生活史的基本过程为包囊→小滋养体→包囊,4核包囊是感染阶段,随宿主粪便排出的4核包囊污染食物或水,经口感染。在小肠下段虫体脱囊而出为4核滋养体,并分裂为8个滋养体,滋养体寄生于肠壁组织。滋养体从肠壁脱落移行到横结肠后,逐渐形成具有囊壁的包囊,经分裂形成4核包囊,随粪便排出体外。当宿主腹泻时,滋养体可随宿主粪便排出。

3. 致病

(1)肠阿米巴病:多见回盲部,溶组织内阿米巴借其溶组织酶及伪足侵入肠壁黏膜层、黏膜下层生长繁殖,形成口小底大的烧瓶样溃疡。典型临床表现为发热、腹痛、腹泻、酱红色黏液脓血便,有腥臭味。慢性期纤维组织增生,形成包块状阿米巴肿。

(2)肠外阿米巴病:最常见的是肝脓肿,其次是肺脓肿,还可见皮肤、脑、脾、肾等部位的阿米巴溃疡或脓肿。

(二)阴道毛滴虫

1. 形态 滋养体呈梨形或椭圆形,无色透明,可见纵贯虫体的轴柱、椭圆形的细胞核、鞭毛和波动膜等结构。虫体具有4根前鞭毛和1根后鞭毛,借鞭毛和波动膜的摆动作旋转式运动。

2. 生活史 滋养体主要寄生在女性阴道后穹隆部、尿道或子宫等部位。男性感染除尿道、前列腺外,也可在睾丸、附睾或包皮下寄生。滋养体即为感染阶段,通过直接或间接接触方式在人群中传播。

3. 致病性 典型症状为外阴瘙痒、白带增多,呈黄色泡沫样,伴有异味。泌尿道感染可出现尿急、尿频、尿痛等刺激症状。男性感染者大多呈带虫状态,也可引起尿道炎和前列腺炎。

(三)蓝氏贾第鞭毛虫

1. 形态

(1)滋养体:倒梨形,背突腹平,腹面前半部向内凹陷形成吸盘。吸盘背侧有一对圆形的泡状细胞核。一对轴柱平行纵贯虫体,其中部可见一对半月形中央小体。有前侧鞭毛、后侧鞭毛、腹鞭毛和尾鞭毛各一对,借助鞭毛作翻滚运动。

(2)包囊:椭圆形,囊壁较厚,囊壁与虫体之间有明显的空隙,成熟包囊有 4 个核,多偏于一端,囊内还可见轴柱及丝状物。

2. 生活史　成熟的 4 核包囊是感染阶段,通过污染的水源或食物经口感染人体,在十二指肠脱囊形成滋养体,于小肠内不断繁殖并吸附于肠黏膜上,落入肠腔后,在小肠下段或结肠内形成 4 核成熟包囊,随粪便排出体外。

3. 致病性　滋养体大量吸附于肠黏膜上,影响肠的吸收功能,引起腹泻。典型的症状有暴发性水样腹泻,粪便恶臭,伴腹胀、腹痛、呕吐、发热等。儿童久病不愈可引起营养不良及贫血。

(四)杜氏利什曼原虫

1. 形态

(1)无鞭毛体:又称利杜体,寄生在人和其他哺乳动物体内。虫体卵圆形,核旁有一细杆状动基体,虫体前端的基体发出一条根丝体,基体紧靠动基体。

(2)前鞭毛体:又称鞭毛体,寄生在白蛉的消化道内。梭形,核位于虫体中部,前端有动基体和基体,由基体发出 1 根鞭毛游离于虫体外。

2. 生活史　当雌性白蛉叮刺病人或病犬时,血液或皮肤内含无鞭毛体的巨噬细胞被吸入胃内,逐渐发育为具有感染性的前鞭毛体并聚集在口腔和喙。白蛉叮吸人血时,前鞭毛体随白蛉唾液注入人体,被巨噬细胞吞噬后,发育为无鞭毛体,并不断分裂增殖,导致巨噬细胞破裂,释出后再继续侵入其他巨噬细胞。

3. 致病性　病人出现脾、肝、淋巴结肿大,白/球蛋白比率倒置。此外,脾功能亢进和免疫溶血可致血细胞减少,病人常有贫血、发热、牙龈出血和蛋白尿及血尿症状。由于免疫功能受损,极易并发各种感染性疾病。

(五)疟原虫

我国分布最广的是间日疟原虫,其次是恶性疟原虫。

1. 形态　临床诊断以采集外周血,发现虫体作为确诊依据,间日疟原虫和恶性疟原虫在外周血红细胞内各期的形态见表 28-1。

2. 生活史　蚊是终宿主,人是中间宿主;感染阶段是子孢子,通过蚊叮咬皮肤进入人体;主要寄生在人体肝细胞和红细胞内。子孢子随蚊唾液进入人体后,先入侵肝细胞,在肝细胞内的裂体增殖期称为红细胞外期。肝细胞释放出的裂殖子侵入红细胞,经小滋养体、大滋养体、未成熟裂殖体、成熟裂殖体,直到胀破红细胞,裂殖子散入血,在红细胞内的裂体增殖期称为红细胞内期。间日疟原虫完成红细胞内期裂体增殖一个周期约 48 小时,恶性疟原虫约 36~48 小时,三日疟原虫约 72 小时,卵形疟原虫约 48 小时。红细胞内期疟原虫经过几次裂体增殖后,侵入红细胞发育为雌、雄配子体。成熟的配子体被雌性按蚊吸入,完成配子生殖,最终在蚊体内发育成子孢子。

3. 致病性　疟原虫对人的主要致病阶段是红细胞内期。

(1)潜伏期:子孢子进入人体到疟疾发作前的一段时间,恶性疟潜伏期为 7~27 天,间日疟短潜伏期为 13~25 天,长潜伏期为 6~12 个月甚至更长。

(2)疟疾发作:典型的疟疾发作表现为周期性寒战、高热和出汗退热三个阶段。间日

表 28-1　间日疟原虫和恶性疟原虫红细胞内各期形态

	间日疟原虫	恶性疟原虫
小滋养体（环状体）	胞质环状,环较大,淡蓝色,直径约为红细胞的 1/3;红色核 1 个;一个红细胞内只寄生 1 个疟原虫	环较小,直径约为红细胞的 1/5;核 1～2 个;一个红细胞内常有数个疟原虫寄生
大滋养体	虫体渐增大,形状不规则,胞质中有空泡,出现伪足;疟色素棕黄色,分散在胞质内	外周血中不易见到,体小,无伪足,多集中在内脏毛细血管
成熟裂殖体	含裂殖子 12～24 个,排列不规则;疟色素聚集成堆	外周血中不易见到,含裂殖子 8～36 个,排列不规则;疟色素集中一团,
雌配子体	圆形,占满红细胞,胞质深蓝,核深红、小而致密,偏于一侧;疟色素均匀分布	新月形,胞质深蓝,核致密,深红色,位于中央;疟色素位于核周围
雄配子体	圆形,占满红细胞,胞质浅蓝,核淡红、大而疏松,位于中央;疟色素均匀分布	腊肠形,胞质淡蓝,核疏松,淡红色,位于中央;疟色素位于核周围
被寄生的红细胞变化	除环状体外,各期均胀大,色淡,有鲜红色的薛氏小点	正常或缩小,常见粗大稀疏的紫褐色茂氏点

疟和卵形疟为隔日发作一次,三日疟为 72 小时发作一次,恶性疟为 36～48 小时发作一次。

(3)再燃与复发:疟疾初发后,残存在红细胞内的疟原虫在一定条件下大量增殖再次引起的发作,称为再燃。复发是指经治疗红细胞内期疟原虫已被消灭,没有再感染,而又出现疟疾发作。恶性疟和三日疟只有再燃,没有复发,间日疟和卵形疟既有再燃也有复发。

(4)临床症状:①贫血和脾大;②凶险型疟疾;③疟性肾病。

(六)刚地弓形虫

1. 形态

(1)滋养体:又称速殖子,虫体呈香蕉形或新月形,胞核位于中央。常单个散在,急性期也可被宿主细胞膜包绕形成纺锤形集合体称假包囊。

(2)包囊:圆形或椭圆形,外有囊壁,内含大量增殖缓慢的缓殖子。

(3)卵囊:又称囊合子,常见于猫及猫科动物的粪便中,卵圆形,内含 2 个孢子囊,每个孢子囊内含有 4 个新月形的子孢子。

2. 生活史　包括有性生殖和无性生殖两个阶段,猫科动物是终宿主,人、哺乳动物、鸟类等均可作为中间宿主。卵囊、包囊、假包囊为感染期,可经口、皮肤、血液及胎盘进入人体。弓形虫速殖子寄生于人体脑、淋巴结、肌肉等组织的有核细胞内,并以二分裂、内二芽殖及裂体增殖等方式进行繁殖形成假包囊;缓殖子主要寄生在宿主脑、眼、骨骼肌等组织细胞内,并分泌成囊物质形成包囊。

3. 致病性

(1)先天性弓形虫病:妊娠妇女感染弓形虫后,速殖子经胎盘传给胎儿。受染胎儿主要表现为脑积水、大脑钙化灶和视网膜脉络膜炎等。在妊娠前 3 个月内感染,可造成流产、死胎或畸胎。

(2)获得性弓形虫病:多呈隐性感染,常见症状是颈部淋巴结炎,伴发热和乏力,一般可自愈。免疫力低下的病人感染后可出现脑炎、脑膜炎、心肌炎、视力下降等临床表现,常成为主要致死原因。

(七)卡氏肺孢子虫

1. 形态　包括滋养体和包囊两个时期。小滋养体圆形或卵圆形,大滋养体形态多变,包囊圆形或椭圆形,成熟包囊内含 8 个新月形囊内小体。

2. 生活史　成熟包囊经呼吸道进入肺泡内,囊内小体脱囊逸出成为小滋养体,逐渐发育为大滋养体,并以二分裂、内出芽或接合生殖等多种方式繁殖。随后大滋养体表膜增厚,逐渐发育为包囊。囊内细胞核不断分裂,细胞质再分裂形成囊内小体,最后发育为含有 8 个囊内小体的成熟包囊。

3. 致病性　是一种机会致病性原虫,可寄生在肺泡、肺泡上皮细胞或肺间质中;①流行型,一般发生于 6 个月以内的早产儿、营养不良或患先天性免疫缺陷综合征的婴幼儿,主要是间质性浆细胞性肺炎,患儿干咳、发热、呼吸及脉搏增快,严重时出现呼吸困难、发绀,甚至死亡;②散发型,多发生于免疫功能低下的成人及儿童,艾滋病病人最为常见,起病急,多数病人出现干咳、呼吸困难、发绀等,X 线检查可见两肺弥漫性浸润灶,如诊断治疗不及时,病死率很高。

(八)隐孢子虫

1. 形态和生活史　卵囊呈圆形或椭圆形,囊壁光滑。成熟卵囊内含 4 个新月形子孢子和由颗粒物组成的一团残留体。生活史简单,其无性生殖和有性生殖阶段均在同一宿主体内进行。随宿主粪便排出的成熟卵囊为感染阶段,被宿主吞食后,子孢子在小肠脱囊而出,侵入小肠上皮细胞发育为滋养体,经裂体增殖后,发育为雌、雄配子体,进入有性生殖阶段,最终发育为卵囊。薄壁卵囊内子孢子可直接逸出,形成宿主自身体内重复感染;厚壁卵囊发育成熟后脱落入肠腔随宿主粪便排出体外。

2. 致病性　主要寄生于小肠上皮细胞刷状缘,引起肠绒毛损伤,导致病人严重持久的腹泻。一般为急性、短期的自限性腹泻,大便呈水样或糊状,无脓血,日排便 2～20 余次,常伴有腹痛、恶心、厌食等。免疫功能缺陷宿主的症状重,常为持续性霍乱样水泻,每日数次至数十次,常伴剧烈腹痛,水、电解质紊乱和酸中毒,严重者也可累及整个消化道及呼吸道、肺等肠外组织器官。

(九)医学原虫的寄生虫学检查与防治原则

①溶组织内阿米巴、蓝氏贾第鞭毛虫、隐孢子虫感染主要是采集病人粪便、十二指肠液或胆汁等检查相应的滋养体、包囊、卵囊等;②阴道毛滴虫感染取阴道后穹隆分泌物、尿液沉淀物或前列腺分泌物查滋养体;③黑热病取病人的骨髓或淋巴结穿刺液检查无鞭毛体;④疟疾是采外周血涂成薄血膜和厚血膜,染色后镜检疟原虫;⑤弓形虫感染目前常用动物接种分离法或细胞培养法查找滋养体;⑥肺孢子虫感染应取痰液、支气管分泌物或支气管肺泡灌洗液离心沉淀物涂片找包囊或滋养体。

消化道原虫溶组织内阿米巴、蓝氏贾第鞭毛虫和隐孢子虫的防治应加强粪便及水源管理,注意饮食和个人卫生;阴道毛滴虫的防治应注意个人卫生,提倡使用蹲式厕所和淋浴以切断传播途径;黑热病和疟疾应针对昆虫媒介白蛉和按蚊切断传播途径,彻底治疗病人;预防弓形虫感染应防止猫粪污染手指、食物及水源,不食用未煮熟的肉类、乳类等。

二、测　试　题

(一)名词解释

1. 疟疾复发　　　　2. 疟疾再燃　　　　3. 阴道自净作用

(二)填空题

1. 溶组织内阿米巴的成熟包囊有_____个细胞核;溶组织内阿米巴大滋养体的细胞质内可见吞噬的_____。

2. 蓝氏贾第鞭毛虫的感染阶段为_____,经_____进入人体。

3. 隐孢子虫的主要临床表现是_____。

4. 杜氏利什曼原虫的生活史中有_____和_____两个时期。

5. 阴道毛滴虫的生活史仅有_____期。

6. 典型疟疾发作的临床表现为_____、_____和_____。

7. 间日疟原虫红细胞内期的裂体增殖周期为_____小时,恶性疟原虫为_____小时。

8. 弓形虫的感染期是_____、_____和_____。

9. 卡氏肺孢子虫成熟包囊内有 8 个_____。

10. 可引起水样腹泻的消化道原虫主要是_____和_____。

(三)选择题

【A 型题】

1. 以下哪种原虫完成生活史只需一种宿主

A. 蓝氏贾第鞭毛虫　　　B. 杜氏利什曼原虫　　　C. 刚地弓形虫

D. 疟原虫　　　　　　　E. 以上全是

2. 不属于机会致病原虫的虫种是

A. 刚地弓形虫　　　　　B. 蓝氏贾第鞭毛虫　　　C. 隐孢子虫

D. 卡氏肺孢子虫　　　　E. 间日疟原虫

3. 阿米巴痢疾的典型病理变化是

A. 对组织的溶解破坏作用而形成烧瓶样溃疡

B. 形成虫卵肉芽肿

C. 虫体寄生在宿主细胞内大量繁殖导致宿主细胞破坏

D. 虫体代谢产物引起的炎症反应

E. 抗原抗体复合物所致的变态反应

4. 疟原虫对人体的主要致病阶段是

A. 红细胞内期　B. 卵囊　　　C. 红细胞外期　D. 配子体　　　E. 子孢子

5. 疟原虫的感染阶段是

A. 裂殖体　　　　　　　B. 子孢子　　　　　　　C. 动合子

D. 雌、雄配子体　　　　E. 卵囊

6. 因输血不当,疟原虫被输入健康人体内,其结果为

A. 不会造成疟原虫感染　　　　　B. 可能感染疟原虫,仅呈带虫状态

C. 疟原虫在肝细胞中休眠　　　　D. 可能呈带虫状态或疟疾发作

E. 疟原虫进入肝细胞迅速发育

7. 刚地弓形虫的终宿主是

A. 猫科动物　　B. 食草动物　　C. 啮齿类动物　D. 人　　　　E. 爬行动物

8. 刚地弓形虫寄生在人体的

A. 红细胞　　　B. 有核细胞　　C. 淋巴液　　　D. 血清　　　E. 脑脊液

9. 隐孢子虫在人体的主要寄生部位是

A. 肝　　　　　B. 肺　　　　　C. 脑　　　　　D. 小肠　　　E. 血液

10. 卡氏肺孢子虫的感染阶段和侵入途径是

A. 包囊,经空气传播　　　B. 包囊,经口　　　　C. 滋养体,经口

D. 滋养体,经胎盘　　　　E. 包囊,经胎盘

11. 疟疾的典型发作,寒战、高热和出汗退热是由于

A. 疟原虫的数量较多所致

B. 疟原虫产生的毒素所致

C. 疟原虫代谢产物及裂殖子引起的异性蛋白所致

D. 疟原虫寄生在肝细胞内生长发育所致

E. 疟原虫寄生在红细胞内生长增殖所致

12. 对蓝氏贾第鞭毛虫滋养体形态描述**错误**的是

A. 正面观倒梨形

B. 腹面前半部凹陷形成左右两叶的吸盘状陷窝

C. 每叶陷窝的底部为卵圆形泡状核

D. 虫体有轴柱一对

E. 胞质中有摄入的红细胞

13. 下列寄生虫中常导致宿主继发性免疫缺陷的是

A. 疟原虫　　　　　　B. 溶组织内阿米巴　　　C. 蓝氏贾第鞭毛虫

D. 阴道毛滴虫　　　　E. 杜氏利什曼原虫

14. 下列不在人体细胞内寄生的原虫是

A. 阴道毛滴虫　　　　B. 疟原虫　　　　　　　C. 卡氏肺孢子虫

D. 弓形虫　　　　　　E. 杜氏利什曼原虫

15. 阴道毛滴虫在人体内主要的寄生部位是

A. 女性生殖道和男性尿道中　　　　B. 仅寄生于女性的阴道内

C. 在女性阴道和尿道　　　　　　　D. 在女性和男性的泌尿生殖道

E. 女性阴道、尿道和消化道内

【X 型题】

1. 引起腹泻的原虫有哪些

A. 疟原虫　　　　　　B. 溶组织内阿米巴　　　C. 蓝氏贾第鞭毛虫

D. 隐孢子虫　　　　　E. 杜氏利什曼原虫

2. 肠外阿米巴病包括

A. 阿米巴肝脓肿　　　B. 阿米巴肺脓肿　　　　C. 阿米巴脑脓肿

D. 皮肤型阿米巴病　　E. 阿米巴性阴道炎

3. 疟原虫在人体的寄生部位为

A. 肝细胞　　　B. 红细胞　　　C. 有核细胞　　　D. 脾细胞　　　E. 巨噬细胞

4. 下列哪些物质是疟疾发作的致病因素

A. 裂殖子　　　　　　　B. 红细胞　　　　　　　C. 疟原虫代谢产物

D. 变性血红蛋白　　　　E. 疟色素

5. 疟原虫在人体内的发育包括

A. 红细胞外期　　　　　B. 红细胞内期　　　　　C. 配子体形成

D. 子孢子形成　　　　　E. 合子形成

6. 刚地弓形虫的感染阶段有

A. 卵囊　　　B. 假包囊　　　C. 包囊　　　D. 虫卵　　　E. 配子体

7. 刚地弓形虫的侵入途径是

A. 经胎盘　　　　　　　B. 经口　　　　　　　C. 经输血

D. 经媒介昆虫叮咬　　　E. 经皮肤侵入

8. 隐孢子虫的临床表现主要是

A. 腹泻　　　B. 霍乱样水便　　C. 脓血便　　　D. 腹痛　　　E. 胆囊炎

9. 造成滴虫性阴道炎的原因有

A. 虫体的寄生　　　　　　　　　　B. 卵巢功能的减退

C. 月经前后阴道生理功能变化　　　D. 继发细菌感染

E. 阴道内 pH 改变

10. 由昆虫传播的常见原虫病有

A. 疟疾　　　B. 黑热病　　　C. 弓形虫病　　　D. 阿米巴痢疾　　E. 滴虫病

(四)问答题

1. 举例说明医学原虫的生活史类型有哪几种?

2. 简述阴道毛滴虫致病机制。

3. 阐述疟疾发作及其周期性机制。

4. 刚地弓形虫感染普遍的原因有哪些?

三、测试题答案

(一)名词解释

1. 疟疾复发　经过抗疟治疗或免疫作用,杀灭所有红细胞内期疟原虫,疟疾发作停止,在未经按蚊传播感染的情况下,迟发型子孢子在肝细胞中形成的休眠体,经较长时间休眠后进行裂体增殖,来自肝细胞的裂殖子进入红细胞内发育,引起的发作称为复发。

2. 疟疾再燃　急性疟疾病人由于抗疟治疗不彻底,或由于机体产生免疫力,消灭大部分红细胞内疟原虫而停止发作,在一定条件下,由残存在红细胞内的少数疟原虫大量增殖,经数周或数月,在无再感染情况下,再次引起发作。

3. 阴道自净作用　正常情况下,健康妇女的阴道环境,因乳酸杆菌的作用而保持酸性,pH 为 3.8~4.4 之间,可抑制虫体或其他细菌生长繁殖,这称为阴道的自净作用。

(二)填空题

1. 4　　红细胞

2. 4 核包囊　　经口感染

3. 腹泻

4. 无鞭毛体　　前鞭毛体

5. 滋养体

6. 周期性寒战　　高热　　出汗退热

7. 48　　36～48

8. 卵囊　　包囊　　假包囊

9. 囊内小体

10. 隐孢子虫　　蓝氏贾第鞭毛虫

(三)选择题

【A 型题】

1. A　　2. E　　3. A　　4. A　　5. B　　6. D　　7. A　　8. B　　9. D

10. A　　11. C　　12. E　　13. E　　14. A　　15. D

【X 型题】

1. BCD　　2. ABCDE　　3. AB　　4. ABCD　　5. ABC　　6. ABC　　7. ABCE

8. ABD　　9. ABCDE　　10. AB

(四)问答题

1. 举例说明医学原虫的生活史类型有哪几种?

医学原虫的生活史类型有以下三种:①完成生活史只需要一种宿主,通过接触或中间媒介的机械性携带而传播,如溶组织内阿米巴;②完成生活史需一种以上脊椎动物作为宿主。如弓形虫完成生活史需要终宿主猫和中间宿主人或鼠等;③完成生活史需要在吸血昆虫体内发育、增殖至感染阶段。如杜氏利什曼原虫完成生活史,需要在白蛉体内发育增殖后,通过叮咬注入人体。

2. 简述阴道毛滴虫致病机制。

阴道毛滴虫致病机制:①致病力与虫株毒力、宿主生理状态、阴道 pH 升高有关;②滋养体分泌毒素及其机械作用与吞噬活性可破坏阴道上皮细胞;③竞争性消耗糖原,使阴道 pH 转变为中性或碱性,从而破坏阴道自净作用,有利于其他细菌感染;④滋养体吞噬精子,其分泌物阻碍精子存活,可引起不孕。

3. 阐述疟疾发作及其周期性机制。

发作原因:红细胞内期成熟裂殖体胀破被寄生的红细胞,其中裂殖子、疟原虫代谢产物、红细胞碎片和变性的血红蛋白等进入血流,被吞噬细胞吞噬,刺激这些细胞产生内源性致热原,与疟原虫代谢产物一并作用于下丘脑体温调节中枢,引起体温调节紊乱而发热。体温升高数小时,血流中的致病物质已被吞噬或降解,内源性致热原不再产生,刺激体温调节紊乱的因素消失了,体温调节功能恢复正常,机体通过大量出汗,体温恢复正常。

发作的周期性:红细胞内期成熟裂殖体胀破被寄生的红细胞,裂殖子逸出,迅速进入新的红细胞,在红细胞内继续进行裂体增殖,经环状体、滋养体和裂殖体;再胀破被寄生的红细胞,再次引起发热,如此循环,形成典型的周期性发作。疟原虫发作周期与红细胞内裂体增殖周期所需时间一致。间日疟原虫和卵形疟原虫红细胞内裂体增殖周期为 48 小时,故隔天发作一次;而三日疟原虫为 72 小时,三日发作一次;恶性疟原虫为 36～48 小时发作一次。

4. 刚地弓形虫感染普遍的原因有哪些?

(1)刚地弓形虫中间宿主广,对宿主选择性不强,人和动物都能感染。

(2)弓形虫可在中间宿主与终宿主之间,以及中间宿主与中间宿主之间传播。

(3)弓形虫感染阶段多,如卵囊、包囊、假包囊,所以感染人体的机会多。

(4)包囊在中间宿主内存活时间长,卵囊和包囊对外界抵抗力强。

(5)感染方式简单,主要经口感染。

(蒋莉莉)

第二十九章 医学节肢动物

一、重点难点内容

(一)医学节肢动物概述

医学节肢动物是指与医学有关即危害人畜健康的节肢动物。

医学节肢动物形态特征:①身体两侧对称,具有成对而分节的附肢;②体表骨骼化,由几丁质及醌单宁蛋白质组成的表皮,亦称外骨骼,外骨骼与肌肉相连,可作敏捷的动作;③循环系统开放式,体腔称为血腔,含有无色,或不同颜色的血淋巴;④发育过程中大都有蜕皮和变态现象。

医学节肢动物主要包括五个纲:昆虫纲、蛛形纲、甲壳纲、唇足纲、倍足纲。

(二)医学节肢动物对人体的危害

节肢动物对人体的危害可直接或间接造成。节肢动物直接损害人体健康叫做直接危害;作为传播媒介,传播某些病原体导致人体疾病则叫做间接危害,间接危害比直接危害更为严重。

1. 直接危害

(1)叮刺、吸血和骚扰:蚊、白蛉、蠓、蚋、虻、蚤、臭虫、虱、蜱、螨等都能叮刺、吸血,造成骚扰,影响工作和休息。

(2)毒害作用:节肢动物通过分泌毒性物质或叮刺时将毒液注入人体所导致的危害,严重时可致人死亡。如蜈蚣、蝎子、毒蜘蛛等刺咬人后,不仅局部产生红、肿、痛,而且可引起全身症状。

(3)致敏作用:节肢动物的唾液、分泌物、排泄物和皮壳等作为过敏原,接触有过敏体质的人,可引起人体发生过敏反应。如尘螨引起的哮喘、鼻炎等。

(4)寄生:有些节肢动物可寄生于人畜的体内或体表引起损害,蝇类幼虫寄生引起蝇蛆病;疥螨寄生引起疥疮。

2. 间接危害 由节肢动物传播的疾病称虫媒病。传播疾病的节肢动物称传播媒介或病媒节肢动物或病媒昆虫。

(1)机械性传播:有些节肢动物在传播疾病时,病原体在媒介节肢动物体内或体表没有明显的形态或数量变化,节肢动物在病原体传播过程中只起携带输送的作用,这种传播方式称为机械性传播。

(2)生物性传播:有些节肢动物传播疾病时,病原体在媒介节肢动物体内经历发育和(或)增殖的阶段,才具有感染性,这个过程是病原体完成生活史必不可少的环节,这种传播方式称为生物性传播。根据病原体在媒介节肢动物体内发育、增殖的情况,分为发育式、增殖式、发育增殖式及经卵传递式 4 种传播方式。

节肢动物传播病原体的过程可通过不同的途径实现：①叮刺吸血，可经唾液注入、血液反流注入、经口器逸出；②粪便污染；③虫体破碎；④虫体分泌物污染；⑤宿主食入。

二、测试题

(一)名词解释

1. 医学节肢动物　　2. 机械性传播　　3. 生物性传播　　4. 虫媒病

(二)填空题

1. 医学节肢动物主要包括_____、_____、_____、_____和_____五个纲。

2. 医学节肢动物对人的危害分为_____和_____。

3. 医学节肢动物对人类最重要的危害是_____。

4. 作为病原体寄生于人体的医学节肢动物主要有_____、_____和_____。

5. 医学节肢动物对人的直接危害包括_____、_____、_____和_____。

6. 医学节肢动物传播疾病的方式有_____和_____。

7. 医学节肢动物生物性传播的方式分为_____、_____、_____和_____。

(三)选择题

【A型题】

1. 蚊属于医学节肢动物的
A. 昆虫纲　　B. 蛛形纲　　C. 甲壳纲　　D. 唇足纲　　E. 倍足纲

2. 蜱和螨属于医学节肢动物的
A. 昆虫纲　　B. 蛛形纲　　C. 甲壳纲　　D. 唇足纲　　E. 倍足纲

3. 下列**不是**医学节肢动物对人的直接危害的是
A. 吸血骚扰　　B. 毒害作用　　C. 致敏作用　　D. 寄生　　E. 传播疾病

4. 蚤传播鼠疫杆菌的方式属
A. 发育式　　B. 机械性传播　　C. 经卵传递　　D. 繁殖式　　E. 发育繁殖式

5. 下列医学节肢动物均属昆虫纲,但**除外**
A. 白蛉　　B. 蝇　　C. 蚤　　D. 虱　　E. 全沟蜱

6. 丝虫幼虫在蚊体内的发育属
A. 发育式　　B. 繁殖式　　C. 发育繁殖式　　D. 经卵传递　　E. 机械性传播

7. 在蚊体内既能发育又能繁殖的寄生虫为
A. 疟原虫　　　　B. 丝虫　　　　C. 旋毛形线虫
D. 猪巨吻棘头虫　　E. 杜氏利什曼原虫

8. 医学节肢动物的防制原则为
A. 环境　　　　B. 化学防制　　　　C. 生物防制
D. 遗传和法规防制　　E. 以上都是

【X型题】

1. 以机械性传播病原体为主要方式的昆虫有
A. 白蛉　　B. 蝇类　　C. 蚊虫　　D. 蚤类　　E. 蜚蠊

2. 判定节肢动物作为某地区的某疾病的传播媒介,应具备的条件是
A. 生物学证据　　　　B. 流行病学证据　　　　C. 自然感染证据

D. 实验感染证据　　　　E. 免疫学证据

3. 蝇类的生活习性与传播疾病有密切关系的是

A. 趋光性　　B. 边吃边拉　　C. 杂食性　　D. 活动范围广泛　　E. 吐滴

4. 为有效地防制蚊蝇,应了解其生活习性主要包括

A. 孳生地　　B. 栖息场所　　C. 季节消长　　D. 活动范围　　E. 越冬

5. 节肢动物的主要特征是

A. 具几丁质的外骨骼

B. 虫体左右对称而且分节,有成对分节附肢

C. 无体腔

D. 消化道不完整

E. 具开放的循环系统

6. 医学节肢动物的直接危害包括

A. 骚扰和吸血　　B. 刺螫与毒害　　C. 过敏反应　　D. 寄生　　E. 传播疾病

7. 医学节肢动物的综合防制应当包括

A. 环境防制　　B. 化学防制　　C. 生物防制　　D. 法规防制　　E. 遗传防制

8. 疥螨的防制原则应当包括

A. 注意人卫生,避免与病人接触　　　　B. 讲究饮食卫生,防止误食疥螨卵

C. 对病人的衣物要及时消毒处理　　　　D. 沐浴后用硫磺软膏涂抹患处

E. 防鼠、灭鼠

(四)问答题

1. 医学节肢动物对人的直接危害包括哪些方面?

2. 举例说明医学节肢动物的生物性传播方式。

三、测试题答案

(一)名词解释

1. 医学节肢动物　凡通过骚扰、刺螫、吸血、寄生及传播病原体等方式危害人类健康的节肢动物均称为医学节肢动物。例如:蚊在夜间吸血,同时还传播疟疾、丝虫病和流行性乙型脑炎,所以蚊为医学节肢动物之一。

2. 机械性传播　病原体在医学节肢动物体内、体表时,无形态和数量的变化,但保持活力,节肢动物对病原体只起携带、传递作用。例如:蝇传播痢疾、伤寒和霍乱等。

3. 生物性传播　病原体必须在节肢动物体内进行发育、繁殖或完成生活史中某一个环节后才具感染性,通过各种途径传播给人。例如:蜱传播森林脑炎。

4. 虫媒病　传播疾病的节肢动物称为传播媒介或病媒节肢动物,由病媒节肢动物传播的疾病称为虫媒病。例如:蚊传播的流行性乙型脑炎。

(二)填空题

1. 昆虫纲　　蛛形纲　　甲壳纲　　唇足纲　　倍足纲

2. 直接危害　　间接危害

3. 传播疾病(或称间接危害)(任选一个答案即可)

4. 疥螨　　蝇蛆　　蠕形螨

5. 吸血骚扰　　毒害作用　　致敏作用　　寄生

6. 机械性传播　　生物性传播

7. 发育式　　繁殖式　　发育繁殖式　　经卵传递

(三)选择题

【A型题】

1. A　　2. B　　3. E　　4. D　　5. E　　6. A　　7. A　　8. E

【X型题】

1. BE　　2. ABCD　　3. BCDE　　4. ABCDE　　5. ABE　　6. ABCD　　7. ABCDE

8. ACD

(四)问答题

1. 医学节肢动物对人的直接危害包括4个方面。

(1)吸血和骚扰:例如蚊和臭虫在夜间吸血使人不安。

(2)毒害作用:蜱吸血时将毒液注入人体引起蜱瘫痪。

(3)致敏作用:节肢动物的唾液、排泄物、皮壳等异性蛋白均可成为致敏原,引起宿主过敏反应。例如:疥螨寄生于人体可引起皮疹和瘙痒等过敏反应。

(4)寄生:某些节肢动物本身可作为病原体寄生于人体。例如:蝇蛆、疥螨和蠕形螨均可寄生于人体,引起寄生虫病。

2. 医学节肢动物的生物性传播方式有以下4种。

(1)发育式:即病原体在节肢动物体内只有形态变化,无数量改变。例如:丝虫幼虫在蚊体内的发育。

(2)繁殖式:即病原体在节肢动物体内无形态变化,只有数量的增加。例如:鼠疫杆菌在蚤体内的增殖。

(3)发育繁殖式:病原体在节肢动物体内既有形态变化,又有数量的增加。例如:疟原虫在蚊体内的发育。

(曹元应)

第二部分　实 验 指 导

实验室基本操作方法及注意事项

一、实 验 要 求

1. 实验前必须掌握与实验相关的医学微生物学、医学寄生虫学及医学免疫学基础理论。做好预习,明确实验目的与实验内容。

2. 对于设计性实验,在老师的指导下,注意发挥自身潜能,勤于思考,灵活掌握所学知识。

3. 实验过程中做到严肃、严格、严谨。如实记录实验结果,按规定完成实验报告。对于失败实验结果要分析原因,必要时重复实验。

4. 严格遵守实验室规则。

二、实 验 室 规 则

1. 进实验室穿工作服,离开时脱下,反折。

2. 除必需教材、文具外,其他物品禁止带入实验室。

3. 按规定位置就坐。保持实验室安静,不得随意走动、进出。

4. 实验室内禁止饮食、吸烟,谨防经口感染病原。

5. 实验操作应严格按实验指导和教师的要求进行。

6. 实验过程中若不慎将传染性标本污染桌面、手及其他物品时,应立即报告老师紧急处理,不得擅自处理。常见处理方法如下:

(1)皮肤破伤:先除尽异物,用无菌生理盐水洗净后,涂以 2% 红汞或 2% 碘酒,必要时进行包扎。

(2)灼伤:涂以凡士林油,5% 鞣酸或 2% 苦味酸。

(3)化学药品腐蚀伤:若为强酸,先用大量清水冲洗,再以 5% 碳酸氢钠或氢氧化铵溶液洗涤中和之;强碱腐蚀伤,则先以大量清水冲洗后,再用 5% 醋酸或 5% 硼酸溶液洗涤中和之。若受伤部位是眼部,经过上述步骤处理后,最后滴入橄榄油或液体石蜡 1、2 滴,以滋润眼睛。

(4)吸入病菌菌液:应立即吐入盛有消毒液的容器内消毒,并用 1 : 1000 高锰酸钾漱口;根据菌类不同,必要时需服药预防。

(5)细菌污染衣物：应立即脱下，放入 3％来苏尔或 3％氯胺液内浸泡半小时，或仔细包好经高压蒸汽消毒后清洗。

(6)菌液污染桌面：倾倒适量 2％～3％来苏尔或 0.5％ 84 消毒液于污染处，浸泡半小时后抹去。若手上沾有活菌，应浸泡于上述消毒液 10～20 分钟后，再以肥皂水冲刷之。

7. 看示教时，未经允许，不得移动显微镜推进尺。

8. 爱护实验室器材及设备，认真填写实验设备使用记录。不慎发生损坏时，应立即报告老师，照章赔偿。

9. 实验结束后，凡使用过的实验器材必须放在指定地点，如吸过菌液的吸管、毛细吸管要投入含有 2％～3％来苏尔或 0.1％新洁尔灭的玻璃筒中，或置"待消毒"处，不得放在桌上，亦不可冲洗于水槽内。用过的玻片也应放于含有消毒液的容器内。需要培养的实验材料集中后放入温箱中培养。

10. 实验完毕，应及时清理实验室（包括桌面、地面、实验用具等），值日生打扫室内卫生，关好门窗、水电。离开实验室前，将双手在消毒液内浸泡 3～5 分钟，再用清水洗净，方可离室。

三、显微镜的使用

(一)普通光学显微镜的基本结构

光学显微镜的基本结构包括光学和机械两个部分。光学部分主要有目镜、物镜、镜筒、内置光源（或反光镜）、光阑等；机械部分包括镜座、镜臂、调节螺栓、载物台、夹持器、转换器、粗调焦手轮及细调焦手轮等（见右图）。

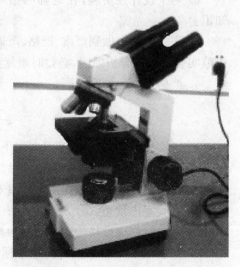

光学显微镜的基本结构示意图

(二)显微镜(油镜的使用)

显微镜的物镜一般有低倍镜、高倍镜及油镜。病原生物学实验中最常用者为油镜。

1. 油镜的原理　使用油镜时需在玻片上滴加香柏油。由于从标本玻片上透过的光线，因介质密度不同，部分光线发生折射散失，使射入物镜光线减少（高倍镜孔径较大，影响不显著），因油镜的孔径较小，进入的光线则不够，致使物象显现不清。当在油镜与标本片之间加香柏油后，香柏油折射率（n＝1.515)和玻璃的折射率(n＝1.52)，因此可增加进入透镜的光线，使视野亮度加强。

2. 在油镜头上常有下列几种标记　①放大倍数是 $90\times$ 或 $100\times$；若镜筒的长度不变，显微镜的放大倍数＝目镜倍数乘以物镜的倍数；②镜头下缘有一白色线圈或黑色线圈；③刻有"油"或外文"HI"、"Oil"等字样；④油镜头的长度大于低倍镜和高倍镜。

3. 使用方法

(1)对光：转动转换器，将低倍镜镜头（4 倍、10 倍）转至载物台中央透光孔位置，打开透光光阑，对光，直至目镜中出现光线最明亮、最均匀的视场为止。显微镜的光源可分为内置光源和外置光源。内置光源：接通电源，按下底座的开关，电源打开即可。外置光源：将光圈放到最大位置,在用眼睛观察目镜的同时,转动反光镜使其朝向光源(自然光或灯光),使视野中的光线最明、均匀。如靠近光源,可用平面反光镜,如距光源较远,可用凹面反光镜。根据所观察的标本,升降集光器和缩放光圈,以获最佳光度。一般染色标本用油镜检查时,光度宜强,可将光圈开足,集光器上升至与载物台相平;检查未染色标本用低倍镜或高倍镜观察时,应适当缩小光圈,下降集光器,使光度减弱。

(2)装片:将标本片放置在工作台的夹持器中,用夹持器移动标本片至工作台开口中心(透光孔处)。

(3)调节焦距:通过旋转粗调焦手轮,将载物台升到最高限定位置(制片不能触到物镜),此时已准备好调焦。使用4倍或10倍物镜,在目视目镜的同时,旋转粗调手轮,使工作台缓慢下降,在目视目镜中观察到清晰的图像时,再调节光阑聚光镜孔,选择与物镜相匹配的孔,调节微调焦手轮,使视野中的图像最清晰。用低倍镜找出标本的范围,然后提高镜筒,在标本的待检部位加一小滴香柏油,慢慢将油镜头浸于油中,但勿接触玻片。然后,自目镜处一面观察,一面微转动粗调节器,使镜筒徐徐上升,待看到模糊物像时,改用细调节器调至物像清晰。如果是滴片标本,先滴一滴标本在玻片上,轻轻盖上盖玻片。加盖玻片时,先将盖玻片的一边与在玻片上的水滴边缘接触,然后自一侧轻轻放下,先在低倍镜下观察,然后在高倍镜下观察,通过改变光圈的大小或转动细调焦手轮。

(4)还镜:观察完毕把镜头和载玻片上的油用3‰乙醚擦净。将低倍镜转成八字型,降下聚光器,转动粗调节器,使镜台下移,以免接物镜与集光器相碰受损。罩上镜套,放回原处。

(曹元应)

实验一 | 细菌形态结构观察与染色法

(一)实验目标

1. 了解细菌动力的显微镜检查方法。
2. 熟悉常见细菌的形态与特殊结构、革兰染色方法。
3. 掌握显微镜油镜头的使用及革兰染色的原理。

(二)实验内容

1. 显微镜油镜的使用及常见细菌的形态与特殊结构的观察。
2. 不染色标本检查法。
3. 革兰染色法。

(三)实验原理

1. 由于细菌体积微小,故在细菌的形态学研究中,经常需要借助显微镜,才能比较清楚地进行观察。物镜的放大率可由其外形辨认,镜头长度越大,镜片直径越小,放大倍数越大;反之,放大倍数越小。油镜头长度大于低、高倍镜,镜头下缘一般刻有一圈黑线、白线或蓝线,并刻有 100× 或 oil 等字样。油镜的透镜很小,光线通过玻片与油镜头之间的空气时,因介质密度不同,发生折射或全反射,使射入透镜的光线减少,物象显现不清。若在油镜与载玻片之间加入和玻璃折射率(n=1.52)相近的香柏油(n=1.515),则使进入透镜的光线增多,视野亮度增强,使物像明亮清晰。

2. 检查细菌的动力及运动常常通过细菌的不染色标本进行观察。细菌未染色时呈无色半透明,在显微镜下主要靠细菌的折光率与周围环境的不同进行观察。有些细菌具有鞭毛,鞭毛是细菌的运动器官,在液体中能从一个部位到另一个部位,称其为具有运动的能力。无鞭毛的细菌不具有真正运动的能力,在液体环境中只是受到液体分子的冲击,发生位置变更不大的颤动(布朗运动)。细菌的动力是有鞭毛细菌的特征,因此观察细菌有无动力(即有无鞭毛)是鉴别细菌的依据之一。

3. 由于细菌个体微小,基本上无色透明,故将其用适当染料染色观察,方能显示它的形态、大小、构造及染色特性等,在细菌鉴别上有重要意义。细菌的等电点较低,约在 pH 2~5 之间,故在中性、碱性或弱碱性溶液中,菌体蛋白质电离后带负电荷,易与带正电荷的碱性染料如甲紫及碱性复红等结合,使细菌被染成紫色或红色。革兰染色是细菌学中使用最广泛的一种染色方法,籍此染色法,可将所有细菌区分为两大类。

(四)实验材料

1. **菌种** 葡萄球菌、链球菌、大肠埃希菌、变形杆菌等 8~12 小时肉汤培养物及 18~24 小时普通琼脂斜面培养物。
2. **仪器** 普通光学显微镜(图 1-1)。
3. **试剂及材料** 细菌标本片、生理盐水、香柏油、醇醚混合液、凡士林、革兰染色液、酒

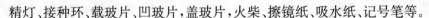

精灯、接种环、载玻片、凹玻片,盖玻片,火柴、擦镜纸、吸水纸、记号笔等。

(五)实验方法

1. 显微镜油镜的使用及常见细菌的形态与特殊结构的观察

(1)显微镜油镜的使用

1)使用显微镜油镜时,必须将显微镜端正直立桌上,不得将镜臂弯曲,以免使载物台倾斜,香柏油流溢,影响观察,污染台面。

2)对光:采用天然光为光源时,宜用平面反光镜;若用人工灯光源时,则用凹面镜。

首先打开光圈,转动反光镜,使光线集中于集光器。可根据需要,上下移动集光器和缩放光圈,以获得最佳光度。

一般用低倍镜或高倍镜观察物像或用油镜检查不染色标本时,需下降集光器并适当地缩小光圈,使光度减弱;若油镜检查染色标本时,光度宜强。应将显微镜亮度开关调至最亮,光圈完全打开,集光器上升至与载物台相平。

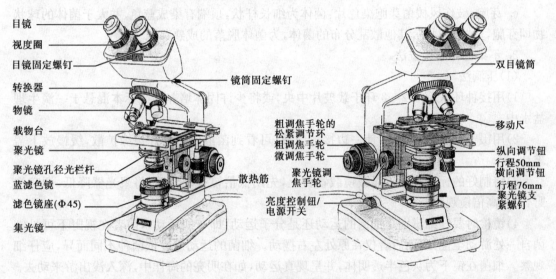

目镜
视度圈
目镜固定螺钉
转换器
物镜
载物台
聚光镜
聚光镜孔径光栏杆
蓝滤色镜
滤色镜座(Φ45)
集光镜

镜筒固定螺钉
粗调焦手轮的松紧调节环
粗调焦手轮
微调焦手轮
聚光镜调焦手轮
亮度控制钮/电源开关
散热筋

双目镜筒
移动尺
纵向调节钮 行程50mm
横向调节钮 行程76mm
聚光镜支紧螺钉

图 1-1 普通光学显微镜

3)调焦距

a. 将标本片放置载物台上,用标本推进器固定,将欲检部分移至物镜下。先用低倍镜找出标本的位置,然后提高镜筒,在标本的待检部位滴镜油一滴,再换油镜观察。

b. 转动粗调节器使载物台徐徐上升(或使镜筒渐渐下降),直至油镜头浸没至油中。此时眼睛应从侧面观察,以免压碎标本片和损坏镜头。

c. 然后双眼移至目镜,一面从目镜观察,一面反方向缓慢地转动粗调节器(下降载物台,或上升镜筒),当出现模糊物象时,换用细调节器,转动至物像清晰为止。

d. 观察完毕,应先提高镜筒,并将油镜头扭向一侧,再取下标本片。油镜头使用后,应立即用擦镜纸擦净镜头上的油。若镜油黏稠干结于镜头上,可用擦镜纸蘸少许醇醚混合液擦拭镜头,并随即用干的镜纸擦去残存的醇醚混合液,以免醇醚混合液渗入,溶解用以粘固透镜的胶质物,造成镜片移位或脱落。

(2)常见细菌的形态与特殊结构的观察

1)基本形态

a. 球形:葡萄球菌革兰染色标本片 G$^+$:菌体正圆形,染成蓝紫色,呈现葡萄串状排列。G$^+$球菌。

b. 杆形:大肠杆菌革兰染色标本片 G$^-$:菌体短杆状,染成红色,呈不规则分散排列。G$^-$杆菌。

c. 螺形:霍乱弧菌革兰染色标本片 G$^-$:菌体弧形,染成红色,呈不规则分散排列。G$^-$弧菌。

2)特殊结构

a. 鞭毛:伤寒杆菌鞭毛染色片:菌体较粗大杆状,染成蓝灰色,单个或成堆存在,周围可见到波浪状弯曲、较长、呈蓝灰色的鞭毛。

b. 荚膜:肺炎双球菌荚膜染色片:视野背景为红色,其中可见到染色呈深红色,矛头状菌体,纵向呈双排列,菌体周围有未染上颜色的空白区,即荚膜。

c. 芽胞:破伤风梭菌芽胞染色片:菌体为细长杆状,顶端有染成蓝色、并大于菌体的球状物即芽胞,呈"鼓槌状",其他散乱分布的菌体,为菌体脱落的成熟芽胞。

2. 不染色标本检查法

(1)压滴法

1)用接种环取菌液 2~3 环于载玻片中央,或将少许固体培养物或标本混悬于一滴生理盐水中。

2)用镊子夹一张盖玻片,使一边接触菌液,可看到菌液沿盖玻片边缘扩散,缓慢放下盖玻片。

3)将制好的标本片置于显微镜载物台上,先用低倍镜找好位置,将聚光器降低,调暗视野,再用高倍镜观察。

4)镜检时要仔细辨别是细菌的运动还是分子运动(即布朗运动),前者在视野下可见细菌自一处游动至他处,而后者仅在原处左右摆动。细菌的运动速度依菌种不同而异,应仔细观察。细菌在镜下为灰色半透明体,并呈现真运动,如在明亮的海洋中,深入浅出游来动去。

(2)悬滴法

1)取凹玻片,于凹孔四周平面涂少许凡士林。

2)加一滴液体培养物于盖玻片中央。

3)将凹玻片凹面向下,凹孔对准液滴盖于盖玻片上,然后迅速翻转玻片。以小镊子或接种环柄轻加压力,使盖玻片与凹孔边缘粘紧。

4)将悬滴标本置于显微镜载物台上,先用低倍镜找好位置,将聚光器降低,调暗视野,再用高倍镜观察。

5)镜检时要仔细辨别是细菌的自主运动还是布朗运动。

3. 革兰染色法

(1)涂片:取洁净玻片一张,按以下步骤操作

A. 肉汤培养物涂片

1)右手拿接种环的黑色胶柄部分,左手托持试管。

2)接种环以 15°角置于酒精灯的外焰中烧灼灭菌,直至金属丝烧红,然后将金属柄部也回旋通过火焰烧灼灭菌(图 1-2)。

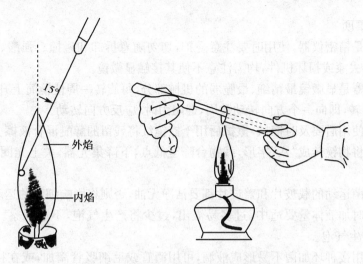

图 1-2　接种环灭菌及肉汤管取菌示意图

3)用右手小指和手掌小鱼肌侧拔下左手所持混合菌液的试管盖,并立即火焰烧灼试管口灭菌。

4)用已灭菌冷却的接种环伸入试管中取出菌液。注意勿使沾有菌液的接种环触及试管壁及试管口。

5)再次灭菌试管口,盖好试管,放回原处。

6)将接种环上的菌液涂于载玻片上,制成的菌膜直径约 1cm 左右。然后将接种环用火焰烧灼灭菌。为防止细菌溅散污染环境,接种环灭菌前,须先将接种环靠近火焰或放内焰中烤干,然后再在外焰中烧红灭菌,杀死残留的细菌。液体标本(如脓液、痰液等)均可照此法涂片。

B. 斜面培养物涂片:

用细菌斜面(或平板)培养物涂片,需预先将接种环沾取生理盐水 1～2 环置于载玻片中央,然后再按上述无菌操作法从斜面培养物上沾取葡萄球菌或大肠杆菌菌苔少许,混于生理盐水中,轻轻研匀,涂成直径 1cm 左右的均匀薄膜。

(2)干燥:涂片最好在室温自然干燥,如需加速干燥,也可将涂面向上,小心地放置离火焰 20cm 处,远离火焰上方微加温略烘促使干燥(切勿加热过度,以防将标本烧枯)。

(3)固定:标本干燥后,常用加热固定法。在火焰的最热部分让玻片有菌膜的面向上,通过酒精灯火焰三次(约 3～5 秒),固定的目的是使细菌蛋白变性,菌体牢固黏附于玻片上,还可杀死细菌,改变菌体对染料的通透性。

(4)革兰染色方法

①初染:于涂抹面上滴加结晶紫染液 1～2 滴,覆盖涂面,室温染色 1 分钟。用细流水冲洗剩留染液,甩去片上积水。

②媒染:滴加卢戈碘液,室温作用 1 分钟,细流水冲洗,甩去积水。

③脱色:将 95% 酒精滴加于载玻片涂片部位,不停摇动,不断补充酒精,边滴边看,直至涂面流下的液体无色为止(约 30 秒)。细流水冲洗,甩去积水。

④复染:加稀释石炭酸复红染液 1～2 滴,染色 30 秒,细流水冲洗,吸水纸吸干玻片水分。

⑤油镜检查

(六)注意事项

1. 显微镜是精密仪器,使用时要注意爱护,切勿随意拆卸和碰撞。强酸、强碱、氯仿、酒精、乙醚等都能去漆或损坏机件,均需注意不使其接触显微镜。

2. 细调节器是显微镜最精细、最脆弱的机械部分,每旋转一周使镜筒上升或下降 0.1 毫米,只能往返回转,即向一个方向转动数周,遇阻力时,应反方向转动。

3. 油镜头使用后要及时擦拭,擦拭后用干擦镜纸将残留的醇醚混合液擦去。

4. 不用时将物镜转成"八"字形,载物台降至低点,下降集光器,关上光圈,套上保护罩,双手平托送回。

5. 检查细菌运动的载玻片和盖玻片都要洁净无油,否则将影响细菌的运动。

6. 压滴法时加液体量要适中,过多易溢出,过少将产生气泡,不易观察。放盖玻片时,要缓慢,防止产生气泡。

7. 悬滴法用接种环加菌不易形成液滴,可用滴管或毛细吸管滴加,或在接种环取菌后,滴加一滴生理盐水于菌液上。盖玻片易碎,涂菌和压紧盖玻片时要轻。

8. 观察细菌动力时视野宜暗,可将聚光器降低,光圈调小来调节。及时观察,以免蒸干及细菌失去动力。

9. 脱色是革兰染色中的关键步骤,脱色过度,可使 G^+ 菌被误染为 G^- 菌;脱色不够,则 G^- 菌可被误染为 G^+ 菌。脱色时间的长短还与涂片厚薄有关,一般以涂片薄而均匀为好。

10. G^+ 菌与 G^- 菌的染色反应,还受多种因素如菌龄、染色时间、pH 等的影响,只有严格正规操作,并根据环境不断改进实验条件,才能得到正确结果。

11. 废弃的接触过菌种的材料(如玻片、有菌的平板、试管、吸管等)均需灭菌后再清洗。

(七)实验结果

1. 显微镜油镜的使用及常见细菌的形态与特殊结构的观察 绘出镜下观察到的细菌形态和特殊结构。

2. 不染色标本检查法

有鞭毛的大肠杆菌和变形杆菌可看到活跃的运动,而无鞭毛的葡萄球菌和链球菌不运动。

3. 革兰染色法

革兰阳性菌被染成紫色,革兰阴性菌被染成红色。

(八)讨论与思考

1. 除了不染色标本检查法外,还可以通过什么方法来检查细菌的动力?

2. 油镜头使用后用醇醚混合液擦拭后,为什么还要用干的擦镜纸再擦拭一遍?

3. 革兰染色法中涂片后为什么不能用火焰直接烤干标本膜?

4. 革兰染色法时固定一步的作用是什么?

5. 为什么说革兰染色法中脱色的步骤最关键,如何准确地掌握脱色的标准?

6. 影响革兰染色结果的因素有哪些?

【附录】

革兰(Gram)染色液的配制

(1)结晶紫染液

①结晶紫酒精饱和液:取 14g 结晶紫溶于 100ml 95％的酒精内。

②1％草酸铵水溶液:草酸铵 0.8g 溶于 80ml 蒸馏水中。

③将已配好的①液 20ml 和②液 80ml 混合即成,置瓶中备用。

(2)芦戈(Lugol)氏碘液

①碘 1g;碘化钾 2g;蒸馏水 300ml。

②先将碘化钾 2g 溶于 100ml 蒸馏水中,再加碘 1g,用力摇匀待溶解后加蒸馏水至 300ml 即成。供革兰染色媒染用。

(3)95％酒精

(4)苯酚复红稀释液

1 份碱性复红饱和液(碱性复红 3.2 克溶于 95％酒精 100ml 中。即为碱性复红饱和溶液)加 9 份 5％苯酚水溶液,先配成苯酚复红染液(抗酸染色用),取 1 份苯酚复红染液加 9 份蒸馏水即为稀释复红染液。上述各种染液配成后,均需用滤纸过滤后使用,染液应贮存于棕色瓶内。

(刘荣臻)

实验二 | 细菌的接种方法及生长现象观察

(一)实验目标

1. 掌握无菌技术,建立无菌观念;明确无菌操作注意要点。
2. 掌握细菌的接种、分离培养方法。
3. 熟悉细菌生长现象的观察方法。

(二)实验内容

1. 细菌的接种法。
2. 细菌生长现象的观察。

(三)实验原理

1. 通过不同接种方法将细菌接种在培养基上,可分离、鉴别、保存细菌。
2. 细菌在不同培养基上生长可产生不同的生长现象。

(四)实验材料

1. 菌种 葡萄球菌、链球菌、大肠埃希菌、枯草芽胞杆菌等。
2. 培养基 固体、半固体、液体培养基。
3. 其他 温箱、酒精灯、接种环、接种针、L形玻棒、打火机、记号笔等。

(五)实施步骤

1. 细菌的接种方法

(1)分区划线法(图 2-1)

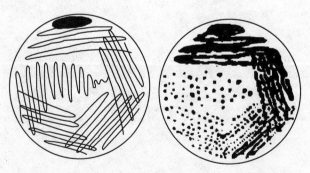

图 2-1 分区划线法

1)先将接种环在火焰上烧灼灭菌,待冷却后挑取少许菌落。

2)同上法将平板盖打开约 $30°\sim45°$ 角,将已挑取细菌的接种环在平板一端(1 区)内作来回划线,再在 2、3、4 区依次划线,每区的划线须有数条线与上区交叉接触,每划完一区是否需要烧灼接种环依标本中的菌量多少而定,每区线间需保持一定距离,线条要密而不重复。

3)划线完毕,将平板扣入平板盖,接种环烧灼灭菌后放回原处。

172

4)在平板底上做好标记,经37℃培养18~24小时后观察结果。

(2)斜面接种法(图2-2):斜面培养基主要用于细菌的纯培养,以进一步鉴定细菌或保存菌种。

1)将接种环(或接种针)在火焰上烧灼灭菌,待冷却后以无菌操作挑取少许菌落。

2)左手拿试管,打开试管塞后,试管口通过火焰灭菌,再将取有细菌的接种环由斜面底部向上划一直线,再由下至上在斜面上作曲线划线。

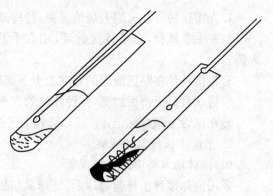

图2-2 斜面培养基接种法

3)试管口灭菌后加塞,接种环烧灼灭菌后放回原处。

4)在试管上做好标记,经37℃培养18~24小时后观察结果。

(3)穿刺接种法(图2-3):该法可用于保存菌种、观察细菌的动力或进行细菌的生化反应。

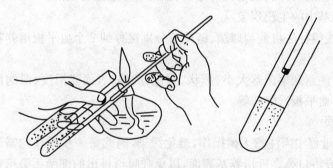

图2-3 半固体培养基接种法

1)先将接种针在火焰上烧灼灭菌,待冷却后挑取少许菌落。

2)左手拿试管,右手持接种针,将试管塞打开后,试管口通过火焰灭菌,将接种针从培养基的中心向下垂直穿刺接种至试管底上方约5mm处(勿穿至管底),然后由原穿刺线退出。

3)将试管口灭菌后加塞,接种针烧灼灭菌后放回原处。

4)在试管上做好标记,经37℃培养18~24小时后观察结果。

(4)液体接种法(图2-4):该法主要用于细菌的增菌培养或进行细菌的生化反应。

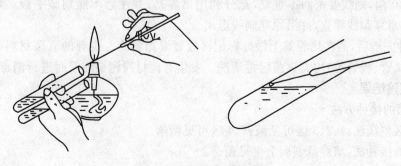

图2-4 液体培养基接种法

1)先将接种环在火焰上烧灼灭菌,待冷却后挑取少许细菌。

2)左手拿试管,右手持接种环,用右手其余手指将试管塞打开,试管口通过火焰烧灼灭菌。

3)将接种环在贴近液面的管壁上上下碾磨数次,使细菌均匀分布于培养基中。

4)将试管口灭菌后加塞,接种环烧灼灭菌后放回原处。

5)在试管上做好标记,经37℃培养18～24小时后观察结果。

2. 细菌生长现象的观察

(1)液体培养基中的生长现象

采用液体接种法将葡萄球菌、链球菌、枯草杆菌分别接种到1管肉汤培养基中,37℃培养18～24小时,观察结果。

观察要点:注意观察培养基的透明度、管底和液面上是否有细菌生长。

(2)半固体培养基中的生长现象

采用穿刺接种法将葡萄球菌、大肠埃希菌分别接种到1管半固体培养基中,37℃培养24小时,观察结果。

观察要点:注意观察穿刺线是否清晰、周围的培养基是否混浊。

(3)固体培养基中的生长现象

采用分区划线接种法将葡萄球菌、链球菌分别接种到2个血平板培养基中,37℃培养24小时,观察结果。

菌观察要点:注意观察菌落大小、形状、颜色、凸扁、表面光滑度、湿润度、光泽、透明度、边缘、黏度、溶血(血平板)、气味等。

(六)注意事项

1. 细菌接种过程中需注意无菌操作,避免污染,因此每一步操作均需严格按要求进行。操作时不宜说话或将口鼻靠近培养基表面,以免呼吸道排出的细菌污染培养基。

2. 所有操作均需在酒精灯火焰附近进行,平皿盖、试管塞、瓶塞均应拿在手上打开,禁止将盖或塞事先取下放置在桌面上。

3. 取菌种前灼烧接种针(环)时要将镍铬丝烧红,烧红的接种针(环)稍冷却再取菌种,以免烧死菌种。

4. 取菌时注意菌落不要取得太多,应蘸取而不宜刮取,否则平板划线很难分离出单个菌落。

5. 平板划线时注意掌握好划线的力度和角度,用力不能过重,接种环和培养基表面大约呈30°～40°角,划线要密而不重复,充分利用培养基,并注意不能划破平板。半固体培养基接种时注意穿刺线要直,并沿原穿刺线退出。

6. 接种完毕后,需在培养基上做好标记再放置温箱孵育。废弃的有菌材料(如玻片、有菌的平板、试管、吸管等)均需灭菌后再清洗。发生有菌材料污染应及时进行消毒处理。

(七)实验结果

1. 细菌的接种方法

(1)分区划线法:1、2、3区可见菌苔,4区可见菌落。

(2)斜面接种法:培养基斜面上可见菌苔。

(3)穿刺接种法:无鞭毛细菌沿穿刺线生长,穿刺线清晰,周围培养基透明;有鞭毛细菌

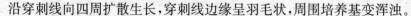

沿穿刺线向四周扩散生长,穿刺线边缘呈羽毛状,周围培养基变浑浊。

(4)液体接种法:浑浊生长、沉淀生长、菌膜生长。

2. 细菌生长现象的观察

(1)液体培养基中的生长现象:葡萄球菌管为浑浊生长;链球菌管为沉淀生长;枯草杆菌管为菌膜生长。

(2)半固体培养基中的生长现象:葡萄球菌管因无鞭毛,细菌仅沿穿刺线生长,穿刺线清晰,周围培养基透明;大肠埃希菌管因有鞭毛,细菌沿穿刺线向四周扩散生长,穿刺线边缘呈羽毛状,周围培养基变浑浊。

(3)固体培养基中的生长现象:可见菌落和菌苔,不同菌落大小、形状、颜色、凸扁、表面光滑度、湿润度、光泽、透明度、边缘、黏度、溶血、气味等不同。

(八)讨论与思考

1. 细菌在液体培养基中有哪些生长现象?为什么?

2. 接种细菌过程中要注意哪些问题?

(吕瑞芳)

实验三 | 细菌的分布与消毒灭菌

(一)实验目标

1. 了解细菌在自然界的分布,树立无菌观念。
2. 熟悉常用的热力灭菌方法、紫外线灭菌方法及化学消毒方法。
3. 掌握常用消毒灭菌方法的原理。

(二)实验内容

1. 细菌的分布。
2. 热力灭菌方法。
3. 紫外线灭菌实验。
4. 化学消毒剂的杀菌实验。

(三)实验原理

1. 细菌在自然界广泛分布,在医疗操作中应该采取无菌操作防止污染的发生。

2. 热力灭菌法包括干热灭菌和湿热灭菌两种方法。灼烧是最常见和简便的干热灭菌方法,使用时要考虑待灭菌材料的种类。高压蒸汽灭菌法是最常用、最有效、应用最广的一种湿热灭菌方法,在 103.4kPa 的蒸汽压力下,温度可达 121.3℃,维持 15~20 分钟,可杀死包括细菌芽胞在内的所用微生物,达到灭菌的目的。

3. 波长在 265~266nm 的紫外线易被细菌 DNA 吸收,导致细菌变异或死亡。紫外线穿透力弱,一般用于手术室、无菌室、传染病房、微生物实验室等的空气消毒。紫外线对人体皮肤和眼睛有损失作用,应注意防护。

4. 具有杀菌作用的化学药品称为消毒剂。化学消毒剂只能外用或用于环境的消毒,其杀菌机制是:使菌体蛋白质变性或凝固;干扰微生物酶系统和代谢;损伤细胞膜。化学消毒剂主要用于体表、医疗器械、排泄物和周围环境的消毒。消毒剂的种类很多,其杀菌效果受消毒剂的性质、浓度、作用时间以及微生物的种类和环境因素等的影响,选用消毒剂时应考虑。

(四)实验材料

1. 菌种　葡萄球菌、链球菌、大肠埃希菌、枯草芽胞杆菌等。
2. 仪器　37℃恒温培养箱、高压蒸汽灭菌器。
3. 试剂及材料　灭菌的 50℃普通营养琼脂、普通营养琼脂平板、无菌生理盐水管、75%医用酒精、医用碘附、酒精灯、接种环、无菌棉签、无菌规格板、手术剪刀、镊子、火柴、无菌黑色纸片、记号笔等。

(五)实验方法

1. 空气中细菌的分布
(1)平板沉降法

1）按房间面积选择布点：房间面积小于等于 30m²，设里、中、外对角线三点，里外两点要求距墙垂直 1m。房间面积大于 30m²，设四角及中央五点，四角的布点部位距墙1米处（图 3-1）。

2）采样方法：平板暴露法。将预先制备的普通营养琼脂平板（直径 9cm）做好标记放在室内各采样点处，采样高度为距地面 0.8～1.5m。采样时将平板盖打开，扣放于平板旁，暴露 5 分钟，盖好立即倒置放入 37℃恒温培养箱培养 18～24 小时。

3）第二天观察记录细菌的生长情况和数量。

（2）采样器采集法

略。

2. 物体表面细菌的检查

（1）将 5cm×5cm 的无菌规格板，放在被检物体表面（图 3-2）。

（2）用蘸有无菌生理盐水的棉签，在规格板内均匀擦拭 10 次，并随之转动采样棉拭子。

（3）灼烧剪刀灭菌后，将棉签被手污染的部分剪下，其余投入 5ml 无菌生理盐水试管内，静置 10 分钟后，以无菌操作取试管内的生理盐水 1ml 加入空的无菌平皿中。

（4）取已经高压灭菌并冷至 50℃左右的普通营养琼脂倾注入上步的平皿中，立即在桌面上水平摇动平皿，使营养琼脂与生理盐水混匀，静置待琼脂凝固后，倒置平皿放入 37℃恒温培养箱。

（5）根据物体表面的大小，连续采样 1～4 个。

（6）第二天观察记数平板中的菌落数量。

3. 灼烧灭菌方法

（1）用灭菌后的接种环取一环葡萄球菌液体培养物，密集涂布于一个普通营养琼脂平板上。做好标记。

（2）同第一步，用灭菌后的接种环取一环葡萄球菌液体培养物后，先在酒精灯火焰内焰烧干再在外焰灼烧接种环 1秒，然后在另一个普通营养琼脂平板密集涂布。做好标记。

（3）同第一步，用灭菌后的接种环取一环葡萄球菌液体培养物后，先在酒精灯火焰内焰烧干再在外焰灼烧接种环5秒，然后在另一个普通营养琼脂平板密集涂布。做好标记。

（4）将三个平板放置入 37℃恒温培养箱培养 18～24小时。

（5）第二天观察比较三个平板的细菌生长情况。

4. 紫外线灭菌实验（图 3-3）

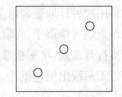
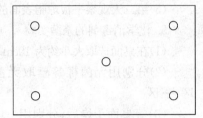

图 3-1　房间空气中细菌采样布点示意图

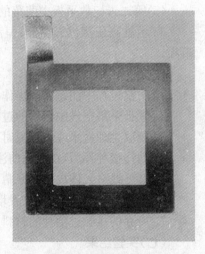

图 3-2　无菌规格板

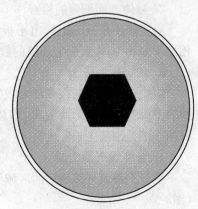

图 3-3　紫外灭菌实验示意图

(1)用接种环取葡萄球菌液体培养物,密集划线接种于普通营养琼脂平板表面。

(2)火焰灭菌镊子,夹取提前灭菌的黑色纸片1片平贴于上步密集划线接菌的平板表面。

(3)打开皿盖,将平板暴露于超净工作台面,用紫外灯照射30分钟。

(4)无菌取出黑色纸片,弃入消毒缸中,盖好皿盖,标记后倒置放入37℃恒温培养箱培养18～24小时。

(5)第二天观察平板琼脂表面的细菌生长情况。

5. 化学消毒剂的杀菌实验

(1)在桌面选取大小约为10cm×10cm的三个区域,标记为一区、二区、三区。

(2)分别用无菌棉签蘸取无菌生理盐水、75%医用酒精、医用碘附分别消毒一区、二区、三区。

(3)等桌面干燥后,分别用三块5cm×5cm的无菌规格板,按实验物体表面细菌的检查中所述的方法在一区、二区、三区分别取菌,并倾注平板。

(4)标记后置于37℃恒温培养箱培养18～24小时。

(5)第二天记数平板中菌落的数量。

6. 示教高压蒸汽灭菌器、恒温干燥箱、细菌滤器及超净工作台的工作原理和使用注意事项。

(六)注意事项

1. 实验过程中注意无菌操作,避免污染。

2. 平板采集空气中细菌的过程中勿移动平板。

3. 蘸取生理盐水或消毒液时,以棉签润湿为准,不要有过多的液体。

4. 灼烧接种环后,在取菌前注意待冷。

5. 紫外线对人体皮肤和眼睛有伤害作用,避免直接暴露。

6. 接种后,做好标记再放置培养箱孵育。

7. 废弃的接触过菌种的材料(如玻片、有菌的平板、试管、吸管等)均需灭菌后再清洗。

(七)实验结果

1. 空气中细菌的分布

平板沉降法

观察平板上细菌生长情况、菌落的数量及种类。

2. 物体表面细菌的检查

通过倾注平板法记数出平板中生长的菌落数量,即相当于5cm²物体表面上细菌的数量(图3-4)。

3. 灼烧灭菌方法

灼烧灭菌1秒的接种环划线的平板比取菌后直接接种的平板上的细菌菌落数少,灼烧5秒的接种环划线接种的平板无细菌生长。

4. 紫外线灭菌实验

平板上被紫外线照射的区域无细菌生长,用黑色纸片阻挡紫外线的区域出现细菌生长(图3-5)。

5. 化学消毒剂的杀菌实验

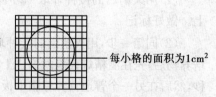
每小格的面积为1cm²

图3-4 倾注平板细菌菌落计数示意图

178

用化学消毒剂消毒后的桌面细菌的数量低于相同面积的用生理盐水擦拭的桌面。

(八)讨论与思考

1. 用平板法采集空气中细菌室为什么要选取房间中不同的点?

2. 为什么要用无菌规格板采集物体表面的细菌,有何作用?

3. 灼烧灭菌实验中为什么要选用不同的灼烧时间?

4. 紫外线灭菌实验中,黑色纸片的作用是什么? 为什么要提前灭菌?

5. 化学消毒剂的杀菌实验中,一区的桌面可以不用生理盐水擦拭,而直接用无菌规格板取菌吗?

6. 通过这次实验,你得到什么结论呢?

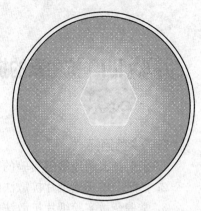

图 3-5　紫外灭菌实验结果示意图

(张晓延)

实验四 | 抗生素的抗菌作用（抗菌药物敏感实验纸片扩散法）

(一)实验目标

1. 了解抗菌药物敏感实验的种类及应用。
2. 熟悉药敏实验纸片扩散法的方法。
3. 掌握药敏实验纸片扩散法的原理。

(二)实验内容

药敏实验纸片扩散法(K-B法)。

(三)实验原理

1. 体外抗菌药物敏感性实验简称药敏实验(AST)，是指在体外测定药物抑菌或杀菌能力的实验。各种致病菌对不同的抗菌药物的敏感性不同，同一细菌的不同菌株对不同抗菌药物的敏感性也有差异。目前，常用的药敏实验种类有：纸片扩散法、稀释法、抗生素浓度梯度法、自动化药敏测定仪。其中，稀释法可用于定量测试抗菌药物对某一细菌的体外活性，分为琼脂稀释法和肉汤稀释法。实验时，将抗菌药物倍比稀释，加入等量细菌，结果以能抑制待测菌肉眼可见生长的最低药物浓度为最低抑菌浓度(MIC)，以杀灭 99.9% 待测菌的最低药物浓度为最低杀菌浓度(MBC)。有时，为了检测两种或两种以上药物对细菌的共同作用，还需要进行联合药敏实验。

2. 药敏实验纸片扩散法是将含有定量抗菌药物的滤纸片贴在已接种了测试菌的琼脂表面上，纸片中的药物在琼脂中沿半径扩散，随着扩散距离的增加，抗菌药物的浓度逐渐减少，在纸片的周围形成连续浓度梯度。同时，纸片周围抑菌浓度范围内的菌株不能生长，而抑菌范围外的菌株则可以生长，从而在纸片的周围形成透明的抑菌圈，抑菌圈的大小可以反映测试菌对药物的敏感程度，并与该药物对测试菌的最低抑菌浓度 MIC 呈负相关。

(四)实验材料

1. 菌种　葡萄球菌、链球菌、大肠埃希菌、变形杆菌及 ATCC 25922 质控菌等。
2. 仪器　37℃恒温培养箱。
3. 试剂及材料　无菌生理盐水、水解酪蛋白(Mueller-Hinton, M-H)琼脂平板、无菌试管、无菌移液管、酒精灯、镊子、接种环、无菌棉签，商品药敏纸片[氨苄西林(AMP)，阿莫西林/克拉维酸(AMC)，头孢噻吩(CFT)，头孢噻肟(CTX)，庆大霉素(GEN)，萘啶酸(NAL)，环丙沙星(CIP)，四环素(TBT)，利福平(RFA)，复方新诺明(SMZ)]、火柴、记号笔等。

(五)实验方法

(1)菌种准备：将待检菌接种于普通营养琼脂平板，37℃培养 16~18 小时，然后挑取普通营养琼脂平板上的纯培养菌落，悬于 3ml 生理盐水中，混匀后与菌液比浊管比浊。以有黑字的白纸为背景，调整浊度与比浊管(0.5 麦氏单位)相同。

(2)0.5 麦氏比浊管配制方法 1)配制 0.048M $BaCl_2$(1.17% W/V $BaCl_2 \cdot 2H_2O$)溶液 0.5ml。

1)配制 0.36N H_2SO_4(1%,V/V)溶液 99.5ml。

2)将二液混合,置螺口试管中,放室温暗处保存。用前混匀。有效期为 6 个月。

(3)K-B 琼脂法

1)用无菌棉拭子蘸取菌液,在管壁上挤压去掉多余菌液。用棉拭子涂布整个 M-H 培养基表面,反复几次,每次将平板旋转 60°,最后沿周边绕两圈,保证涂均匀。

2)待平板上的水分被琼脂完全吸收后再贴纸片。用无菌镊子取药敏纸片贴在平板表面,一次贴好,不可再移动纸片。每个直径 9cm 的平板最多贴 5 张纸片,每张纸片间距不少于 24mm,纸片中心距平皿边缘不少于 15mm。在菌接种后 15 分钟内贴完纸片。

3)将平板反转,孵育 18～24 小时后取出,用游标卡尺测量抑菌圈直径,从平板背面测量最接近的整数毫米数并记录。抑菌环的边缘以肉眼见不到细菌明显生长为限。(有的菌株可出现蔓延生长,进入抑菌环,磺胺药在抑菌环内出现轻微生长,这些都不作为抑菌环的边缘。结果判断依据鉴定所药敏纸片判定标准。)

4)用 ATCC 25922 大肠杆菌做质控。ATCC 25922 的结果必须与测试菌株同时记录和报告。

(六)注意事项

1. 制备 M-H 琼脂平板应用直径 9cm 的平皿,在水平的实验台上倾注。倾注平皿前应用 pH 计测 pH 是否正确(pH 应为 7.3)。pH 过低会导致氨基糖苷类,大环内酯类失效,而青霉素活力增强。琼脂厚为 4 ± 0.5mm(约 25～30ml 培养基),琼脂凝固后塑料包装放 4℃ 保存,在 5 日内用完,使用前应在 37℃ 培养箱烤干平皿表面水滴。

2. 药敏纸片长期储存应于 -20℃,日常使用的小量纸片可放在 4℃,但置于含干燥剂的密封容器内。使用时从低温取出后,放置平衡到室温后才可打开,用完后应立即将纸片放回冰箱内的密封容器内。过期纸片不能使用,应弃去。

3. 不稳定药物如亚胺培南、头孢克洛、克拉维酸复合药等,应冷冻保存,最好在 -40℃ 以下。

4. 药敏实验中要将菌液均匀地涂在培养基上,使细菌均匀分布,这样才能使实验结果不会出现较大的偏差。涂菌后 15 分钟才能贴药敏纸片。

5. 贴药敏纸片时,每取一种药敏纸片必须烧一下镊子口,避免药敏纸片之间相互混淆,以提高药敏实验结果的准确性。

6. 质量控制方法是用与常规实验相同的操作方法,测定质控菌株的抑菌环。应使用新鲜传代的菌种。接种菌液的涂布方法等均同常规操作,测定的抗菌素种类也应与常规测定的种类相同。

7. 药敏结果判定标准按照 NCCLS 手册 2005 版。

8. 药物杀灭细菌存在量比关系,药敏实验培养基上细菌层越厚抑菌圈就越小,反之抑菌圈就越大。根据一种药物抑菌圈的有无或者大小,只能判断出该药对细菌有没有效果,但其敏感性的高低需要通过科学严谨的实验来确定。药物的敏感程度需要根据药敏实验的结果,并结合以上因素做综合分析,才能得出科学的结论,而片面地根据药敏圈的大小来决定敏感与否,结果不够准确。

(七)实验结果

1. 药敏实验的结果,应按抑菌圈直径大小作为判定敏感度高低的标准。

2. 具体对于不同的菌株,及不同的抗生素纸片需参照 NCCLS 的标准或者 CLSI 标准。

(八)讨论与思考

1. 影响药敏实验纸片扩散法的因素有哪些?

2. 药敏实验纸片扩散法可不可以测出药物的最低抑菌浓度?

3. 可不可以使用药敏实验纸片扩散法来检测两种药物联合用药的结果?

表 4-1　药物敏感实验判定标准

抑菌圈直径(毫米)	敏感度
15 以上	敏感
10～14	中度敏感
10 以下	低度敏感
0	耐药

(张晓延)

实验五 病原菌、病毒及其他微生物实验

一、化脓性球菌

(一)实验目标

1. 学会认识葡萄球菌、链球菌、肺炎链球菌、脑膜炎奈瑟菌和淋球菌的形态及染色特点。

2. 学会认识金黄色葡萄球菌、表皮葡萄球菌、甲型链球菌、乙型溶血性链球菌及肺炎链球菌在血琼脂平板上菌落特点及溶血性。

3. 初步学会脓汁标本的涂片染色与分离培养方法。

4. 学会血浆凝固酶实验的方法、结果判断及意义。

5. 初步学会抗链球菌溶血素O实验方法、结果及意义。

(二)实验材料

1. 染色标本　葡萄球菌、链球菌、肺炎链球菌、脑膜炎奈瑟菌和淋病奈瑟菌的革兰染色标本片。

2. 培养物　葡萄球菌、链球菌及肺炎链球菌血琼脂平板培养物。

3. 器材　待检脓汁标本、革兰染色液、乙醇灯、载玻片、接种环、吸水纸、火柴、显微镜、香柏油、镜头清洁剂、擦镜纸、兔血浆、生理盐水等。

4. 免疫检查材料　待检血清、快速ASO检测试剂盒。

(三)实验内容

1. 化脓性球菌形态和培养物观察(示教)。

2. 脓汁标本的病原学检查方法(操作)。

3. 血浆凝固酶实验-玻片法(操作)。

4. 抗链球菌溶血素O实验-胶乳法(操作或示教)。

(四)实验步骤与结果观察

1. 化脓性球菌形态和培养物观察(示教)

(1)形态观察:分别取葡萄球菌、链球菌、肺炎链球菌、脑膜炎奈瑟菌和淋病奈瑟菌标本片,置显微镜下,观察细菌的形态、排列、结构及染色特点。

葡萄球菌:葡萄球菌菌体呈球形,排列呈葡萄串状,革兰染色阳性。

链球菌:菌体呈球形或卵圆形,链状排列,革兰染色阳性。

肺炎链球菌:菌体呈卵圆形或矛头状,常呈双排列,钝端相对。菌体外有明显荚膜,革兰染色阳性。

脑膜炎奈瑟菌:在病人脑脊液涂片标本中,脑膜炎球菌常位于中性粒细胞外,菌体呈肾形,呈双排列,凹面相对,革兰染色阴性。

淋病奈瑟菌:革兰染色阴性,常呈双排列,两球菌的接触面平坦,于染色标本中形似一咖啡豆。在急性淋病病人分泌物标本涂片中,淋病奈瑟菌常位于中性粒细胞内,形态染色与脑膜炎奈瑟菌相似。

(2)培养物观察:分别取金黄色葡萄球菌、表皮葡萄球菌、甲型链球菌、乙型溶血性链球菌及肺炎链球菌血琼脂平板培养物,观察每种菌单个菌落的形态、大小、表面、边缘、透明度、颜色及溶血性。

葡萄球菌菌落特征:两种葡萄球菌的单个菌落均为圆形、凸起、表面光滑、湿润、边缘整齐、不透明、中等大小。金黄色葡萄球菌产生金黄色脂溶性色素,菌落呈金黄色,还可产生溶血毒素,使菌落周围有明显透明的完全溶血环;表皮葡萄球菌产生白色或柠檬色脂溶性色素,菌落呈白色或柠檬色,一般不产生溶血毒素,菌落周围无溶血环。

链球菌菌落特征:两种链球菌在血琼脂平板上形成圆形隆起、灰白色、表面光滑、半透明或不透明的微小菌落。甲型溶血性链球菌菌落周围有 1～2mm 宽的草绿色溶血环;乙型溶血性链球菌菌落周围有 2～4mm 宽、界限分明、完全透明的溶血环。

肺炎链球菌菌落特征:肺炎链球菌在血琼脂平板上形成圆形、光滑、扁平、透明或半透明细小菌落。在菌落周围有草绿色狭窄溶血环,与甲型链球菌相似。培养时间稍久,因本菌产生自溶酶,出现自溶现象,致使菌落中央凹陷,呈脐状。

2. 脓汁标本的病原学检查方法(操作)

(1)直接涂片:将脓汁涂片,革兰染色(参见实验二)后镜检。注意观察细菌形态、排列及染色性。

(2)分离培养包括

接种分离:将脓汁标本用划线分离法接种于血琼脂平板上(参见实验三),置37℃温箱中培养 18～24 小时。

染色镜检:次日观察结果(菌落特点及溶血情况等),选取可疑菌落,进行涂片,革兰染色,镜检。依菌落特征和涂片染色检查所显示的形态特征,大多可初步判断出细菌的种属。根据需要再作进一步鉴定(生化反应、致病力实验等)。

3. 血浆凝固酶试验-玻片法(操作)

(1)加生理盐水:取洁净载玻片一张,于两端各加生理盐水一滴。

(2)加细菌:以无菌接种环先后取金黄色葡萄球菌和表皮葡萄球菌培养物少许,分别置生理盐水滴中,制成均匀的细菌悬液,观察有无自凝现象。

(3)加兔血浆:若无自凝,则于每滴悬液中分别加入兔血浆各1滴,混匀。2分钟内如出现颗粒状凝集现象,即为阳性,反之则为阴性。

(4)结果判断:金黄色葡萄球菌能产生血浆凝固酶,此试验为阳性,表皮葡萄球菌不能产生血浆凝固酶,此试验为阴性。

4. 抗链球菌溶血素 O 试验-胶乳法(操作或示教)

(1)灭活血清:血清标本用生理盐水 1∶50 稀释,56℃灭活 30 分钟。

(2)加血清:在反应板各方格上分别滴加稀释灭活的待检血清及阳性、阴性控制血清各1滴,再滴加溶血素 O 溶液各 1 滴。轻轻摇动 2 分钟,充分混匀,并均匀分布于方格内。

(3)加试剂:在各方格内滴加 ASO 胶乳试剂 1 滴,轻轻摇动 8 分钟,将反应板放在实验桌上,有清晰凝集者为阳性。将阳性者1∶50 稀释的血清,进一步稀释成 1∶80,再重复步骤

2 和 3,有清晰凝集者为强阳性。

(4)结果判断:出现凝集现象为抗 O 实验阳性。无凝集现象为抗 O 实验阴性。

(五)注意事项

1. 要根据临床提供的可能诊断,做相应标本的检查。

2. 若疑为流脑或淋病,其标本送检时要注意保温,所用的培养基要提前放入温箱预温。

3. 欲检查脑膜炎奈瑟菌或淋病奈瑟菌,其标本需作细菌培养时,要用巧克力琼脂平板。

(六)思考与讨论

1. 比较致病性葡萄球菌与非致病性葡萄球菌有哪些不同?

2. 金黄色葡萄球菌、链球菌、肺炎链球菌在血琼脂平板的溶血环有何不同,为什么?

(吕瑞芳)

二、肠道感染细菌及其他细菌实验

(一)实验目标

1. 实验目的

1)掌握常见肠道感染细菌及其他细菌的形态、大小及染色特点;

2)掌握肠道感染细菌的标本采集及注意事项,了解常见肠道感染细菌的分离与鉴定方法;

3)了解常见细菌生化反应及应用;

4)了解肥达反应的实验方法、结果判断及意义;

5)了解抗酸染色法操作步骤、结果判断及意义。

2. 实验能力要求:学会肠道感染细菌的分离鉴定,肥达反应、抗酸染色的操作方法及结果判断。

(二)实验内容

1. 肠道感染细菌的分离与鉴定。

2. 肥达反应(Widal reaction)。

3. 抗酸染色。

实验流程:每组 4～6 人,教师讲解、示教→学生操作→教师巡视指导→学生解释结果→教师点评。

(三)实验原理

肠道感染细菌主要包括一群生物学性状相似的肠杆菌科细菌,由于形态结构极为相似,因此鉴定时不能依靠细菌形态学检查,而将采集标本接种在肠道鉴别培养基进行分离培养,然后挑可疑菌落进行生化反应和血清学反应。人体受伤寒沙门菌或副伤寒沙门菌感染后,血清中可产生相应的特异性抗体,故从病人血清中检出此类抗体有助于肠热症的诊断。肥达反应是用已知的伤寒沙门菌 O、H 抗原和甲、乙型副伤寒沙门菌 H 抗原与病人血清进行定量凝集实验,以诊断肠热症。

抗酸染色法在临床上主要用于检查结核杆菌和麻风杆菌等抗酸菌。一般认为,这些细菌体内含有脂类物质较多,染色时能抵抗酸性乙醇的脱色作用,因而能保持初染复红的颜色。而非抗酸性细菌体内含脂类少,易被酸性乙醇脱色后复染成蓝色。

（四）实验材料

1. 肠道感染细菌的分离与鉴定　病人粪便标本，酒精灯，接种环，培养箱，SS 琼脂平板、中国蓝平板、伊红美兰平板（EM 平板），双糖铁培养基，革兰染色液，单糖发酵管，相应的生化反应试剂（靛基质试剂、VP 试剂等），诊断血清，生理盐水，载玻片等。

2. 肥达反应　伤寒沙门菌 O、H 菌液，甲型副伤寒沙门菌 H 菌液，肖氏沙门菌 H 菌液，生理盐水和病人血清，小试管，吸管，试管架，52℃水浴箱。

3. 抗酸染色　肺结核病人痰液，苯酚复红液，3％盐酸乙醇，碱性亚甲蓝液，显微镜，酒精灯，接种环，木夹，染色架，载玻片，吸水纸。

（五）实验步骤

1. 肠道感染细菌的分离与鉴定

(1)标本采集：肠热症时病程第 1、2 周取血或骨髓，病程第 2 周后取粪便和尿；败血症取血液；胃肠炎取便或呕吐物及可疑食物；痢疾取黏液脓血便；腹泻取粪便。

(2)分离培养：将粪便标本用划线法接种于肠道鉴别培养基，用记号笔于平皿底注明日期、姓名等，置 37℃培养箱培养 18～24 小时。

(3)观察菌落：将可疑菌落接种于克氏双糖培养基，37℃培养 18～24 小时，观察培养基的变化，依次做出初步鉴定。

(4)血清学鉴定：根据初步鉴定结果，用已知诊断血清做玻片凝集实验，如发生凝集，即可确定。如未见凝集，应复查后再定。

(5)生化反应：必要时需进行系列生化反应进行辅助鉴定。

1)糖发酵实验：将需要鉴别的细菌纯培养物，分别接种在各种含指示剂的糖发酵管内，将发酵管倒置于 37℃温箱中培养，培养的时间随实验的要求及细菌分解能力而定。

2)V-P 实验：将被检菌接种于葡萄糖蛋白胨水培养管中，经 37℃培养 48 小时。加入甲液、乙液各一滴，充分摇动培养管，观察结果。

3)甲基红实验：将细菌接种在葡萄糖蛋白胨水中，在 37℃培养 3～4 天，加入甲基红试剂 1～2 滴，观察反应结果。

4)靛基质(吲哚)实验：将被检细菌接种于胰蛋白胨水中，于 37℃培养 2～3 天，沿试管壁滴加上述试剂于培养基液面上，即可观察。

5)枸橼酸盐利用实验：将细菌接种在枸橼酸盐培养基斜面上，经 37℃培养 2～4 天后，观察结果。

6)硫化氢实验：将细菌接种于硫化氢实验培养基中，37℃恒温箱中培养 18～24 小时，观察结果。

2. 肥达反应

(1)取洁净小试管 28 支，分成 4 排，每排 7 支，依次编号。

(2)小试管内加入生理盐水 0.5ml。

(3)每一排第 1 管各加入病人血清 0.5ml，用吸管吹吸 3 次混匀，吸出 0.5ml 注入每排第 2 管作倍比稀释，如此类推，依次稀释至第 6 管，弃去 0.5ml，第 7 管作对照。

(4)从第 7 管开始，由后向前，于第 1 排各管内注入伤寒 H 菌液 0.5ml，第 2 排各管内注入伤寒 O 菌液 0.5ml，第 3 排注入甲型副伤寒 H 菌液 0.5ml，第 4 排注入肖氏沙门菌 H 菌液 0.5ml。

(5)振荡试管架混匀,52℃水浴 24 小时,取出后室温过夜,次日观察结果。

3. 抗酸染色

(1)用竹签挑取开放性肺结核病人晨痰标本中干酪样小粒或脓性部分,或用接种环挑取经酸、碱处理后的痰标本,置载玻片中央,均匀涂布成 1.5cm×2.0cm 卵圆形痰膜,干燥,固定。

(2)滴加苯酚复红液于涂片上,玻片置于酒精灯火焰缓缓加热,至有蒸汽冒出,约维持 5 分钟(切勿沸腾或使染液干涸于玻片上)。如有染液干涸趋势,应补加染液。自然冷却,用流水洗去多余染液。

(3)滴加 3‰盐酸乙醇脱色,至涂片较厚处无颜色脱出为止,水洗。

(4)滴加碱性亚甲蓝液复染 1 分钟,水洗。

(5)吸水纸吸干后镜检。

(六)注意事项

1. 肠道感染细菌的分离与鉴定

(1)采集标本时,应注意选取粪便的黏液或脓血部分。

(2)粪便标本如不能及时进行检查,应加 30％甘油缓冲盐水,置 4℃保存。

(3)接种环取菌时,应注意细菌量不宜过多,每次取菌均需烧灼接种环。

(4)实验时要保护好自己,实验废弃物要妥善处理,以免发生感染。

2. 肥达反应 观察时不要摇动试管,先看各排对照孔,对照孔不出现凝集现象,证明实验结果准确可靠,再从第一排第一孔看起,按顺序进行观察,并做记录。

3. 抗酸染色

(1)取过痰液的接种环不能直接在酒精灯上灼烧,应先在稀苯酚液中洗去残余物质后再烧灼。因结核杆菌脂类含量多,直接燃烧易爆散于实验台面,引起污染。

(2)用苯酚复红加温染色时,切勿煮沸烧干,注意随时添加染液。

(七)实验结果

1. 肠道感染细菌的分离与鉴定

(1)肠道杆菌在鉴别培养基上菌落的特征。

培养基种类	非致病菌菌落	致病菌菌落
中国蓝平板	中等大、蓝色、不透明	较小、淡红色、半透明
SS 平板	中等大、红色	较小、无色或淡红色、半透明
EM 平板	中等大、紫黑色或紫红色有金属光泽	较小、无色、半透明

(2)可疑菌落在克氏双糖培养基上的变化

斜面 (乳糖)	高层 (葡萄糖)	动力	H$_2$S	判断
＋	＋	＋	－	可能为大肠杆菌
－	＋	－	－	可能为志贺菌属细菌
－	＋	＋	＋/－	可能伤寒沙门菌
－	＋	＋	＋	可能为副伤寒杆菌或其他沙门菌

（3）常见肠道杆菌主要生化反应结果。

菌名	动力	葡萄糖	乳糖	甘露醇	硫化氢	蔗糖	吲哚	甲基红	VP	枸橼酸盐	赖氨酸脱羧酶	鸟氨酸脱羧酶
甲型副伤寒沙门菌	+	+	−	+	+	−	−	+	−	−	−	+
乙型副寒沙门菌	+	+	−	+	+	−	−	+	−	+/−	+	+
鼠伤寒沙门菌	+	+	−	+	+	−	−	+	−	+	+	+
丙型副伤寒沙门菌	+	+	−	+	+	−	−	+	−	+	+	+
猪霍乱沙门菌	+	+	−	+	+/−	−	−	+	−	+	+	+
伤寒沙门菌	+	+	−	+	−/+	−	−	+	−	−	+	−
肠炎沙门菌	+	+	−	+	+++	−	−	+	−	+	+	+
大肠杆菌	+	+	+	+	−	d	+	+	−	−	(+)	d
痢疾志贺菌	−	+	−	−	−	−	−/+	−/+	−	−	−	−
福氏志贺菌	−	+	−	+/−	−	−	+/−	+/−	−	−	−	−
鲍氏志贺菌	−	+	−	+	−	−	+	+	−	−	−	−
宋内志贺菌	−	+	(+)	+	−	(+)	−	+	−	−	(+)	+

注：＋：产酸；（＋）：产酸产气；d：26％～75％阳性；－：阴性/不发酵。

（4）报告方式：结果以"待检菌为某某菌"报告。

2. 肥达反应

（1）凝集程度强弱判定标准如下：

＋＋＋＋：凝集程度很强，细菌全部凝集沉积于管底

＋＋＋：凝集程度强，细菌大部分凝集沉积于管底

＋＋：中等强度凝集，细菌部分凝集

＋：凝集程度弱，细菌仅少量凝集，上液浑浊

－：无凝集，液体乳状，与对照管相同

（2）报告方式：一般以出现"＋＋"凝集的血清最高稀释倍数作为该血清凝集效价，结果以"伤寒沙门菌或副伤寒沙门菌"报告。

3. 抗酸染色

（1）结果观察：结核杆菌为红色，其他细菌及背景为蓝色。

（2）报告方式：结果以"待检菌为抗酸染色阳性"报告。

（八）讨论与思考

1. 大肠杆菌、沙门菌及志贺菌在双糖培养基上各有何特点？

2. 肥达反应：疑似肠热症病人，应如何进行微生物学检查？为什么？

3. 痰标本中查出抗酸杆菌有何意义？

（蒋莉莉）

三、病毒及其他微生物

(一)实验目标

1. 实验目的

(1)熟悉包涵体、立克次体、支原体、衣原体包涵体、钩端螺旋体、白念珠菌、皮肤癣真菌等形态及结构。

(2)熟悉病毒形态特征、对细胞的致病作用以及常用的病毒检测方法。

(3)了解浅部真菌的检查法。

2. 实验技能要求　培养善于观察病毒及其他微生物形态特征的能力。

(二)实验内容

1. 病毒、真菌及其他病原微生物形态观察。

2. 真菌培养物观察。

3. 酶联免疫吸附实验(ELISA)——检测 HBsAg。

4. 病毒的分离与鉴定——病毒的鸡胚培养法。

(三)实验原理

1. 病毒、真菌及其他病原微生物形态观察是利用这些病原体制作成标本,在显微镜下可以直接观察其形态结构。

2. 酶联免疫吸附实验是一种用酶标记抗原或抗体,以提高抗原抗体反应灵敏度的免疫学检测方法。此处介绍 ELISA 双抗体夹心法检测 HBsAg。

3. 鸡胚培养法是用来培养某些对鸡胚敏感的动物病毒的一种培养方法,此方法可用以进行多种病毒的分离、培养,毒力的滴定、中和实验以及抗原和疫苗的制备等。

(四)实验材料

1. 病毒、真菌及其他病原生物形态示教标本。

2. 真菌培养物　酵母型菌落、类酵母型菌落、丝状菌落。

3. ELISA 实验　①HBsAg 酶标试剂盒:已包被抗-HBs 微量反应板、酶标抗-HBs、阳性控制血清、阴性控制血清、酶底物 A、酶底物 B、中止液、洗涤液。②待检血清。③微量加样器、吸头等。

4. 病毒分离与培养:①鸡胚蛋、牛痘病毒、流感病毒、单纯疱疹病毒、流行性乙型脑炎病毒液。②孵卵箱、检卵灯、卵盘、磨卵器、注射器、吸管、剪刀、镊子、碘酒、乙醇等。

(五)实验方法

1. 显微镜下观察各种标本片,观察结果并绘图。

材料名称	染色方法	形态特征
皮肤癣真菌	乳酸酚棉蓝	蓝色的大小分生孢子、菌丝呈螺旋状球拍状鹿角状结节状等
白念珠菌	同上;革兰染色	G^+、芽生孢子成群存在、假菌丝、厚膜孢子
新生隐珠菌	墨汁涂片	圆形或卵圆形的透明菌体有芽管、细胞外有宽厚透明荚膜

材料名称	染色方法	形态特征
放线菌	革兰染色	G⁺、棒状长丝状、无隔有分支呈链球状链杆状;脓汁中找到"硫磺颗粒"呈菊花状由棒状菌丝呈放射状排列
青霉菌	乳酸酚棉蓝	蓝色的大小分生孢子、菌丝
钩端螺旋体	Fontana 镀银	棕褐色菌体呈 C、S 状
梅毒螺旋体	Fontana 镀银	棕褐色菌体两端尖直
恙虫病立克次体	Giménez 染色	宿主细胞内外呈暗红色形似小杆菌
支原体	Giemsa 染色	紫蓝色有球形、杆形、分支丝状等
沙眼衣原体包涵体	Giemsa 染色	浅蓝色的细胞质中深蓝色的包涵体有散在型帽型桑葚型填塞型
狂犬病毒包涵体	苏木精伊红	神经细胞内嗜酸性包涵体呈红色圆形或椭圆,数量 1 个或多个
病毒等电镜照片		病毒大小、形态,是否有包膜、刺突;核衣壳对称类型

2. 观察真菌的菌落特征

(1)酵母型菌落:与细菌菌落相似,圆形,表面光滑,湿润,柔软而致密,乳白或奶白色。

(2)类酵母型菌落:菌落表面同酵母菌落,在菌落根部有假菌丝伸向培养基内生长,乳白色。

(3)丝状菌落:是多细胞真菌的菌落方式,由许多疏松的菌丝体构成,菌落呈棉絮状、绒毛状或粉末状,菌落中央有皱褶,外围有放射状沟,多为茶褐色。

3. 酶联免疫吸附实验(ELISA)—检测 HBsAg

(1)于已包被微量反应板实验孔中加待检血清 $50\mu l$,每份血清加二孔。每块板做阳性、阴性及空白对照各一孔。

(2)每孔中各加酶标抗-HBs $50\mu l$(1 滴)。

(3)置 37℃温箱 20 分钟。

(4)甩干微孔中液体,每孔均加满洗涤液 15 秒后甩干,反复洗涤 5 次。

(5)每孔中各加显色剂 A 液和 B 液(底物)各 $50\mu l$,置 37℃温箱避光 15 分钟。

(6)每孔各加终止液一滴,终止反应。

(7)观察显色反应或用酶标仪在 490nm 处,测定其 OD 值。

4. 病毒分离与培养实验步骤:

(1)准备鸡胚:接种前用检卵灯观察是否为受精卵及其活力。

鸡胚发育正常,可见清晰的血管及活动的鸡胚。未受精和死胚胚体固定在一端不动,看不到血管或血管消散,应剔除。鸡胚的日龄根据接种途径和接种材料而定。

1)卵黄囊接种,选用 6～8 日龄的鸡胚;

2)绒毛尿囊腔接种,用 9～10 日龄的鸡胚;

3)绒毛尿囊膜接种,用 9～13 日龄的鸡胚。

(2)接种(本实验选择绒毛尿囊腔途径)

1)在检卵灯下,用铅笔勾出气室及胚胎的位置,并在尿囊膜血管较少的地方作记号。

2)消毒:用碘酒消毒气室蛋壳,酒精脱碘,用灭菌钢针在记号处打一孔。

3)接种病毒:用9♯针头1ml注射器吸取鸡新城疫病毒,针头通过打出的孔进针,刺入尿囊腔,注入0.1~0.2ml。

4)用融化的石蜡封闭小孔,39℃孵化器中孵化72小时。

(3)收获:接种后每4小时照蛋一次,弃去24小时内死亡胚。

1)鸡胚放入普通冰箱内冷藏12小时,使胎血凝固。

2)分别用碘酒和酒精消毒卵壳,用灭菌剪刀除去气室卵壳及壳膜,开口直径为整个气室区大小,以无菌镊子撕去一部分蛋膜,撕破绒尿膜而不撕破羊膜,用镊子轻轻按住胚胎,以无菌吸管或消毒。

3)将鸡胚稍倾向一侧,注射器吸取绒毛尿囊液置于无菌试管中,多时可收获5~8ml,将收获的材料低温保存。收获时注意将吸管尖置于胚胎对面,管尖放在镊子两头之间。若管尖不放镊子两头之间,游离的膜便会挡住管尖吸不出液体。

4)收集的液体应清亮,混浊则表示有细菌污染。最后取2滴绒毛尿囊液滴于斜面培养基上放在温箱培养作无菌检查。无菌检查不合格,收集材料废弃。

(六)实验结果

1. 显微镜观察各种标本,不同病原体的形态、大小、排列各有特点。

2. 真菌菌落观察

(1)酵母型菌落:是单细胞真菌的菌落形式,菌落光滑湿润,柔软而致密,与一般细菌菌落相似。显微镜下可见单细胞性的芽生孢子,无菌丝。新生隐球菌的菌落即属此型。

(2)类酵母型菌落:又称酵母样菌落,亦是单细胞真菌的菌落形式,菌落外观上和酵母型菌落相似,但显微镜下可看到假菌丝。白假丝酵母菌即属此型。

(3)丝状型菌落:是多细胞真菌的菌落形式,由很多疏松的菌丝体形成。菌落呈绒毛状、棉絮状和粉末状等。菌落的中心与边缘及其正面和背面可是不同颜色。

3. 酶联免疫吸附实验结果判断

(1)肉眼判断:反应孔呈棕黄色为阳性结果,无色为阴性结果。

肉眼判断时,待检孔颜色与阴性对照孔颜色相同或更浅,判为阴性;待检孔颜色明显加深,判为阳性。"－"为无色,"＋"为浅黄色,"＋＋"为黄色,"＋＋＋"为棕黄色,一般呈"＋＋"以上者为阳性。

(2)用酶标仪检测时,以空白孔调零,先测阴性对照OD值(N),再测待检孔OD值(P),当P/N≥2.1时,判为阳性;P/N≥1.5为可疑;P/N<2.1时,判为阴性。

4. 病毒分离培养与鉴定结果　①鸡胚死亡;②鸡胚胎病理切片;③血凝现象。

(七)思考题

1. 真菌有哪几种菌落形态?

2. 哪些病原体感染组织细胞可形成包涵体?

3. 鸡胚接种时应注意哪些事项?

(曹元应)

实验六 | 医学蠕虫实验

(一)实验目标

1. 实验目的　通过医学蠕虫实验,掌握显微镜的使用,常用医学蠕虫检查方法,常见医学蠕虫成虫和虫卵的形态。

2. 实验能力要求　学会粪便直接涂片、饱和盐水浮聚法及肛门拭子法,能够识别常见医学蠕虫。

(二)实验内容

1. 医学蠕虫大体标本示教。

2. 镜下观察蠕虫卵。

3. 粪便直接涂片、饱和盐水浮聚法。

4. 肛门拭子法。

实验流程:每组 2～4 人,教师讲解、示教→学生操作→教师巡视指导→学生报告结果→教师点评。

(三)实验原理

粪便直接涂片法适用于直接检查蠕虫卵。方法虽简便,但取材较少,检出率较低,若连续涂片三张,可提高检出率。粪便的稀释剂为生理盐水,能使蠕虫卵在等渗环境下保持原有的活力和形态。

饱和盐水浮聚法利用某些蠕虫卵的比重小于饱和盐水,虫卵可浮于水面的原理。该法适用于检查多种蠕虫卵,如钩虫卵、带绦虫卵等,但不适合检查吸虫卵。

蛲虫在病人的肛门周围及会阴部产卵,牛带绦虫脱落的孕节从病人肛门排出或主动溢出时,常将节片挤破,使虫卵黏附于肛门周围的皮肤上。肛门棉签拭子法对这两种虫卵的检出率比粪便检查法要高。

(四)实验材料

1. 蠕虫浸制标本、虫卵标本、蠕虫卵阳性粪便。

2. 载玻片、盖玻片、生理盐水、饱和盐水、饱和盐水浮聚瓶、竹签、试管、棉签等。

3. 光学显微镜、低速离心机。

(五)实验步骤

1. 粪便直接涂片

(1)在洁净的载玻片中央,滴一滴生理盐水,用竹签或牙签挑取米粒大小粪便,置于生理盐水中涂抹均匀。

(2)一般先在低倍镜下检查,如发现可疑虫卵转用高倍镜检查时,需用盖玻片。

(3)依据虫卵的形状、大小、颜色、卵壳和内含物等的不同加以鉴别。

2. 饱和盐水浮聚法

(1)用竹签挑取黄豆大小粪便置于盛有少量饱和盐水浮聚瓶内。

(2)将粪便充分捣碎并与盐水搅匀后,加饱和盐水至瓶口。

(3)用竹签挑去浮于水面的粪渣,再慢慢加饱和盐水至稍高于瓶口而不溢出为止。

(4)在瓶口轻轻覆盖一载玻片,静置15分钟后,将载玻片提起并迅速翻转,置镜下观察。

3. 肛门拭子法

(1)先将棉签拭子浸入盛有2ml生理盐水的试管内,取出时在试管内壁上挤去过多的盐水。

(2)充分暴露病人肛门后用棉签擦拭肛门周围。

(3)将棉签放入原试管中,提起棉签,在试管内充分搅拌,使黏附在棉签上的虫卵脱落,挤尽棉签上的生理盐水,然后弃去棉拭子。

(4)将该试管静置15分钟或离心沉淀。

(5)弃上清,吸取沉淀物镜检,或加饱和盐水浮聚后镜检。

(六)注意事项

1. 保证粪便新鲜,受检粪量一般为5～10g。

2. 送检时间一般不超过24小时。

3. 生理盐水涂片时粪膜厚度以载玻片置于报纸上,能隐约辨认薄片下的字迹为宜。

4. 镜检时光线要适当,过强的光线会影响观察效果。

5. 应注意虫卵与粪便中的异物区别。

6. 饱和盐水浮聚法中玻片盖到浮聚瓶时如有较大气泡,应揭开载玻片加满饱和盐水后再覆盖之。

(七)实验结果

把查找到的蠕虫卵记录到实验报告本,并绘制虫卵示意图。

(八)讨论与思考

1. 常见医学蠕虫有哪些,各有哪些主要的形态特征?

2. 粪便直接涂片、饱和盐水浮聚法各有哪些优缺点?

3. 肛门拭子法适用于哪些寄生虫的检查?

(陈新江)

实验七 | 医学原虫实验

(一)实验目标

1. 实验目的

(1)掌握溶组织内阿米巴滋养体和包囊、阴道滴虫滋养体、贾第虫滋养体和包囊以及刚地弓形虫速殖子形态。

(2)掌握间日疟原虫红细胞内各期形态特点以及被寄生红细胞的变化。

2. 实验能力要求　学会厚薄血膜片的制作及染色方法等常用病原检查方法。

(二)实验内容

1. 标本　溶组织内阿米巴滋养体和包囊、阴道毛滴虫滋养体、蓝氏贾第鞭毛虫滋养体和包囊、刚地弓形虫速殖子、间日疟原虫红内期各期玻片标本。

2. 视频　厚薄血膜片的制作及染色方法。

实验流程：教师讲解、示教→学生操作→教师巡视指导→学生解释结果→教师点评。

(三)实验材料

显微镜、擦镜纸、香柏油、常见原虫的玻片标本。

(四)实验步骤

1. 示教常见原虫形态标本。

2. 观看厚薄血膜片的制作及染色方法视频。

3. 学生自行观察并完成实验报告。

(五)注意事项

1. 用高倍镜观察阿米巴滋养体和包囊时先找到特征性的泡状核,然后将其移至中央滴加香柏油,换成油镜,依据其外形确定滋养体或包囊。

2. 注意不要把血膜上所见的血小板或杂质误认为疟原虫,要用细调节器一边调节一边仔细辨认。

3. 使用油镜后应仔细擦拭干净放回原位。

(六)实验结果

1. 溶组织内阿米巴

(1)滋养体(铁苏木素染色标本):呈不规则的圆形或椭圆形,在高倍镜下见到体积较大、外缘透明、有不规则的伪足、内为颗粒而具有黑色细胞核的物体,可能为滋养体。应将其移至视野中心,并在载玻片上滴加镜油,转换油镜。看到清晰的滋养体后,应注意观察:①外质无色透明,常显示有伪足;②内质为蓝黑色颗粒状,食物泡中含有完整或半消化的圆形黑色红细胞;③核圆形,有薄而染黑色的核膜,核内缘可见分布较均匀的或聚在一边呈镰刀形的染色质粒;④核仁小而且染黑色,位于核中央,核仁与核膜之间有网状的核纤维。

(2)包囊(铁苏木素染色标本):包囊圆形,囊壁常透明无色,囊内可见 1~4 核,核的构造

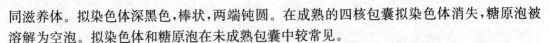

同滋养体。拟染色体深黑色,棒状,两端钝圆。在成熟的四核包囊拟染色体消失,糖原泡被溶解为空泡。拟染色体和糖原泡在未成熟包囊中较常见。

2. 阴道毛滴虫滋养体(姬氏染色标本)　虫体为梨形,胞质蓝色,鞭毛红色。前端有 4 根鞭毛,另有 1 根后鞭毛沿虫体向后伸展,与虫体之间有波动膜相连。细胞核大,紫红色,椭圆形,位于虫体前 1/3 处。轴柱较粗,粉红色,纵贯虫体,并从后端伸出体外。

3. 蓝氏贾第鞭毛虫

(1)滋养体(铁苏木素染色标本):虫体如同纵切的半个梨子,两侧对称,在吸盘状陷窝中可见卵形泡状核 1 对,轴柱纵贯虫体,但不伸出体外。轴柱中部可见 2 个半月形的中体,沿轴柱发出 4 对鞭毛:即前侧鞭毛、后侧鞭毛、腹鞭毛和尾鞭毛。

(2)包囊(铁苏木素染色标本):包囊呈卵圆形,囊壁较厚,囊壁与虫体之间常有明显的空隙。成熟的包囊内有 4 个核,常偏聚于一侧,可见染成黑色的轴柱和中体。

4. 刚地弓形虫速殖子(姬氏染色标本)　虫体呈弓形、香蕉形或新月形,一端较尖,一端稍钝圆,细胞核暗红色,较大,位于虫体略偏钝端处,有时可见已分裂为双核的虫体,细胞质呈淡蓝色。

5. 间日疟原虫红细胞内期(薄血膜片,姬氏染色)

(1)环状体(早期滋养体):被寄生的红细胞没有明显改变,虫体小,约为红细胞直径的 1/3。细胞质呈环状,蓝色,中央有一不着色的空泡,核红色,点状,位于细胞质的一侧,整个虫体,颇似宝石戒指。

(2)大滋养体(晚期滋养体):被寄生的红细胞明显胀大,颜色较淡,常见到细小鲜红色薛氏小点,虫体细胞质呈阿米巴形伪足伸出,有 1 个或多个明显的空泡,并可见 1 个较小而致密的核。虫体胞质内出现棕黄色细小杆状的疟色素。

(3)裂殖体:大滋养体发育到一定阶段,虫体逐渐变圆,空泡消失,疟色素增多,核开始分裂。成熟裂殖体的核分裂到 12~24 个,细胞质亦随核的分裂而分裂为相应的数目,每一个核包绕一层细胞质而形成 12~24 个裂殖子,平均为 16 个。疟色素集中在虫体的中央或一侧。

(4)配子体:被寄生的红细胞显著胀大,虫体呈圆形或椭圆形,体积大,充满整个胀大的红细胞。雌配子体细胞质蓝色,核较小而致密,深红色,常偏于一侧。雄配子体细胞质蓝略带红,核疏松,淡红色,位于中央。疟色素分散于虫体细胞内。

结果报告方式:绘制所见到的各原虫形态图,并标出结构特征。

(七)讨论与思考

1. 蓝氏贾第鞭毛虫包囊与溶组织内阿米巴包囊在形态上有何区别?

2. 如何鉴别血片上着色的疟原虫疑似物?

(蒋莉莉)

实验八 | 免疫学实验

一、玻片凝集实验

(一)实验目标

1. 实验目的　通过玻片凝集实验,强化对体外抗原抗体反应的学习理解,从而为抗原抗体的鉴定技术奠定基础。

2. 实验能力要求　学会玻片凝集实验的操作方法及结果判断(生物制药技术专业应熟练掌握)。

(二)实验内容

1. ABO血型测定

2. 未知细菌鉴定

实验流程:每组4～6人,教师讲解、示教→学生操作→教师巡视指导→学生解释结果→教师点评。

(三)实验原理

在含适量电解质的溶液中,颗粒性抗原(细菌或细胞等)悬液与其相应抗体发生特异性结合。当两者比例适当时,抗体可将颗粒性抗原交叉连接,形成肉眼可见的凝集块,即凝集反应或凝集实验阳性。

在载玻片上进行的凝集实验称为玻片凝集实验,在试管中进行的凝集实验则称为试管凝集实验。其中,前者为定性实验,常用于以已知抗体(诊断血清)鉴定未知抗原;而后者则是定性和定量实验,常用于以已知抗原检测血清中的相应特异性抗体及其含量。

(四)实验材料

1. ABO血型测定

(1)样品自身手指血。

(2)试剂抗A标准血清,抗B标准血清,含肝素抗凝剂的生理盐水。

(3)器材无菌采血针,无菌毛细吸管,洁净小试管,载玻片,2.5%碘酒棉球,75%乙醇棉球,灭菌干棉球等。

2. 未知细菌鉴定

(1)标本待检肠道病原菌的普通琼脂斜面培养物(37℃培养18～24小时)。

(2)试剂志贺菌属和沙门菌属多价诊断血清,生理盐水(NS)。

(3)载玻片,接种环等。

(五)实验步骤

1. ABO血型测定

(1)用2.5%碘酒棉球消毒待检者的手指尖端,用75%乙醇棉球脱碘,待干或用干棉球

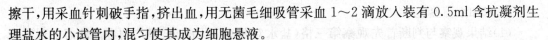

擦干,用采血针刺破手指,挤出血,用无菌毛细吸管采血 1～2 滴放入装有 0.5ml 含抗凝剂生理盐水的小试管内,混匀使其成为细胞悬液。

(2)取清洁玻片 1 张,用玻璃笔划分 2 格,分别在上角标注 A 和 B,在相应格上分别滴加抗 A 及抗 B 标准血清各 1 滴。

(3)用毛细滴管吸取待检红细胞悬液,分别加 1 滴于抗 A 和抗 B 标准血清中。

(4)将玻片前后左右摇动,以充分混匀。

2. 未知细菌鉴定

(1)取洁净载玻片 1 张,用玻璃笔划成 3 格,并标注号码。

(2)用灭菌接种环取 2～3 环志贺菌属多价血清放在第 1 格;烧灼接种环后取 2～3 环沙门菌属多价血清放在第 2 格;同法于第 3 格放 2～3 环生理盐水。

(3)烧灼接种环,待环冷却后取待检病原菌斜面培养物少许,分别与生理盐水和血清混合(先在液体边缘处将细菌磨开,然后再混匀)。

(4)轻轻摇动载玻片,数分钟后将载玻片稍微倾斜对光观察结果。

(六)注意事项

1. ABO 血型测定

(1)制备红细胞悬液时,采血量不宜过多,否则容易自凝而影响结果的判断。

(2)滴加标准血清(抗 A、抗 B)与待检红细胞悬液时,应注意二者量的比例要适当。

(3)玻片上滴加待检红细胞悬液后应前后左右摇动,以加速反应。

(4)注意切勿使 A 和 B 两边液体相混。

2. 未知细菌鉴定

(1)以接种环取液体(诊断血清或生理盐水)时,量不能太少,涂的面积不宜过大,否则容易干涸而影响结果判断的正确性。

(2)接种环取菌时,应注意细菌量不宜过多。

(3)注意每次取菌与不同血清或盐水混合时,均需烧灼接种环,以免不同血清相混。

(七)实验结果

1. ABO 血型测定

(1)结果观察:边摇边观察有无凝集发生,发生凝集时可见液体澄清,红细胞凝集成小血块;无凝集者红细胞呈均匀分散,若 10 分钟仍无凝集,判断为阴性结果。如观察不清,可置于低倍镜下检查。

(2)结果判断。

表 8-1　ABO 血型判定方法

抗 A 标准血清	抗 B 标准血清	血型
−	+	B
+	−	A
+	+	AB
−	−	O

(3)报告方式结果以"血型为 A 型、B 型、AB 型或 O 型"报告。

2. 未知细菌鉴定

(1)结果观察与判断首先观察第三格(盐水对照),应无凝集,呈均匀混浊状态。观察待检菌与志贺菌属或沙门菌属多价诊断血清的凝集结果,发生凝集时液体变澄清,液体中出现白色的细沙状凝集颗粒,此为凝集阳性,据此可确定待检菌的菌属。

(2)报告方式结果以"待检菌为痢疾菌属或沙门菌属"报告。

(八)讨论与思考

1. ABO 血型测定

(1)鉴定 ABO 血型的依据是什么?

(2)为什么滴加标准血清(抗 A、抗 B)与待检红细胞悬液时二者量的比例要适当?

2. 未知细菌鉴定

(1)影响细菌鉴定结果的因素有哪些?

(2)接种环将细菌与不同血清或盐水混合时,接种环为什么要彻底烧灼?

二、单向琼脂扩散实验

单向免疫扩散实验是一种定量实验,一般用已知抗体测定未知量的相应抗原。临床常用于血清中 IgG、IgM、IgA、补体、白蛋白、蛋白酶等物质的定量测定,为临床诊断提供参考指标。该方法简便易行,结果稳定可靠。但敏感度较低,实验所需时间较长。

(一)实验目标

1. 实验目的　要求了解实验原理,实验方法结果分析。

2. 实验技能要求　学会琼脂板的制作和标本加样操作。

(二)实验原理

将一定量的抗体混合于琼脂内,倾注于玻片上,凝固后打孔,再将抗原加入孔中,使其向四周扩散。抗原抗体复合物形成的沉淀环直径与抗原的浓度成正比。本实验主要用于检查标本中各种免疫球蛋白含量。

(三)实验材料

1. 抗体　羊抗人 IgG 抗血清。

2. 抗原　待检血清。

3. 生理盐水琼脂、生理盐水、载玻片、打孔器、小三角烧瓶、毛细滴管、湿盒。

(四)实验方法

1. 制备含抗体的平板　每组用天平称取 0.8g 琼脂粉,用 80ml 生理盐水溶解,电炉融化,置水浴锅内,待冷却到 56℃左右,加入羊抗人 IgG 抗血清,迅速轻轻混匀,勿使产生气泡,用 10ml 滴管吸取 3～4ml 溶液,浇注在普通载玻片上,要均匀、平整、无气泡、布满整个玻片。

2. 打孔　待琼脂凝固后,用打孔器按照下图在琼脂板上打孔,孔径 3.5mm,孔间距为 10～12mm,孔边缘不要破裂,底部勿与载玻片脱离。

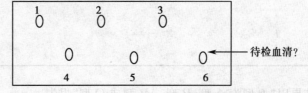

3. 加样　将已知 IgG 稀释为 1∶200、1∶100、1∶50、1∶25、1∶10;用微量加样器分别加 1~5 孔,每孔量均为 10μl。

4. 将加样后的琼脂板放入湿盒内。经 37℃,24 小时后,观察结果。

5. 绘制标准曲线　以各稀释度标准血清的沉淀环直径平方为纵坐标,各稀释度标准抗原浓度为横坐标,在纸上绘制标准曲线。

(五)注意事项

1. 浇制琼脂板时,抗血清与琼脂要充分混匀,浇板要均匀、平整、薄厚一致,无气泡,布满整张玻片。

2. 孔要打得圆整光滑,边缘不要破裂,底部勿与载玻片脱离。

3. 抗血清与溶化琼脂混合时,溶化琼脂的温度要控制在 56℃,温度过高会使抗体变性,温度过低会使琼脂凝固,不能浇板或浇板不均匀、不平整。

4. 每批实验均应同步绘制标准曲线。

(六)实验结果

1. 抗原孔四周出现白色沉淀环者为阳性。测量沉淀环直径,如果沉淀环不太圆,则取最大直径和最小直径的平均值。以各稀释度标准抗原浓度为横坐标,沉淀环直径平方为纵坐标在纸上作图,画出标准曲线。

2. 依待检血清标本孔沉淀直径,查标准曲线,将查得的抗原浓度含量乘以标本的稀释倍数,即为血清中 IgG 的含量。本方法比较稳定,易于操作;但观察时间太长,敏感性较低,每次实验均需做参考血清的标准曲线。

表 8-2　血清标本的稀释

抗血清	参考血清稀释范围(用蒸馏水溶解)						标本稀释
IgG	稀释倍数	20	25	50	100	200	1∶50
	含量(μg/ml)	545	436	218	109	54.5	??

(七)思考题

1. 单向琼脂扩散实验有哪些影响因素?

2. 单向免疫扩散实验和双向免疫扩散实验有何区别?

3. 单向琼脂扩散有什么用途?

三、凝胶沉淀反应(双向琼脂扩散实验)

(一)实验目标

掌握双向琼脂扩散实验的原理、操作方法及结果判定方法。

(二)实验原理

常用于定性检测。将抗原与抗体分别加入琼脂凝胶板上孔内,让它们相互向对方扩散。当两者在比例合适处即形成一条清晰的沉淀线。临床常用本方法检查原发性肝癌病人血清中的甲胎蛋白(AFP),作为原发性肝癌的早期辅助诊断。

(三)实验材料

1. 待检血清,阳性对照血清。

2. 载玻片、琼脂粉、天平、生理盐水。

3. 打孔器、微量加样器、湿盒等。

(四)实验方法

1. **制板** 每组用天平称取 0.5g 琼脂粉,用 50ml 生理盐水溶解,电炉上融化,取下,待冷却到 80° 左右,用 10ml 滴管吸取 3～4ml 溶液,浇注在普通载玻片上,要均匀、平整、无气泡、布满整个玻片。

2. **打孔** 用打孔器在琼脂板上打孔(如图),孔间距 6mm。

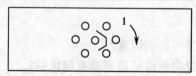

3. **加样** 用微量加样器加羊抗人 IgG 诊断血清于中央孔中,上下 1、4 孔加阳性对照血清,第 2、3、5、6 孔加待检血清,每孔量均为 10μl。

4. 将加样后的琼脂板放入湿盒内。经 37℃,24 小时后,观察结果。

(五)注意事项

1. 玻片要清洁,边缘无破损。

2. 浇制琼脂板时要均匀、无气泡。

3. 孔要打得圆整光滑,边缘不要破裂,避免产生裂缝或将琼脂与玻片脱离。

4. 每个孔的加样量应保持一致,既使每个孔都被加满,又必须不使样品溢出孔外。微量进样器每加一个样品之后,就得清洗。

(六)实验结果

琼脂板 1、4 孔为阳性对照,若待检血清标本孔与中央孔间出现沉淀线,且与阳性对照出现的沉淀线相吻合即为阳性,若无沉淀线或沉淀线与阳性对照交叉,则为阴性。

此方法简便易行,结果稳定可靠;但敏感性低,实验所需时间长,只能定性,不能定量,仅适用于大量普查。

(七)思考题

1. 影响琼脂扩散实验结果的因素有哪些?

2. 若实验结果观察不到沉淀线,可能原因有哪些?

3. 双向琼脂扩散有什么用途?

四、酶联免疫吸附实验(ELASA 检测乙肝五项)

(一)实验目标

1. 实验目的

(1)掌握 ELISA 法检测乙型肝炎病毒的基本原理和操作方法;

(2)掌握 ELISA 法的方法类型;

(3)熟悉检测乙型肝炎病毒的临床意义。

2. 实验技能

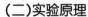

(二)实验原理

利用抗原、抗体反应后加入酶的底物,在酶的催化下发生水解氧化,生成有色产物。酶的活性与色泽成正比,因而根据显色程度,检测出待检抗原与待检抗体的量。

(三)实验材料

1. 试剂盒五套(表面抗原、表面抗体、核心抗体、e 抗体、e 抗原)。

2. 生理盐水、吸水纸、微量移液管等。

(四)实验方法

1. 在微量反应板每孔加入待检标本 50μl,设阳性、阴性对照各 2 孔,每孔加入阳性(或阴性)对照各 1 滴,并设空白对照 1 孔。

2. 每孔加入酶结合物 1 滴(空白对照除外),充分混匀,封板,置 37℃孵育 30 分钟。

3. 弃去孔内液体,洗涤液注满各孔,静置 5 秒,甩干,重复 5 次后拍干。

4. 每孔加显色剂 A 液、B 液各 1 滴,充分混匀,封板,置 37℃孵育 15 分钟。

5. 每孔加终止液 1 滴,充分混匀。

6. 用酶标仪读数,取波长 450nm,先用空白孔校零,然后读取各孔 OD 值。

(五)注意事项

1. 每板设阴、阳性对照血清各两孔,设空白对照时,不加样品及酶标记抗原,其余各步相同。

2. 洗涤时各孔均须加满,防止孔内有游离酶未能洗净。

3. 加试剂前应将试剂瓶翻转数次,使液体混匀。

4. 所用样品、废液和废弃物都应按传染源处理。

5. 所有样本、试剂和各种废弃物应按传染物处理,严格防止交叉感染,严格健全和执行消毒隔离制度。对于含有传染病和怀疑含有传染源的物质,应有合适的生物安全保证制度。

6. 样本显色深浅与样品中抗体的含量没有一定的正相关。

7. 不同品名、不同批号的试剂不可混用,以免产生错误结果。

(六)实验结果

样品 OD 值≥2.1 阴性对照平均 OD 值,判断为阳性,否则为阴性。阴性对照 OD 值低于 0.05 作 0.05 计算,高于 0.05 按实际 OD 值计算。

加入物	HBsAg	抗-HBs	HBeAg	抗-HBe	抗-HBc
血清	50μl	50μl	50μl	50μl	50μl(1∶30)
酶结合物	1d	1d	1d	1d	1d
混匀,37℃温箱 30 分钟,取出洗涤,每次拍干					
显色剂 A	1d	1d	1d	1d	1d
显色剂 B	1d	1d	1d	1d	1d
混匀,37℃温箱 10 分钟,取出观察结果					
结果	蓝(＋)	蓝(＋)	蓝(＋)	无(＋)	无(＋)

(七)思考题

乙肝五项指标的意义?

实验九 设计性实验

一、实 验 目 标

学习科研设计的基本方法和思路。掌握科研课题的设计、执行、结果分析、论文撰写的基本过程。熟悉病原生物学及免疫学相关科研课题的要素。了解医学文献检索的基本方法。

二、实 验 内 容

在老师的指导下从下列实验项目中进行选题、科研设计,或自行设计综合性实验。

1. 吸虫疫区钉螺的调查
2. 源性病原的调查(如对学生食堂各环节的检查)
3. 幼儿园小朋友蛲虫感染情况调查
4. 实验室常见疾病的统计与分析
5. 运用所学实验技术,学生自检体内病原体
6. 学生蠕形螨感染情况调查
7. 破伤风杆菌的分离、鉴定
8. 真菌标本的制备、观察
9. 免疫功能的检测
10. 职业病的调查
11. 疾病危险因素的调查
12. 同学自选课题

三、参 考 文 献

1. 曹雪涛. 医学免疫学. 北京:人民卫生出版社,2013
2. 甘晓玲. 微生物学检验. 北京:人民卫生出版社,2010
3. 刘辉. 免疫学检验. 北京:人民卫生出版社,2010
4. 王兰兰,许化溪. 免疫学检验. 北京:人民卫生出版社,2012
5. 肖纯凌. 病原生物与免疫学. 北京:人民卫生出版社,2009
6. 刘荣臻. 病原生物与免疫学. 北京:人民卫生出版社,2014

(曹元应)